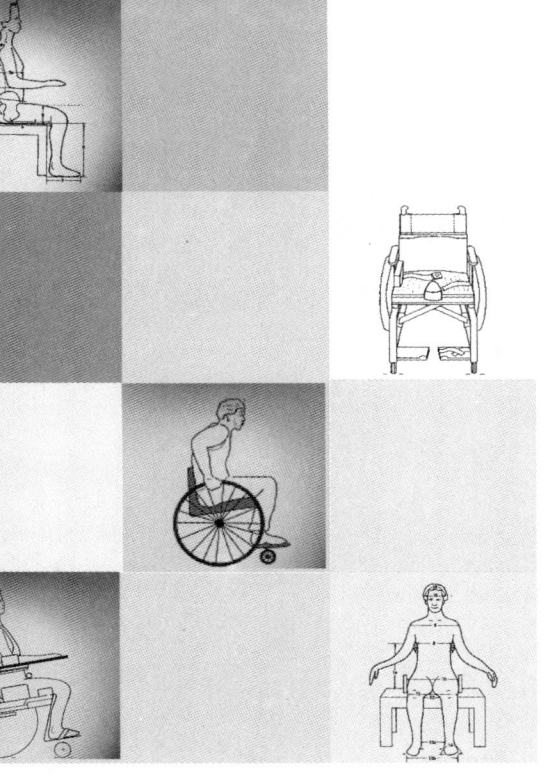

修订版
Revised Edition

Special Seating:
An Illustrated Guide

图解
特殊坐位与座位

【美】琼·安妮·佐拉斯（Jean Anne Zollars）◎著

张金明　张玉阁 ◎主译

华夏出版社
HUAXIA PUBLISHING HOUSE

译者名单

主　　译　张金明　张玉阁

翻　　译　（以姓氏笔画为序）
　　　　　王宇章　李　辉　李文静　陈　晔　邵晓晨
　　　　　林晓玲　周惠民　周　蕊　郑　爽　祈　菁
　　　　　柴双双　董　婕　雷家林

翻译统筹　张玉阁

谨以此书献给我真正的老师——过去这些年里我工作中遇到的所有成人和孩子，他们给予了我亲切的鼓励，开阔了我的心胸，丰富了我的头脑，使我能与别人分享这些信息。

——琼·安妮·佐拉斯（Jean Anne Zollars）

倾听……

倾听细微的声音，
倾听心灵深处的美丽，
倾听我们接触的每个人的潜能。

让那美丽带你经历座位制作的每一步。
当你满怀热情，忙碌于
挖掘别人的潜能时，
就会有河流、舞蹈、魔术般的感觉出现。

你要进入别人的生活，
这是无与伦比的。
是一个机会，
一个特权，
是难以用言语表达的华美。

是给予，
也是收获。
在激情的循环中
两者共舞。

琼·安妮·佐拉斯
1994 年 11 月

译者前言

当我拿到这本《图解特殊坐位与座位》英文原版书时，便被这个书名吸引了，浏览全书后，更是有了翻译它的愿望，因为我知道，系统介绍座位/移动系统的康复图书在国内非常少见，相关知识远未普及，且这类需求尚未被充分意识到，需要进行座位/移动系统干预的人却非常多。事实上，很多异常姿势和动作可以通过座位/移动系统的及时、合理应用而得到抑制和纠正；科学地进行座位/移动系统的设计、改造、适配和应用可以大大巩固康复效果，这本身就是康复的重要组成部分，因此期望本书对国内座位/移动系统领域的发展起到一些促进作用。

本书配以大量插图和案例，文字简洁，便于学习、阅读，其使用者非常广泛，正如原著引言所述："本书是写给残疾人士、物理治疗师、作业治疗师及言语治疗师、康复技术提供者、医生、家长、教师、职业顾问、技术专家、工程师，以及几乎每个涉及治疗、制造、供应和使用特殊座位和移动系统的人。"相信本书会给广大读者带来帮助。

翻译是向原著作者学习的过程。我对座位/移动系统的认识也在翻译过程中不断更新。"尊重原文并努力寻找最佳的中文表达"贯穿了整个翻译过程，这对每位翻译者都是一个挑战。欣慰的是，在大家的共同努力下，我们战胜了挑战，完成了全书的翻译。这期间，旅居美国的周惠民教授慷慨提供了相关资料，并承担了部分翻译工作，在此表示诚挚谢意！张玉阁女士参与了翻译，还做了很多组织联系工作，董婕、周蕊、祈菁、李辉、郑爽、林晓玲、李文静、雷家林、柴双双、陈晔、王宇章、邵晓晨参与了部分章节的翻译，在此向他们的辛勤付出致以衷心的感谢！我还要特别感谢华夏出版社的曾令真女士、刘娲女士和梁学超女士，她们为本书翻译提供了机会，并一直关心本书的进展，正是在她们的大力支持和帮助下，本书才得以面世！

由于译者的水平和学识有限，书中必有不少舛漏之处，恳请同仁和读者批评指正。

张金明

2012年6月 于北京

目 录

序言一 ··· i
序言二 ·· ii
前　言 ··· iii
引　言 ·· 1
　　一　本书编写目的 ··· 1
　　二　座位的好处 ·· 6
　　三　姿势 ··· 7
　　四　了解骨盆—脊柱 ·· 9

第1部分　评定

第1章　收集背景资料 ·· 17
　　一　座位评定的原因 ··· 17
　　二　与此人残疾相关的健康问题 ·· 18
　　三　环境问题 ·· 20
　　四　运送问题 ·· 20
　　五　对当前的座位/移动系统的评定 ·· 20
　　六　资金问题 ·· 20

第2章　身体评定：姿势、运动和功能 ··· 24
　　一　此人在座位/移动系统里的姿势 ·· 24
　　二　坐在目前的座位/移动系统里的活动能力 ····································· 34
　　三　关节和肌肉的灵活性 ··· 37

四　坐位平衡和姿势控制 ……………………………………………… 57
　　五　坐位状态下的评定：灵活性和姿势支撑 …………………………… 58
　　六　坐位下重力的影响 …………………………………………………… 82
　　七　压力 …………………………………………………………………… 83

第 3 章　模拟与测量 …………………………………………………………… 87
　　一　用手模拟 ……………………………………………………………… 87
　　二　把从手上获得的信息用语言描述出来 …………………………… 90
　　三　座位系统的预模拟目标 …………………………………………… 90
　　四　测量 …………………………………………………………………… 93
　　五　用材料来模拟 ………………………………………………………… 98
　　六　坐在模拟座位系统上的活动能力 ………………………………… 103

第 4 章　明确目标 ……………………………………………………………… 106

第 2 部分　座位系统的设计

第 5 章　座位的一般准则 …………………………………………………… 111
　　一　靠背支撑 …………………………………………………………… 112
　　二　坐垫 ………………………………………………………………… 115
　　三　设计方案 …………………………………………………………… 117

第 3 部分　针对特定姿势问题的座位支撑

第 6 章　骨盆 …………………………………………………………………… 123
　　一　骨盆向后滚动或者向前滑动（骨盆后倾） ……………………… 123
　　二　骨盆向前滚动（骨盆前倾） ……………………………………… 139
　　三　骨盆向一侧倾斜（骨盆侧倾） …………………………………… 143
　　四　骨盆旋转 …………………………………………………………… 145

第 7 章　躯干 ·············· 151

　一　躯干向前弯曲（脊柱后凸）·············· 152
　二　躯干向一侧弯曲（脊柱侧弯）·············· 162
　三　躯干旋转 ·············· 164
　四　躯干后弯（伸展）·············· 167

第 8 章　髋与下肢 ·············· 171

　一　髋部向内越过中线（内收）并向内旋转（内旋）·············· 172
　二　髋部向外打开（外展）并向外旋转（外旋）·············· 174
　三　双髋向同一侧旋转（随风摆）·············· 176
　四　髋/下肢过度屈曲 ·············· 177
　五　下肢不停地运动 ·············· 178

第 9 章　膝关节 ·············· 180

　一　膝关节弯曲（屈曲）·············· 180
　二　膝关节伸直（伸展）·············· 183

第 10 章　踝与足 ·············· 187

　一　足踏板与小腿之间的角度 ·············· 187
　二　踝/足的支撑 ·············· 189

第 11 章　头与颈 ·············· 193

　一　向后仰或推仰（伸展）·············· 194
　二　弯向一侧（侧屈）或向一侧转动（旋转）·············· 195
　三　头部向前垂或前拉（屈曲）·············· 197
　四　头部在各平面活动过度 ·············· 199
　五　头部大 ·············· 200

第 12 章　肩胛带 ·············· 203

　一　向上耸肩（抬肩）·············· 204
　二　肩部向前拉并向内旋转（前拉内旋）·············· 205
　三　肩部向后拉并向外旋转（后拉外旋）·············· 206

第 13 章　上肢 209

- 一　一侧上肢僵直（伸展），另一侧上肢弯曲（屈曲） 210
- 二　一侧上肢强壮，另一侧上肢虚弱 210
- 三　双侧上肢僵硬弯曲（屈曲） 211
- 四　双侧上肢僵直（伸展） 212
- 五　上肢不自主运动 213
- 六　稳定一侧上肢以改善另一侧上肢的功能 214
- 七　自伤行为 215

第 14 章　减压垫 217

- 一　内因和外因 217
- 二　压力 218
- 三　保持组织健全的技巧 218
- 四　坐垫质量 219
- 五　坐垫套 219
- 六　坐垫的种类 219

第 15 章　轮椅注意事项 226

- 一　座位前缘表面的高度 226
- 二　轮椅/移动系统的宽度 228
- 三　座位系统在移动系统中的位置 230
- 四　上肢支撑物 231
- 五　小腿支撑物和足踏板 231
- 六　坐垫表面覆盖物 233
- 七　系统倾斜 233
- 八　运送座位/移动系统 235

第4部分 将所有部件组装起来

第16章 总结 ········ 243
- 一 此人的姿势和功能目标 ········ 243
- 二 座位系统的目标 ········ 243
- 三 移动系统的目标和其他目标 ········ 243
- 四 座位系统的特点和部件 ········ 244
- 五 座位系统与移动系统的关系 ········ 244
- 六 根据身体评定获得的信息设计座位的部件 ········ 245
- 七 适配建议 ········ 245

第5部分 特殊情况的考虑

第17章 特殊情况下的座位/移动系统指南 ········ 249
- 一 一般情况 ········ 249
- 二 脑瘫 ········ 251
- 三 脑外伤 ········ 252
- 四 整形外科问题 ········ 253
- 五 成骨不全症 ········ 255
- 六 肌营养不良 ········ 256
- 七 疼痛 ········ 258
- 八 多发性硬化 ········ 258
- 九 下肢截肢 ········ 260
- 十 老年人 ········ 260
- 十一 偏瘫 ········ 262
- 十二 脊髓损伤 ········ 263
- 十三 脊柱裂 ········ 267

第6部分　故事分享

第18章　故事 ································ 275
  一　玛蒂达的故事 ······················ 275
  二　大卫的故事 ························ 279
  三　金永吴的故事 ······················ 284
  四　托马斯的故事 ······················ 290
  五　纳迪亚的故事 ······················ 292
  六　理查德的故事 ······················ 298

术语表 ······································ 303

附录1 ······································ 315

附录2 ······································ 329

附录3 ······································ 337

附录4 ······································ 341

推荐阅读 ···································· 352

致谢 ·· 353

序言一

在 20 年前的一次座位研讨会上，琼·安妮请我帮忙为墨西哥的一位农民设计一个模塑的座位系统。在走访墨西哥结束后，我们成立了一个小组，脑力和体力劳动贯穿了整个座位的设计制作过程。这本书描述了我有幸和琼·安妮一起工作的过程。在这个过程中，我们需要有人能明白残疾人躯体和功能的需求，并把这些需求传达给设计师，还需要根据需求制作出相应的设备。琼·安妮和我深刻地知道，如果你花时间去了解一个人，包括此人身体状况和所表述的问题，你就会成功为她设计并制作出合适的设备，以改善她的生活。这是座位的直接作用。通过一些直观的练习，你一定会懂得座位系统基本的评定方法以及怎样设计和使用合适的技术。

琼·安妮和我在斯坦福（Stanford）的露西尔·沙特尔·帕卡德儿童医院（Lucile Salter Packard Children's Hospital）的康复工程中心，在新墨西哥、墨西哥、英国和前苏联都一起工作过。合作期间，我们评定、创作、设计座位系统并且教授它的使用方法。我接着去发达国家及发展中国家的各个地区工作。我的方法和观点深受她的影响。琼·安妮的第一版书已经被广泛应用于世界各地的座位订做服务领域，她的名字也理所当然地被该行业的工作者在世界各地传颂。

这几年来，各个领域的专家，包括物理治疗师、作业治疗师、设计师、假肢师、矫形师和工程师，以及残疾儿童的家长向我们提出了宝贵的建议，这个扩充的版本反映了他们的重要贡献。我怀着兴奋的心情，欢迎这本书出版，我相信世界各地的人们将从她的作品中受益。这就是本书的写作目的，不是吗？就是为了改善人们的生活质量！

——杰米·努恩（Jamie Noon），座位设计师/训练师

序言二

琼·安妮·佐拉斯现已修订并丰富了她的原版书《图解特殊坐位与座位》（OttoBock，MN，1996），原版书曾被学生、治疗师、供应商和残疾人视为宝贵的工具。现在你手中的新版本包含了最新的信息和插图，并新增加了一章专门介绍各种疾病和临床表现的座位设计方法。新版继续使用易懂的文字和清晰的插图，来展示座位/移动系统的评定过程和设计理念。

琼·安妮认为座位系统的设计需要与此人的身体、功能、心理、认知和精神状态相适应。应用高科技的同时，她继续使用整体化的设计思路，专注于观察和操作技术。琼·安妮始终强调座位既是一门艺术又是一门科学，不仅仅包含批判性的思维和分析，还有对于此人的需求、动机以及接受程度的直观理解。本书将扩增座位专家的信息，我们很高兴能与残疾人及其家属、学生、设计师和供应商一起分享这本书。

——杰西卡·普雷斯佩林-佩德森（Jessica Presperin-Pedersen），
MBA, OTR/L, ATP

前　言

在开始对座位进行探讨前，我想以一个治疗师的身份来分享我的方法。我以极大的尊敬、同情及好奇的态度对待每个人。很荣幸，在治疗及座位评定和准备的过程中，我能建立一对一的合作关系。我相信每个人都能让别人震撼，都含有丰富的信息，并受自身系统的各种因素——身体、智力、情感、精神——的影响，这些系统因素在与广阔的外界环境斗争过程中寻求平衡。考虑到每个人的复杂性，我不会假装知道答案，我会实事求是。我把自己视为一个向导、一个倡导者、一个研究者，去帮助他们发现自己的问题。

我知道座位的评定及设计过程，类似画框提供结构和组织的过程。框架的缺失并不意味着画像的不存在。相反，没有画框的约束，空白的画布可以画出更具创造性的图画。为了探索未知的事物，我相信我们需要对座位的基础信息进行全面、扎实的理解。

因为有人向全世界提供座位和移动系统，他们需要学习更多的有关座位评定和设计方法的信息，所以我写了这本书。我的梦想是通过让人们对座位有更多的认知和理解，使每个残疾人拥有更适合的座位和移动系统。

这本书的第一版是基于我在世界各地的工作经历，这些地区的人们贫穷并缺少资金和资源做事情。人们用着不合适的座位或移动系统，或者没有这些设施工具，也是非常常见的。专业人员和残疾人士没有意识到应用专业座位的可能性。在一些国家，大多数脊髓损伤人士在伤后第一年死于褥疮。此外，我注意到，在越来越富有并且科技越来越先进的地方，越需要更好地进行相关培训。在美国，许多技术的选择是合理的，座位零件和系统经常被不恰当地使用。我意识到，如果没有标准化的训练计划或者方法，仅仅基于我自己的经历，在座位和移动系统领域成为经验丰富的培训者是很困难的。

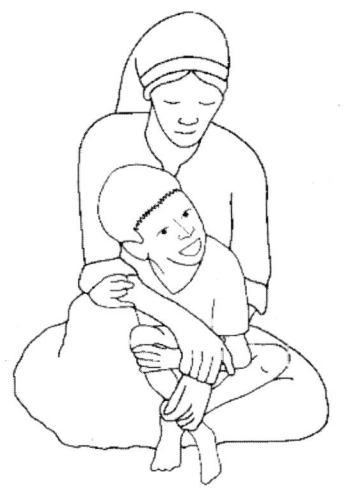

当我第一次开始涉及座位问题的时候，我没有找到能够指导我评定座位的手册和解决问题的方案。众多的文献、研讨会、会议以及各位重要的有经验的残疾人，

帮助我把那些疑惑集中在一起，提高了我对座位的认知。

　　座位问题是很难学习的，因为它是一种艺术形式、一种解决问题的创造过程。生物力学、人体工学以及神经发育这些学科给我们提供了一种理论架构，而且这个过程符合逻辑分析的思考，综合了创造和直观的思想。如果只有一个人想到了座位系统，那么左脑（分析性）和右脑（创造性）要进行活跃的交流将是一个挑战。如果小组一起工作，用直观技巧的工作者（通常是治疗师）要与需要具体技术信息的工作者（通常是工程师和技术供应商）进行交流。本书通过详细描述问题，在获取信息和座位机械方面架起了沟通的桥梁。在墨西哥和尼加拉瓜从事康复项目的工人增强了我对直观思想的信心。工人们大多都只接受了3年的教育，并且没有人在座位或治疗方面有过专业训练，他们依赖于常识和直觉来创造适当的座位系统。

　　这些直观创造的核心是利用我们的双手和身体，去感受、观察并发现人们对不同类型的体位支持和重力关系的反应。听从我们的双手和感官是这本书的精髓。

　　座位是一门充满经验和实践的艺术。人们对于压力或支撑、不同的质地、前进或制动都会做出不同的反应。最好的方法是听从你所有的感官，和每一个人接触，并了解他或者她的需求。如果我们对于座位总是持有一种初学者的态度，那么我们就能够对于个人不同需求保持开放性。总是有众多的因素需要考虑并妥善解决。座位是一项具有挑战性的、有趣的并且非常重要的工作，要认真对待它，并体会其中的乐趣。祝您的阅读之旅愉快！

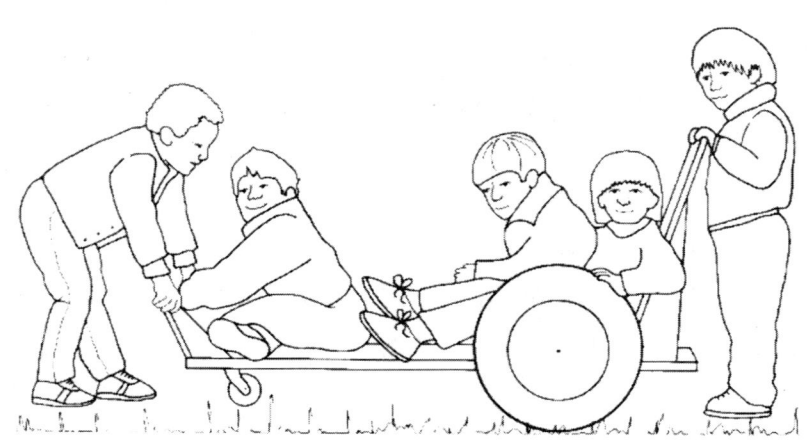

引　言

一　本书编写目的

为谁而写的？

本书是写给残疾人士、物理治疗师、作业治疗师及言语治疗师、康复技术提供者、医生、家长、教师、职业顾问、技术专家、工程师，以及几乎每个涉及治疗、制造、供应和使用特殊座位和移动系统的人。

特殊座位是什么？

许多有残疾的儿童和成人需要更多的姿势支撑，而这些支撑是普通椅子或轮椅不能提供的。我们可以改造现有的轮椅或椅子，或者专为他们设计一个座位系统。可以在*座位系统*上装上轮子，或者经过设计把它放到*移动系统*里。一个座位系统通常由坐垫、靠背和其他能给予患者更多姿势支撑的附加组件组成。移动系统的基本要求是能把人从一个地方移动到另一个地方。轮椅、婴儿车、电动轮椅、推车和马都是移动系统。

为什么座位和移动很重要？

特殊的座位和轮椅（移动性）是残疾人独立的关键。一个无法行走的人通常是整天坐着，所以座位系统应该像他们的服装，既灵活又有支撑功能。移动系统应该能够使他们在室内和室外环境中进行有效的活动。移动直接影响到人们能否参与社会，儿童能去上学和参加各种活动，成年人能去工作、购物和参加娱乐活动。社会参与不仅有利于残疾人士，对社会来说也是极好而重要的。

不能独立行走或保持坐位的残疾儿童，只能躺在地板上或者被别人抱起。随着年龄和体重的增长，人们不便于带着他们，他们也不可能像其他孩子一样到处看、玩和学习，而只能被丢在一旁。对于这些孩子来说，呼吸和进食可能会变得困难，甚至可能出现肢体挛缩和畸形。那些不能独立进食、书写、玩耍或者充分使用双手的人，当坐得舒服、活动顺畅时，也许能更好地做这些事情。

座位和移动性直接影响着社会消极态度改变的可能性。如果没有座位和移动性，残疾人就不能轻松地走出自己的家门，成为可见的、重要的社会成员，并组织起来争取自己的权利。他们已经改变并还要继续改变自己的生活、态度、政策和法律，这种态度不仅影响着残疾人自己，也往往影响着资源、资金和服务的分配。在美国，残疾人已经长期努力奋斗去制定和改变法律。在世界范围内，个人和社会必须继续提高自己的认识水平并深化自己的同情心，让所有人都能为自己的能力和残疾得到尊敬。在个人和社会水平，对待残疾的非人性化态度需要不断地被质疑、被改变。座位和移动性是推动这一进程的载体。

本书的写作目的？

本书的写作目的是回顾座位评定和座位系统设计的基本要素。本书语言简洁、叙述清晰，并且有丰富的图示，适用于每位对座位系统感兴趣的读者，从初学者到有资历的专家都可使用。本书覆盖的人群广泛，包括不同学科和专业的人士，具有不同社会经济地位、文化、信仰、种族的人士，以及生活在农村或城市里的人士。

这本关于座位的书讲了些什么？

本书介绍了对于适当姿势支撑的评定指南和观念，并对第一版做了修正。书中系统地给出了一些指导建议、构思过程及多种可选的方案，但请不要被这些观点限制。每个人对座位系统的要求都是不同的，要用开放的思维对待每一位需求者，座位/移动系统的每个使用者都是专家。专家可以帮助你澄清问题，并提出可行的解决方案。方案的设计不是一个人可以完成的，而是由所有参与者和使用者合作而成的。用你的判断力和创造力，扩展并改变本书中提出的思想，为需求者设计一个合适的座位系统。要理解本书中提到的各个概念，最好的办法是在别人（包括残疾人和非残疾人）身上进行实践。学好座位系统的最佳途径是自己动手制作，并评定它是否达到了预期的结果。

这本书与其他关于座位的书有什么不同？

这本书的独特之处在于**用手模拟**，这不同于使用*模拟坐椅*、评定用椅或者制作一个试验用椅的评定方法。用手模拟是指让此人坐在平坦、坚固的平面上，用你的双手来支撑她的身体并纠正她的姿势。进一步要做的是，用你的双手和身体去感觉、观察并测量此人对不同部位支撑、对不同形状的反应以及和重力之间的关系。接下来，在讨论使用单个器件支撑之前,你需要把用双手支撑的方法详细地描述出来,这一步是基础。人们往往直接抓住部件的一部分,并想找到一个快速解决问题的方法。在考虑制作设备之前,我们必须用足够的时间通过双手来评测出此人的需求。

难点词语

如果使用冗长的医学术语,座位问题将变得复杂而难以理解。本书则使用了那些易于理解的词语,并配以插图。难点词语多在初次出现时加粗、斜体(例如***挛缩***),并在后面的"术语表"里给予解释。

ISO 标准

座位和移动性的术语经过修改,已与通用的 2008ISO 标准一致,该标准是由康复工程和北美辅助技术协会(RESNA)标准协会轮椅和座位相关分会指定的。从第 5 章开始,当首次用到一个 ISO 标准词汇时,在它的右边会加一个国际符号(⊕)。例如,使用"靠背"(⊕)来代替"背部支撑"。

第二版与第一版有什么不同?

此版与第一版相比更清晰、更完善、更准确。来自世界各地的座位专家们理清了现有的信息,并增加了新的观念。在这方面,座位研究领域的专家们的"亲身实践"对我们进行座位/移动系统的有效调整起到了指导作用,并且回顾了文献和研究成果。在这次循证实践中,参与者们认识到了研究要更好地为使用者服务,并要为第三方资金支付者提供证明。

大多数研究一直集中于对脊髓损伤患者、老年人进行与坐垫效果、倾斜度和功能有关的压力测量,以及能预防脊髓损伤患者上肢损伤的轮椅驱动方法。目前,仍需要做更多关于小儿脑瘫和其他疾病所需的座位调整的研究。请记住,研究结果并不能决定残疾人对座位/移动系统的选择。残疾人及其团队以座位参与者的临床判断为参考,来决定座位/移动系统的方案。研究可以让你更明白,但不能决定你的选择。

此版对各种疾病包括***脑外伤***、***成骨不全症***、***先天性多关节挛缩症***、***肌营养不良***、疼痛、***脊髓损伤***、***脊柱裂***、***多发性硬化***、截肢和偏瘫的患者及老年人所使用的座位提供了指导。它有更多用材料***模拟***的思路,还包含了压力测量的信息,以及用这些信息制作或选择***坐垫***的方法。此外,还添加了对测量的思考,例如,同时用"实际活动度"和关节活动度百分比来评定患者关节的舒适度、灵活性。而且,修改了髋关节屈曲角度测量的方法,使之与传统物理治疗的测量方法一致。

治疗师和设计师则不要被本书语言的简化误导,这不是一本座位的基础书。但它可促进座位研究的进展，在患者草率地做出座位/移动系统的决定以前，促使我们完整地、确切地评定患者的需要，并且鼓励我们去创新。不仅要使治疗师和设计师理解座位评定、设计术语和概念，也要使患者及认识她的人能理解。家人和照顾者真正地了解残疾儿童或成人，以及她日常的需要，什么对她起作用、什么不起作用。在美国许多地方，家长和供应商一起决定座位/移动系统的设计。因此，这本书适用于所有人——它本应该这样。本书的最终目标是使座位和移动系统改善残疾人的生活。

接触

在接触患者或他们的设备以前应得到他们的允许，在接触之前最好解释一下你要做什么。当你触摸别人时，请保持敏感，并且要有礼貌。我们都有曾经被别人不当接触过的经历。在治疗或训练过程中，残疾人往往有被健康专家触摸的不好的经历。本书多次要求"用手来引导你"，以使你明白该怎样使用座位支撑物。当你用双手模拟时，你应判断出什么时候需给予支撑和什么时候不用支撑身体。对于特定的问题，需要不同程度、不同量的支撑和压力，想一想加到你身上时会是什么感觉，座位系统是否应该给予这个支撑。

注：与性别有关的代词

插图显示男性和女性都需要座位的干预。然而，为了语言表达的流畅和清晰，文字使用的代词"她/她的"指代残疾人，但除外进行性假肥大性肌营养不良只会影响男孩的情况。

一个特殊的故事……

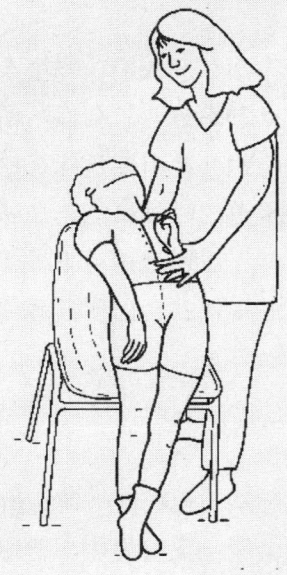

哈斯林（Haslin）9岁了，患有脑瘫。她的母亲带她参加了一个座位系统项目，因为哈斯林需要一个座位/移动系统，以帮助她可以去上学。由于哈斯林的肌肉非常僵硬，她的背部后弓，腿伸直，在这种姿势下，她会呼吸困难，每次吃饭都会呛到。她虽然可以用面部表情交流，但不能说话。

该项目工作者对哈斯林进行了评定，并决定为她做一个特殊的轮椅。用特殊坐垫、姿势支撑物和带子来支撑她的髋部、腿、脚踝和躯干，这样她的头就可以保持直立。然后，工作者们和她的母亲又为她做了一个带指针的头带。

他们还设计了一个交流板，上面有她家人的照片、她的日常活动以及表示不同情绪的脸图。

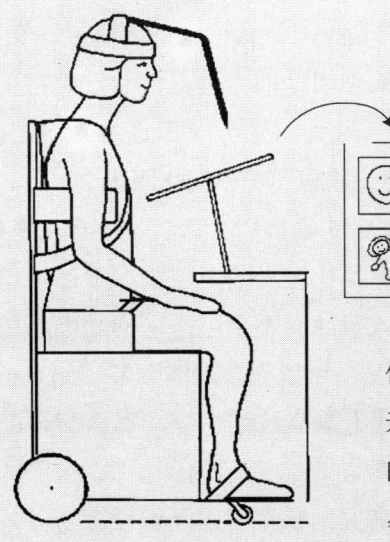
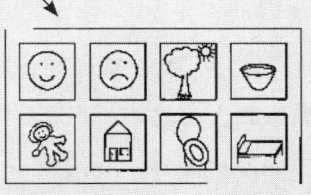

特殊的轮椅为哈斯林打开一个全新的生活。她终于可以离开家，与村里的其他孩子一起玩耍。椅子上的特殊支撑物使她可以独立保持坐位，这样她就可以玩、学习，并使用头上的指针来表达需求。她养的一只小猫，经常依偎在她的腿上。哈斯林的呼吸改善了，进食也变得容易了。她觉得比以前好多了，朋友们也更加尊重她了。

＊1987年，我曾在马来西亚与哈斯林（已更名）一起工作。她是我写这本书的灵感之源。

二 座位的好处

我们从哈斯林的故事中可以看出,特殊的座位能够在多方面帮助人们。每个人使用座位系统的原因是不同的,要依个体需要而定。例如,一个*脑瘫*患儿,会像哈斯林一样,需要支撑去控制她的姿势和异常运动。哈斯林使用座位的其他重要目标是提高吃饭、呼吸、交流、社交和学习的能力。一位脊髓损伤人士坐着的时候可能无法感觉到她损伤平面以下的不舒服和*压力*,她没有这种*感觉能力*,就无法通过移动来缓解压力。如果没有一个垫子来帮助她缓解损伤平面以下的压力,她很快就会出现致命的*褥疮*。因此,*脊髓损伤*人士使用座位的一个重要作用是防止褥疮。

特殊的座位可以:

- **提高舒适度**。特别是当一个人要坐很长时间而又难以移动自己的身体时,她的座位必须很舒服。如果座位让她感到不舒服,她可能会哭,变得焦虑,不愿坐直,或者总是移动去寻求舒适。这些移动可能导致她保持一个阻碍功能的不良姿势。
- **缓解压力**。如果一个人的损伤平面以下或者其他部位没有感觉,她就需要一个坐垫来帮助她缓解或者分散压力,防止*骨性隆起*部位皮肤和肌肉的损伤。
- **支撑身体**。如果一个人由于身体某部分虚弱、肌肉*痉挛*或者难以控制的运动而不能保持坐位,她的座位系统应该提供足够的支撑,使她感觉姿势稳定、安全。当身体得到很好的支撑时,她可能会更有效地使用她的手臂,而且,她将更容易地抬起头去看周围的人或物,并与之互动。过多的姿势支撑也是有问题的,它会限制人的功能。支撑身体还有助于减少导致*挛缩*和*畸形*的作用力。
- **改善功能**。座位应该能提高此人的功能,也就意味着如厕、沐浴、进食、消化、穿衣、工作、学习、使用四肢、交流、在室内及社区内使用轮椅、参加娱乐活动等行为更容易。此人用到的任何装置都应该帮助而不是阻碍她的功能。由于不同的功能活动需要不同的坐位姿势,座位/移动装置应该能够调节。如果不能调节,那么此人就需要多个座位系统。如果此人直立位耐力差,那么应该把座位/移动系统调节到或倾斜到可使她休息的位置。
- **改善躯体功能**。一个人如果能够坐直,她将感觉比躯体前弯(*脊柱后凸*)或左右侧弯(*脊柱侧凸*)时呼吸要轻松得多。适当的支撑还可以改善血液循环和消化功能。
- **改造或调节**。一个人的第一套座位系统和(或)轮椅可能会提供很多*姿势支撑*,

然而，随着她获得更多的自身姿势稳定性、控制能力和力量，需要减少座位的姿势支撑。最好每6个月对此人和座位系统进行一次评定，以决定减少的支撑量。座位可能也需要调整以适应各种日常功能的要求或者季节性服饰的需要。最后，座位制作时应当考虑体重增加、生长发育或者健康状况改善等情况。

三 姿势

1. 姿势、运动和功能的关系

*位置*和*姿势*的意思不同。位置是用于描述静态的、不活动的无生命物体的。我们用*位置*来描述座位零件，更乐于用*姿势*来描述人。姿势是动态的、主动的，意味着身体随时准备运动。姿势是指在某一时刻身体部位如何来定位或排列。通常我们的姿势是不断变换的，以便于我们进行功能性活动。为了活动身体的某一部分，我们要稳定好身体的其他部分。例如，如果我想在电脑前打字，我要把脚踝固定在腿支架上来稳定我的腿和骨盆，使我可以用手臂打字，但是如果我想拿到后上方架子上的书，我要移动骨盆，将后背靠在靠背上，然后将手臂压在扶手上来稳定身体，使我可以向后够取。我需要选择不同的姿势来完成不同的动作。所以，在用座位系统评定或支撑某人的姿势时，应该让她有多个可选择的姿势。

2. 中立位姿势

（1）什么是此人的*中立位姿势*？

一个人的中立位姿势即身体摆正、稳定并且平衡时的姿势。这是她的基本姿势，或者说是在两个极端姿势转换过程中的中间位置。在中立位姿势，她更放松，并且她的肌肉不需要做很多功来保持这个姿势。然而，她并不是垮得不能活动。这是她变换到其他姿势的起始、基础姿势。她用这个姿势，为开始后面的动作做好准备。

我们从哪里开始？我们怎么才能够帮助此人找出她自己的中立位姿势？她的哪种姿势使她的身体摆得最正、稳定、平衡、放松，但是又准备好去做其他动作？我们如何确定哪些姿势能够保证她最自如、有最好的功能、移动起来最方便？

（2）什么是中立位姿势？

在我们讨论如何去寻找此人的中立位姿势之前，我们要先描述中立位姿势。这将作为我们定义"良好定位"的参考点。这里所说的中立位姿势与此人的中立位姿势不同，每个人的中立位姿势、平衡点以及稳定性（包括残疾人或非残疾人）会有轻微的或巨大的差异。多年来，研究者和座位专家对理想姿势的看法在不断地变化。我认为

图解特殊坐位与座位

必须对每个人进行评定,以确定其最理想的中立位姿势和姿势的选择范围。

中立位姿势:

1. **骨盆**直而平(中立),或稍微向前倾斜。
2. 躯干直立,背部呈自然弯曲。
3. 髋部、双腿分开(离中线 5°～8°)。
4. 膝部和踝部屈曲(一般呈 90°**直角**,或者屈曲大于 90°),从而两脚能踏在地面或其他支持面上。
5. 头在**中线**(身体的中央),直立,保持平衡,使她能看到前方的事物。
6. 肩部放松,两臂自如地活动和工作。

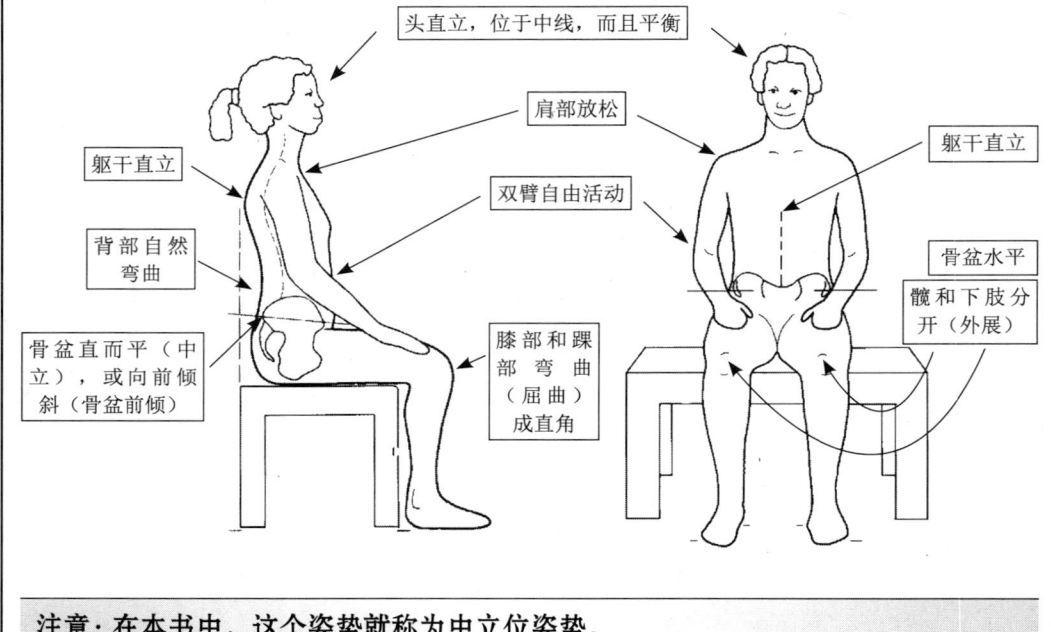

注意:在本书中,这个姿势就称为中立位姿势。

---

(3)我们为什么从这个姿势开始?

因为中立位姿势:

- **提供一个稳定的支持基础**。骨盆、髋部、腿和脚是我们保持坐位的基础,我们是在这个基础上移动我们的重心来进行活动的。**骨盆**的姿势影响着整个身体的姿势。如果骨盆呈中立位姿势,那么身体的其他部位就有更多的机会平衡、稳定并且自如。当双髋、双腿分开时,双膝间的距离大于骨盆的宽度,支持基础就更为稳定。如果双髋、双腿呈这个姿势,膝部和踝部弯曲成 90°或大于 90°,这样她的双脚就处在膝部的后方，这时，此人就可以将骨盆向大腿方向移动（转动）。这个动作使她能够向前够，去完成动作。

- **使身体呈"预备"姿势**。当脊柱保持自然弯曲的时候，身体会感到更有活力，并且为活动做好准备。背部不是平坦的，腰部（*腰椎*）和颈部（*颈椎*）都有自然的向前弯曲。中背部（*胸椎*）和骶椎也都有自然的向后弯曲。
- **能够改善视野**。此人必须能够直接看其前方和下方的事物，并且能够自如地向左右两侧转动自己的头。头部的姿势取决于骨盆和躯干的姿势。头在脊柱顶上保持平衡，很像是一根棍子上面的一个保龄球。头很重，它的平衡点很敏感，也很微妙，身体的细微活动都会影响头的姿势。由于颈椎有活动灵敏的性质，所以头就可以向不同的方向活动。如果一个人无力自己控制活动，她的头部和颈部常常就不稳定。头部的中立位姿势或理想的姿势是头在脊柱顶上平衡的姿势。
- **能够使上肢和手最好地工作**。在中立位姿势下，*肩胛带*（肩关节、锁骨和*肩胛骨*）是放松的，上肢就能自由地活动来完成工作。

（4）如何确定*此人的中立位姿势*？

从中立位姿势开始，以下情况决定着此人的中立位姿势：此人的关节和肌肉的灵活性、对重力的反应、紧张性（张力）、活动模式、稳定点及平衡等等。在评定相关的章节里，将帮助你确定一个人的中立位姿势和为了完成功能而需要采取的姿势。

（5）在座位系统中，哪些姿势我们应尽力支撑、帮助和（或）避免？

最佳的座位系统应该：

- 支撑此人于中立位姿势。
- 支持此人处于为完成功能所需要的姿势下，让她有*姿势选择*。

四 了解骨盆—脊柱

1. 触摸骨盆

骨盆骨也常称为髋骨。将你的手放到自己的髋部（骨盆），你就会摸到骨盆顶上的一条高起的嵴，它称为*髂嵴*。沿着这条嵴向前，你会摸到一个向外突出的隆起（骨性隆起），这是*髂前上棘*（ASIS）。沿着髂嵴向后摸，髂嵴最后终止于另一个骨性隆起，它称为*髂后上棘*（PSIS）。保持肩部不动，这时向前向后倾斜你的骨盆。这个移动是发生在骨盆上面、*骶骨*和腰椎之间以及腰椎各个*椎骨*之间。这个移动也发生在骨盆以下，在骨盆和大腿骨（*股骨*）之间的髋关节那里。

图解特殊坐位与座位

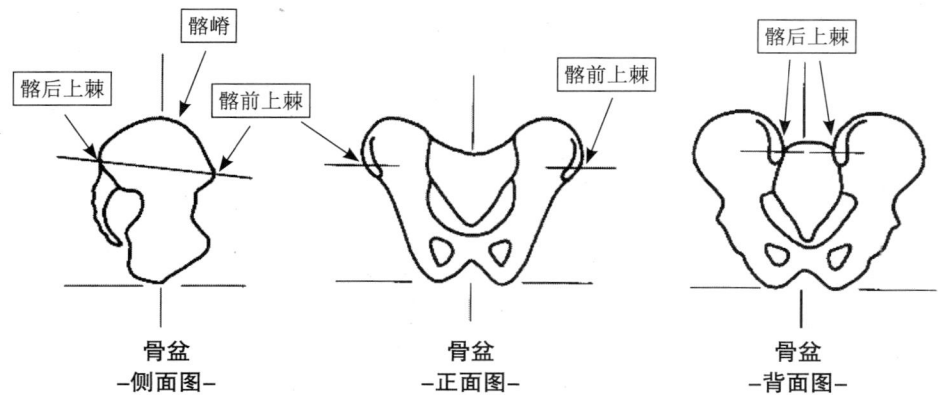

2. 中立位骨盆

为了触摸另一个人的骨盆,应坐在她的侧面、前面或后面。此人必须坐在平坦的水平表面上。按照上面所说的,找到她的髂前上棘、髂嵴和髂后上棘。将她的骨盆向前、向后倾斜。当髂前上棘比髂后上棘略低的时候,骨盆是中立的。在此人仰卧和*侧卧*的时候,你也可以感觉她骨盆的活动和骨盆的中立位姿势。

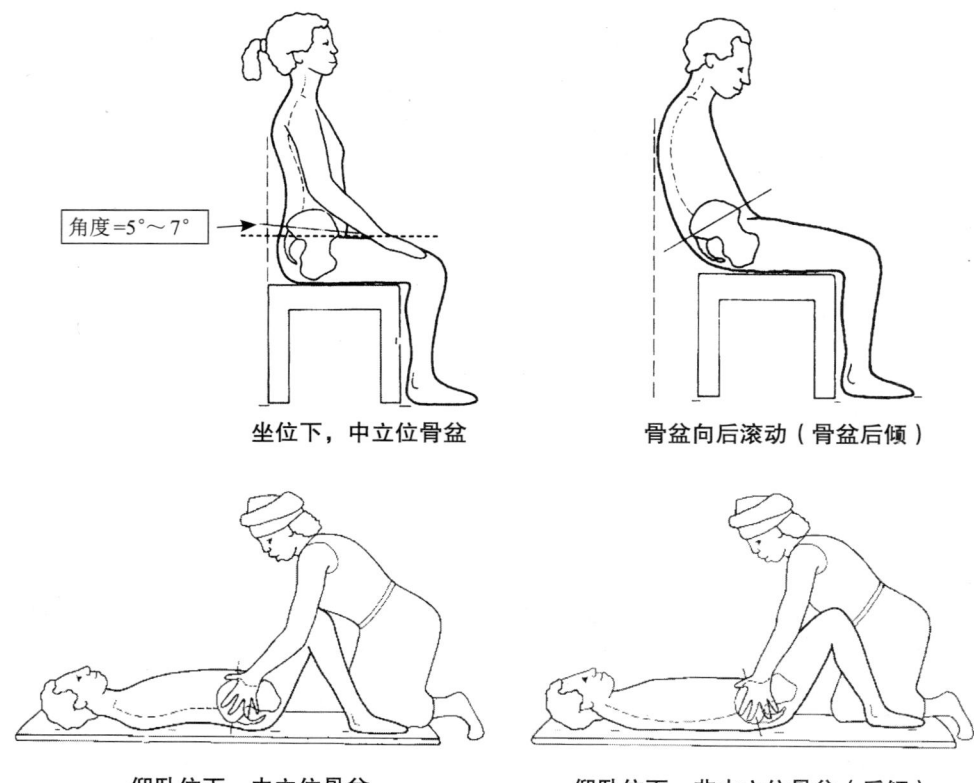

3. 骨盆姿势的重要性

为什么认为骨盆的姿势很重要呢？闭上你的眼睛，非常缓慢地将你的骨盆先向左、向右，再向前、向后倾斜，感受当你活动骨盆时背部、头、腿和上肢姿势的变化。你是否感觉到，在你改变骨盆的姿势时，你身体其他部位的姿势也无法不改变？如果骨盆被锁定在某个特定位置上，身体的其他部位也会锁定在某个特定的位置上。如果骨盆能够取得中立位姿势，身体的其他部位就更易于达到中立位姿势。

现在，使你的骨盆直立，向前移动。后倾骨盆，再次向前移动。再把骨盆移到直立、中立的姿势。做吞咽的动作。向一侧倾斜骨盆，再做吞咽的动作。体会两侧吞咽的区别。你能感觉到骨盆在不同的姿势时，其他功能会受到影响吗？

4. 骶骨

骶骨是一个楔状的骨，位于两侧骨盆骨的中间。骶骨的底端连着*尾骨*。骶骨的上端连着腰椎。骶骨实际是 5 块椎骨融合在一起形成的。为了摸到骶骨，将手放到你臀部的后部。将你的中指放在你的尾骨上，指向座位，你的手掌就触到了骶骨的后面。骶骨在坐位时非常重要，这是因为它的形状以及它和腰椎之间的活动。有时我们会给骶骨以姿势性的支撑。如果一个人脂肪不多，或者臀部的肌肉不强，骶骨的骨性隆起（*棘突*）就会明显突出。如果靠背不为这个地方留下空间，不为它做垫子，这里的组织就有受损伤的危险。

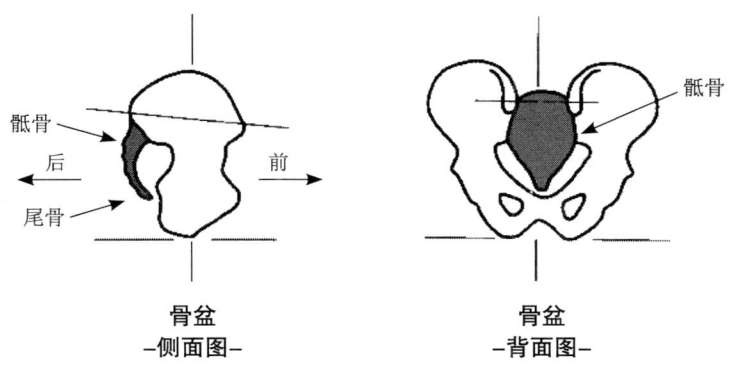

骨盆
-侧面图-

骨盆
-背面图-

参考文献

1. Schmeler M, Boninger M, Cooper R, Viteck M. Using peer-reviewed literature and other evidence to justify wheelchair seating and mobility interventions. *Proceedings from the 18th International Seating Symposium.* 2002.
2. Schmeler M, Chovan C. Assessment and provision of wheeled mobility and seating using best practice, evidence-based practice and understanding coverage policy. *Proceedings from the 22nd International Seating Symposium.* 2006:182-5.
3. Roxborough L. Review of the efficacy and effectiveness of adaptive seating for children with cerebral palsy. *Assist Technol.* 1995;7(1):17-25.
4. Minkel J, Harris S. Evidence-based practice in seating and mobility: Can we support what we are doing? *Proceedings from the 12th International Seating Symposium* 1996:195-8.
5. Eng J. Spinal cord injury rehabilitation: What's the evidence telling us? *Proceedings from the 22nd International Seating Symposium.* 2006:31-4.
6. Bergen A, Presperin J, Tallman T. *Positioning for Function: Wheelchairs and Other Assistive Technologies.* Valhalla, NY: Valhalla Rehabilitation Publications, Ltd.; 1990.
7. Trefler E, Hobson D, Taylor SJ, Monahan L, Shaw CG. *Seating and Mobility for Persons with Physical Disabilities.* Tucson, AZ: Therapy Skill Builders; 1993.
8. Presperin J. Seating systems: The therapist and the rehabilitation engineering team. *Phys Occup Ther Pediatr.* Spring 1990.
9. Brienza D, Karg PE, Geyer MJ, Kelsey S, Trefler E. The relationship between pressure ulcer incidence and buttock–seat cushion interface pressure in at-risk elderly wheelchair users. *Arch Phys Med Rehabil.* 2001 April;82(4):529-3.
10. Shaw G. Seat cushion comparison for nursing home wheelchair users. *Assist Technol.* 1993;5(2):92-105.
11. Ferguson-Pell M, Wilkie IC, Reswick JB, Barbenel JC. Pressure sore prevention for the wheelchair-bound spinal injury patient. *Paraplegia.* 1980;18:42-51.
12. Bazata C. Open wide: Eating and seating. *Proceedings from the 7th International Seating Symposium.* 1991:197-9.
13. Bazata C. Positioning for oral motor function. *Proceedings from the 8th International Seating Symposium.* 1992:9-13.
14. Hulme JB, et al. Effects of adaptive seating devices on the eating and drinking of children with multiple handicaps. *Am J Occup Ther.* 1987;41(2):81-9.
15. Hardwick K, Handley R. The use of automated seating and mobility systems for management of dysphagia in individuals with multiple disabilities. *Proceedings from the 9th International Seating Symposium.* 1993:271-3.
16. Hardwick K, The role of seating and positioning in the treatment of dysphagia. *Proceedings from the 12th International Seating Symposium.* 1996:47-8.
17. Porter D, Schindler, K. Does postural support influence ability to perform attention tasks in children with cerebral palsy? *Proceedings from the 24th International Seating Symposium.* 2008:158-9.
18. Staveness C. The effect of positioning for children with cerebral palsy on upper-extremity function: A review of the evidence. *Phys Occup Ther Pediatr.* 2006;26(3):39-53.
19. Myhr U, vonWendt L, Norrlin S, Radell U. Five-year follow-up of functional sitting position in children with cerebral palsy. *Dev Med Child Neurol.* 1995;37(7):587-96.
20. Chung J, Evans J, Lee C, Rabbani Y, Roxborough L, Harris SR. Effectiveness of adaptive seating on sitting posture and postural control in children with cerebral palsy. *Pediatr Phys Ther.* 2008 Winter;20(4):303-17.
21. Reid DT, Sochaaniwskyi A. Effects of anterior-tipped seating on respiratory function of normal children and children with cerebral palsy. *Int J Rehabil Res.* 1991; 14(3):203-12.
22. Sprigle S, Wooten M, Sawacha Z, Thielman G. Relationships among cushion type, backrest height, seated posture, and reach of wheelchair users with spinal cord injury. *J Spinal Cord Med.* 2003 Fall;(3):236-43.
23. Aissaoui R, Boucher C, Bourbonnais D, Lacoste M, Danseareau J. Effect of seat cushion on dynamic stability in sitting during a reaching task in wheelchair users with paraplegia. *Arch Phys Med Rehabil.* 2001

February; 82(2):274-81.
24. Hulme JB, Bain B, Hardin M, McKinnon A, Waldron D. The influences of seating devices on vocalization. *J Commun Disord*. 1989;22(2):137-45.
25. Engstrom B. *Ergonomics Wheelchairs and Positioning*. Hasselby, Sweden: Bromma Tryck AB; 1993.
26. Kangas, K. Seating for task performance. *Proceedings from the 18th International Seating Symposium*. 2002.
27. Lin F, Parthasarathy S, Taylor SJ, Pucci D, Hendrix R, Makhsous M. Effect of different sitting postures on lung capacity, expiratory flow, and lumbar lordosis. *Arch Phys Med Rehabil*. 2006 April ;87:504-9.
28. Nwaobi O, Smith P. Effects of adaptive seating on pulmonary function of children with cerebral palsy. *Dev Med Child Neurol*. 1986;28:351-4.
29. Ward D. *Prescriptive Seating for Wheeled Mobility*. Ft. Lauderdale, FL: HealthWealth International; 1994.
30. Kangas K. Sensory systems and seating for function: The need for both active postural control (use of vestibular system) and passive postural management (use of the tactile system). *Proceedings from the 21st International Seating Symposium*. 2005:47.
31. Andersson GBJ, Murphy RW, Ortengren R, Nachemson AL. The influence of backrest inclination and lumbar support on lumbar lordosis. *Spine*. 1979:52-8.
32. Caillet R. *Soft Tissue Pain and Disability*. Philadelphia, PA: F.A. Davis; 1977.
33. Keegan JJ. Alterations of the lumbar curve related to posture and seating. *J Bone Joint Surg*. 1953;35:589-603.
34. Van Niekerk S-M, Louw Q, Vaughan C, Grimmer-Somers K, Schreve K. Photographic measurement of upper-body sitting posture of high school students: A reliability and validity study. *BMC Musculoskelet Disord*. 2008;9:113-26.
35. Zacharow D. *Posture: Sitting, Standing, Chair Design and Exercise*. Springfield, IL: Charles Thomas; 1988.

第1部分

评 定

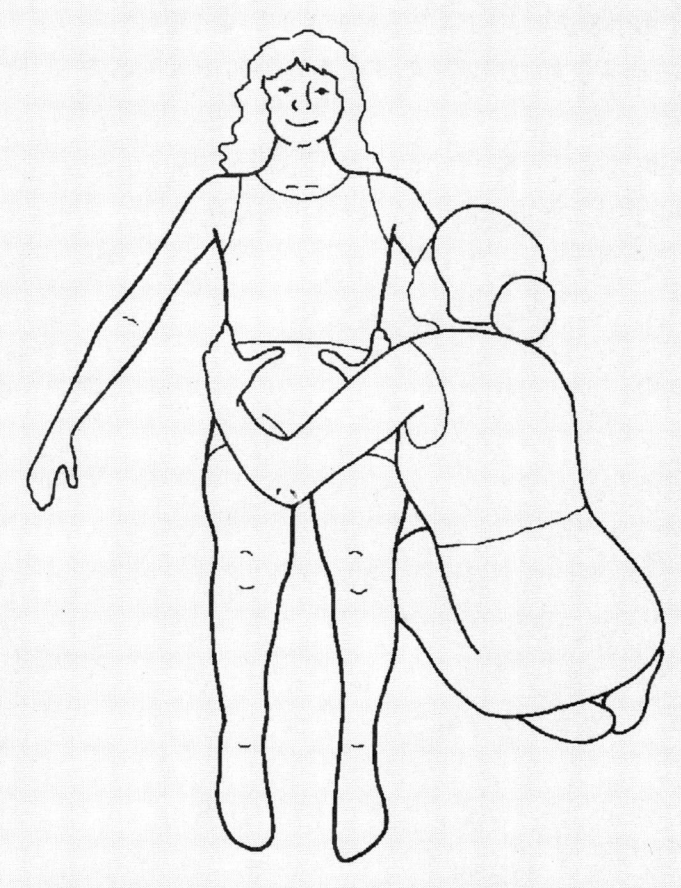

图解特殊坐位与座位

以下是针对需要特殊座位/移动系统的人群的总体评定指南。记住,这些仅仅是指南,对于下面的建议总有例外情况。使用这些指南时,还要运用常识,观察评定对象,并与之交流。

人类的生活是复杂的,座位也是复杂的,需要花时间来进行座位评定。我们需要花时间去完全弄清楚残疾人的日常生活状况。最好请每位了解此人功能、生活环境和身体状况的人士都来参加评定会,因为这些问题都会影响座位的评定。如果不能确保每个人都来参加,那么小组里的其他人需要从缺席者的角度把相应的问题提出来。

尽管座位评定的过程是综合性的,为了便于讨论,我们将其分为四部分:
- 收集背景资料。
- 身体评定。
- 模拟与测量。
- 明确目标。

首先,我们要收集与此人的健康、环境、交通和经济方面相关的**背景资料**,以及目前使用的座位/移动工具的信息。然后,要评定与此人坐姿有关的**躯体和功能方面的优劣点**。下一步是模拟或尝试不同的姿势支撑装置,首先用手,然后用各种座位**部件**来评定什么起作用、什么不起作用。在用手*模拟*时,可以先进行初步的测量;用材料模拟时,再进一步细化测量。当这些信息都收集好之后,要明确目标,并将此人的**特定目标**与座位/移动系统的目标统一起来。

第1章至第4章介绍了这一过程。可以参看附录1(学习评定过程时使用)和附录2(与本书中的案例一样的版本)的评定表格。做评定时,可在这些表格中进行记录。

第1章　收集背景资料

一　座位评定的原因

残疾人通过使用座位/移动系统能达到什么效果呢？要注意是人的目标，而不是座位系统的目标。在评定的过程中，要认真倾听，并在心里记住他们的目标和关心的问题。小组里其他成员的目标和关心的问题是什么？应该从一开始就弄清楚每个人的日程表，因为有时候他们的日程表是不同的。此人或小组成员的目标可能像我们在"引言二"中所列出的一样宽泛。从一开始你就应该尽可能地把目标具体化。在评定过程中进一步修改和明确目标。

- 此人可能会说："我想坐得更好。"问她为什么。要得到明确、具体的答案。
- 是因为她不舒服？为什么？
- 是因为她不能梳头？为什么？
- 是因为她难以使用电脑工作？为什么？
- 是因为她的头一直低垂而难以看见朋友？为什么？

具体目标的举例

托德（Todd）想"改善他上下便器的能力"。这样笼统的目的并不能把我们引向改变座位上。我们问他："能具体地说说吗？"他回答："我需要独立地运用滑板移乘到便器上。"这个目标有助于我们思考影响座位/移动系统的因素。

萨米（Sammy）的治疗师想要"提高他的头控能力"。这是什么意思呢？它将怎样影响座位系统的制作呢？该目标的更详细的叙述是："使萨米能够看到他膝上小桌交流板上面的东西。"根据这个目标，我们知道需要用座位系统来支撑萨米的身体以使他能自主地使用头部和（或）用一个部件直接支撑他的头部来发挥功能。

马吉（Maggie）的妈妈想要"提高马吉手臂的功能"。怎么做呢？她现在为什么做不了？如下的描述更详细："能够让她够得到，并按动她膝上小桌上面的3个圆形开关。"这个目标描述了上肢功能的类型以及上肢活动的位置和方式。通过了解她手臂的具体功能需求，我们明白：为了使她的手臂行使功能，必须支撑好她的身体。

听取此人和小组在舒适、疼痛、身体*组织*、功能、移乘以及与环境和他人之间的相互影响等方面所关心的问题。评定过程中的问题将会激起更多对于相关问题和目标的讨论。

二 与此人残疾相关的健康问题

当收集此人的健康信息时，要考虑下面这些因素是如何影响座位/移动系统的。

1. *诊断/残疾*

   预计此人的状况有可能改善还是会持续恶化下去？

2. *呼吸问题*

   此人有呼吸困难吗？什么样的坐姿会帮助或者阻碍呼吸？将座位系统向后倾斜会促进呼吸还是会阻碍呼吸？

3. *心血管循环问题*

   某些坐姿会影响此人的心血管循环问题吗？哪些坐姿？

4. *癫痫发作*

   如果此人在癫痫发作时很僵硬，她会过度地推座位装置吗？她会失去意识而从座位/移动系统中掉落下来吗？

5. *膀胱/直肠控制*

   此人可以控制直肠和膀胱吗？

6. *营养/消化*

   此人的坐姿会导致进食、消化或者营养问题吗？描述这些坐姿。

7. *药物*

   此人在服用安眠药或降低肌张力药物吗？

8. 手术

此人曾经接受过手术吗？计划要做的手术是否会影响她的坐姿？

9. 矫形方面的考虑

此人是否有骨骼畸形、关节*挛缩*、*半脱位*或者*脱位*？在什么部位？有骨折倾向吗？*骨质疏松症*？*骨性肌炎*？*异位骨化*？

10. 矫形器（支具）的使用

此人现在在下肢、脊柱、手臂处使用矫形器吗？在座位/移动系统中是否要佩戴？

11. 皮肤状况

她的皮肤有没有破溃的地方？有没有会发生破溃危险的地方、发红或有瘢痕的地方？如有，描述情况。如果有*瘫痪*（不能主动活动），如何减轻她骨盆下方的压力？

12. 感觉

她能否感觉到触摸？哪些部位触觉减退或丧失？她有组织破损史吗？此人是否会因为对触摸过度敏感（*触觉过敏*）以至于接触某些材质或表面时不适？此人需深压（*本体感觉*）和接触来使神经系统放松、平静吗？此人能适应方向多变的运动（*前庭系统*）吗？还是难以忍受？

13. 疼痛

此人有疼痛吗？在什么部位？在一天中的什么时候疼痛？此人怎么做可以缓解这种疼痛？是*周围神经系统*疼痛还是*中枢神经系统*疼痛？如果是周围神经系统疼痛，座位/移动系统是否有助于减轻这种疼痛？

14. 视力

此人的视力有没有受限？视力受限是否影响此人的坐姿、平衡和运动？怎么影响的？

15. 听力

此人有无听力问题？描述一下。

16. 认知/感知/行为状态

有没有能够影响坐姿、运动或安全的认知、感知、行为问题？描述一下。包括安全意识差、**_运动规划_**困难，或者**_视知觉_**有问题。

三 环境问题

此人生活在什么样的环境中？家里的环境是什么样的？工作场所？学校？休闲娱乐场所？

在上述各个环境中，评定此人使用座位/移动系统所可能遇到的问题。记录门道、转弯处（走廊、小房间等等）、坡道、台阶、房间的大小以及桌子的高度等。

四 运送问题

此人如何外出呢？使用小汽车、面包车、小卡车、校车、公共交通工具、马、驴或者船吗？座位/移动系统是否需要折叠起来或拆卸，以便放到车内或其他什么里面？如果此人乘坐交通工具时也坐在座位系统中，为了保证最大的安全，是否需要额外的姿势支撑物？

五 对当前的座位/移动系统的评定

此人现在使用的是什么样的座位/移动系统？它的年龄和目前的状况如何？它们有哪些优点和弱点？她以前用过什么样的设备，效果怎么样？使用座位/移动系统的同时，还要使用什么其他设备，比如**_电脑_**、**_辅助沟通系统_**、环境控制器、呼吸机或者换气扇。

六 资金问题

谁来支付座位/移动系统的费用？资金支付者有哪些限制条件、指导方针和标准？保险公司与哪些供应商有合作？资金支付者需要什么文件？

亚伦的故事

亚伦（Aaron）的介绍

亚伦的故事将出现在座位评定和设计进程的方方面面，贯穿全书。本书后面有一份填写了他的信息的评定表格，总结了评定和设计的过程以及最终使用的座位/移动系统。

背景信息

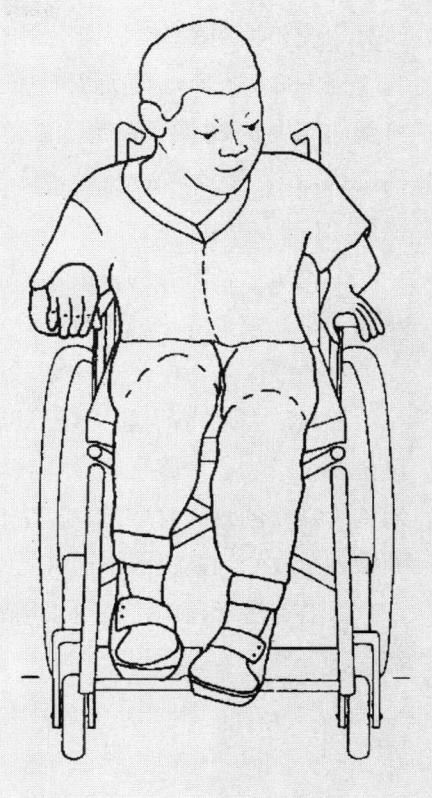

亚伦14岁，与其家人居住在加利福尼亚州的里士满市，他在一所高中的特殊教育班读书。亚伦患有痉挛型四肢瘫，以及由于3岁时脑部受伤导致的失明。当时，严重的哮喘发作曾导致他呼吸停止。尽管亚伦患有痉挛型四肢瘫，但他左臂的功能相当好。他智力正常，但是由于哮喘并没有坚持上学。亚伦喜欢音乐、卡通人物、电视剧、迈阿密海豚、打鼓、画画以及讲故事。不管是否在轮椅上，他都喜欢运动。过去的这几年，他克服了很多恐惧，他现在愿意自己做更多的事情，比如穿衣、如厕、转移、操控轮椅。他的脚和头对触摸极度敏感。亚伦的记忆有问题，他难以分辨自己身体的空间位置，有时会把左右弄混。

亚伦做过好多次手术。1989年他因**胃食管反流**做了**胃底折叠术**。1990年他做了双侧**内收肌松解**、**跟腱延长术**。由于右侧髋关节半脱位，做了右侧**旋转截骨术**。他穿着塑料**踝足矫形器**（AFOs）。

亚伦和他的家人进行座位评定的原因有很多。亚伦想要在家和学校里能更快地自己驱动轮椅、能控制得更好，他想要更舒适。有时候他感觉右侧髋部疼痛。他想以站立-旋转的方法更轻松地从轮椅移乘到便器上。他的治疗师、老师、母亲希望他的身体得到更好的支撑，他的功能活动如自己进食、穿衣、绘画、使用电脑和盲人打字机的能力得到提高。

亚伦大部分时间待在家里、学校或者教堂。他的教室有一个盥洗室，门很宽，转弯空间充足，有一个水平的扶手，使他可以站着使用便器。便器的高度为 15 英寸（38.1 厘米）。他学校的课桌下面距地面 25 英寸（63.5 厘米）。他家距离学校和教堂都很近。亚伦睡在自己家中一楼的卧室里，家里最窄的门道宽 27 英寸（68.6 厘米）。他通常在家里的餐桌旁吃饭，餐桌高 30 英寸（76.2 厘米）、桌腿的高度是 28 英寸（71.1 厘米）。便器的高度是 15 英寸（38.1 厘米），床的高度是 26 英寸（66.0 厘米）。这些数据对于确定最终的座位表面前缘高度是很重要的信息。

亚伦坐一辆特殊的车去学校，车配有升降器、捆绑装置和连接到车身上的肩固定带。家里有一辆没有升降器的货车，需把他的轮椅折叠起来运送。他坐在前排的车座上，使用一般的安全带固定自己。

亚伦现在使用的是标准轮椅，有悬吊座、悬吊靠背、固定在轮椅框架上的座位安全带和一个膝上小桌。轮椅已用了 4 年，目前状况很好。在学校，他使用单手操作的盲人打字机，打字机放置在膝上小桌或者普通桌子上。他用一个叫做独角板的触摸板操作电脑。

只要有医学证明，就可以用亚伦父亲的个人健康保险支付座位系统和轮椅费用。

参考文献

1. Bergen A, Presperin J, Tallman T. *Positioning for Function: Wheelchairs and Other Assistive Technologies.* Valhalla, NY: Valhalla Rehabilitation Publications, Ltd.; 1990.
2. Trefler E, Hobson D, Taylor SJ, Monahan L, Shaw CG. *Seating and Mobility for Persons with Physical Disabilities.* Tucson, AZ: Therapy Skill Builders; 1993.
3. Presperin J. Seating systems: The therapist and the rehabilitation engineering team. *Phys Occup Ther Pediatr.* Spring 1990.
4. Ward D. *Prescriptive Seating for Wheeled Mobility.* Ft. Lauderdale, FL: HealthWealth International; 1994.
5. Hardwick K. Best practice in the use of seating and positioning for individuals with dysphagia. *Proceedings from the 14th International Seating Symposium.* 1998:49-50.
6. Kangas K. Sensory systems and seating for function: The need for both active postural control (use of vestibular system) and passive postural management (use of the tactile system). *Proceedings from the 21st International Seating Symposium.* 2005:47.
7. Kangas K. Hyperextension, obligatory reflexes, or the opisthontonic reaction? Facing the seating challenges of children whose seating systems do not recognize this body posture. *Proceedings from the 21st International Seating Symposium.* 2005:163-5.
8. Presperin-Pedersen J, O'Connor A. Pain: Defining, categorizing, and determining its effect on seating. *Proceedings from the 21st International Seating Symposium.* 2005:101-2.
9. Presperin-Pedersen J., O'Connor A. Pain mechanisms and intervention regarding seating. *Proceedings from the 22nd International Seating Symposium.* 2006:118-20.
10. Padula W. Vision affecting posture of the persons seated in a wheelchair. *Proceedings from the 7th International Seating Symposium.* 1991:53-4.
11. Marburger R, Millenbach D, Stewart S. Functional vision and its influence on posture. *Proceedings from the 9th International Seating Symposium.* 1993:51-3.
12. Eastman MJ, Montgomery I. The effect of functional vision on seating interventions. *Proceedings from the 10th International Seating Symposium.* 1994:55-8.

第 2 章　身体评定：姿势、运动和功能

在收集完背景资料之后，我们要集中到此人的身体与座位/移动系统之间的关系上。我们首先评定和描述她在当前座位系统里的姿势、运动和功能，然后，我们要试着说明为什么此人要运用这样的姿势和运动方式。用手进行评定时，先在卧位进行，再在坐位进行。这一章介绍了身体评定的一部分，在本书的后面内容有更全面的描述。

一　此人在座位/移动系统里的姿势

要想评定姿势、运动和功能，我们首先要观察此人在当前的座位/移动系统中的**休息姿势**，也就是当她不进行功能活动时的姿势。

首先，让此人坐在她现有的座位/移动系统中，评定她的姿势、运动和她所能够达到的姿势。为了移动和功能活动，我们需要不断地变换姿势，而残疾人常常不能像非残疾人那样进行姿势变换。

> 提示：在评定过程中，要告知此人和康复小组其他成员你在做什么，使他们知道正在进行和将要进行的任务。

我们从哪里开始呢？我建议从观察此人的休息姿势开始，就是当她不进行功能活动时的姿势。此人要呈现她的典型姿势，所以这可能需要护理者重新摆放她的姿势。在下面第"二"部分，我们将会评定此人在不同的活动中如何进行姿势变换。尽管我们看到的是此人整体，为了简化这个复杂的过程，我们将重点观察、描述此人骨盆、躯干、髋和下肢、膝、踝和足、头和颈、肩胛带和上肢的姿势。应该描述并感受她的身体姿势而不是试着去"矫正"或改变它。观察身体某一部位的运动是如何影响身体其他部位的姿势和运动的。画一张此人习惯性姿势

---

* 在身体评定过程中，我们刻意没有使用像"肌张力、反射和肌力"这些典型的治疗性名词。我更愿意描述此人的姿势、运动和功能，因为这些能更清晰地指导我们设计合适的座位系统。人们对肌张力、反射等的定义和描述观点不一。这些术语易使我们片面地思考问题，而不能真正观察和理解此人所面临的问题。

* 更多的有关"身体评定"的信息请参考 Bergen，Presperin and Tallman（1990），Trefleretal（1993），Presperin（1990），Ward（1994），and Minkel（2003）。

第2章 身体评定：姿势、运动和功能

的图片，如果可能，可以拍张照片，这都很有帮助。即使是经过训练的眼睛，也很难分析此人为了移动是如何改变姿势或稳定身体的。

在接下来的部分里，（1）和（2）后面的问题是指此人主动移动和控制身体的能力。（1）指的是此人自己取得并维持中立位的能力，（2）指的是此人主动控制那部分身体运动的能力。叙述和问题描述了一些典型的异常姿势，即此人觉得困难或容易的姿势。不像（1）和（2）（主动运动）项中介绍的，这些姿势需要评定者被动地进行矫正。我们依然从骨盆开始介绍。

1. 骨盆/腰部

注意：骨盆的姿势至关重要，它会影响身体其他部分的姿势。

（1）此人能否主动将她的骨盆移动至中立位并保持此姿势？（中立位骨盆）
（2）她能否在不同的骨盆姿势下进行移动？（主动骨盆控制）

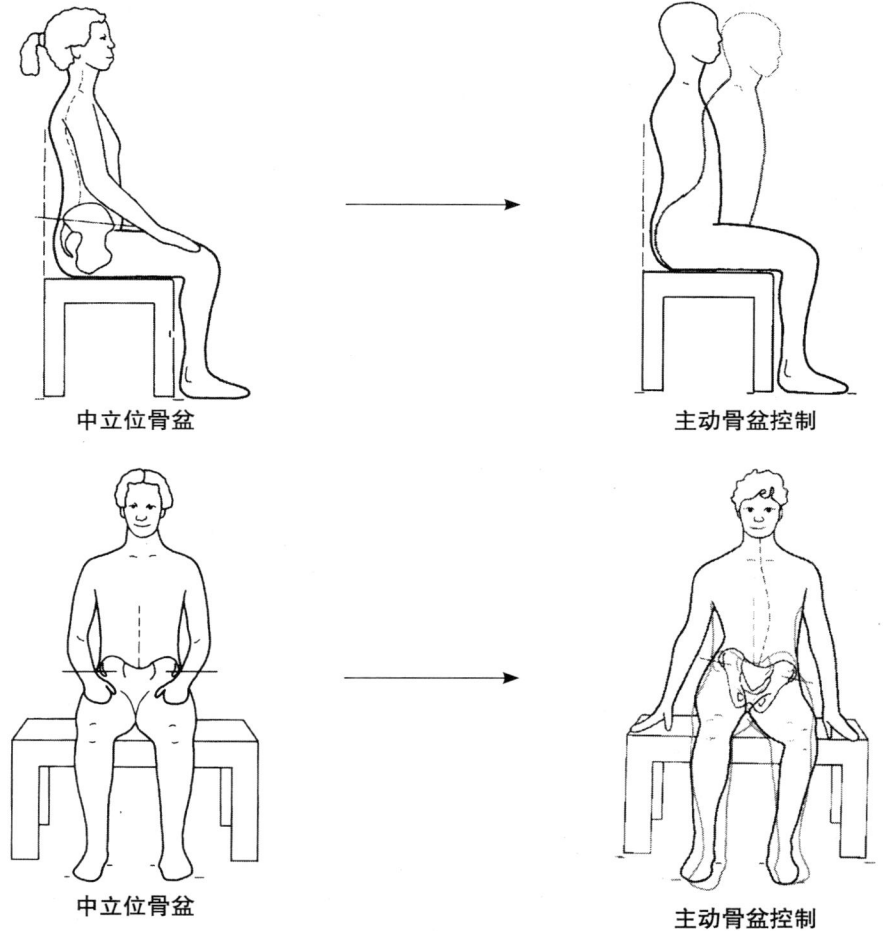

中立位骨盆　　　　　　　　　　主动骨盆控制

中立位骨盆　　　　　　　　　　主动骨盆控制

如果既不是（1），又不是（2），注意并感受此人的骨盆是否：

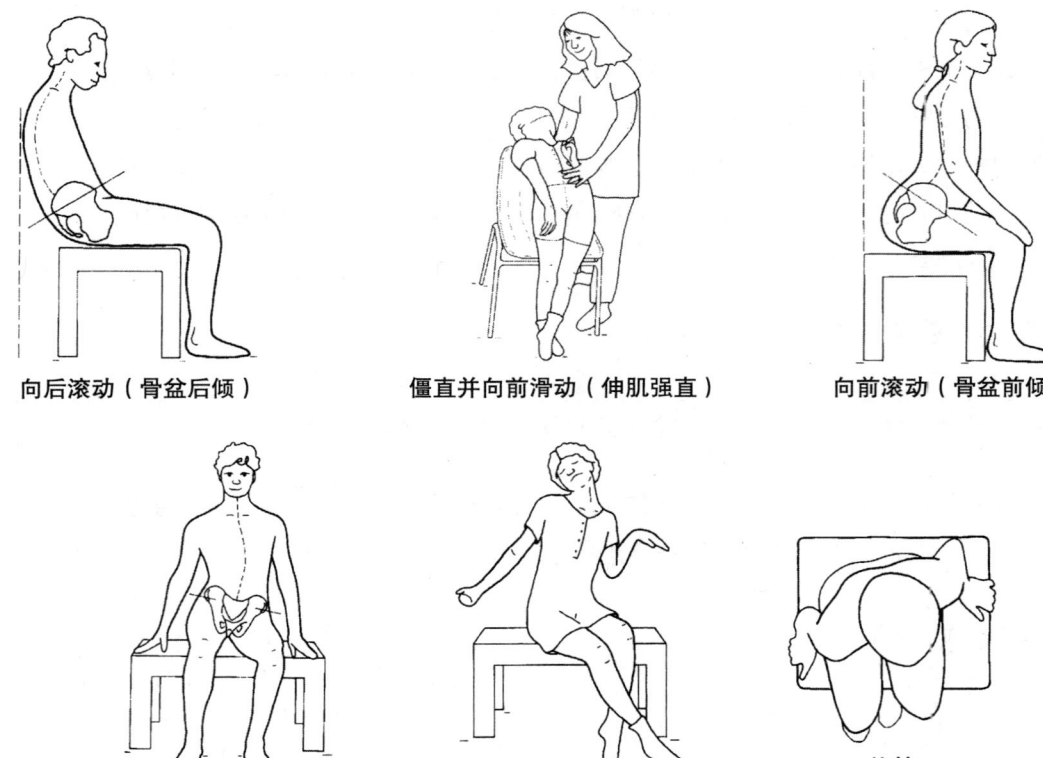

2. 躯干

描述此人躯干（背部中间部分或胸椎和胸部）的姿势。

（1）此人是否能够主动将其躯干移动至中立位并保持此姿势？（中立位躯干）

（2）她能否在不同的姿势下移动躯干并控制这些动作？（主动躯干控制）

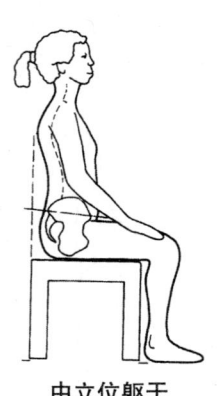

中立位躯干

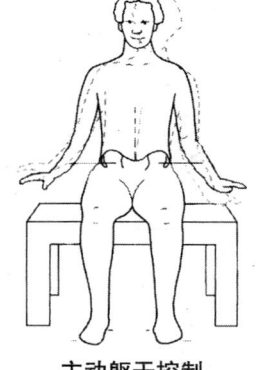

主动躯干控制

第2章 身体评定：姿势、运动和功能

如果既不是（1），又不是（2），注意此人的躯干是否：

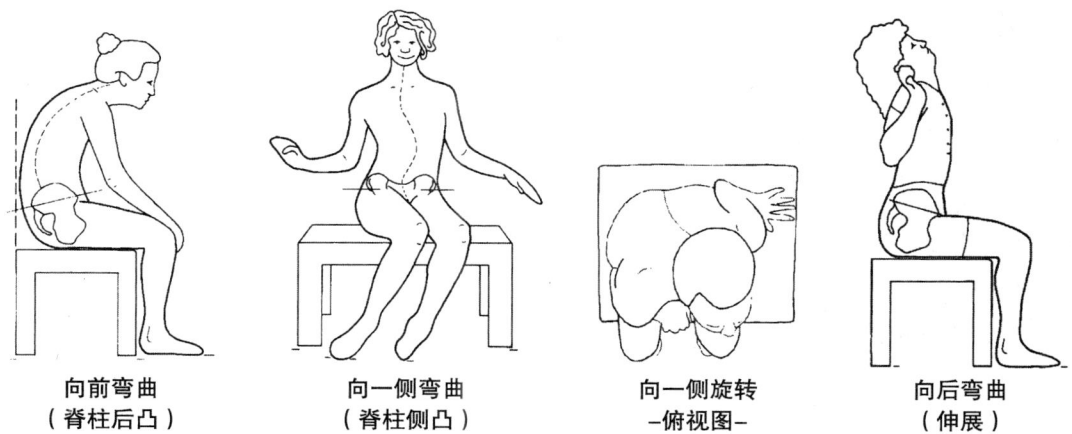

| 向前弯曲 | 向一侧弯曲 | 向一侧旋转 | 向后弯曲 |
| （脊柱后凸） | （脊柱侧凸） | -俯视图- | （伸展） |

3. 髋和下肢

当描述此人的髋和下肢的姿势时，注意观察下肢是如何稳定身体的。

（1）此人能否将其髋和下肢移至中立位（稍微分开，外展5°～8°），并用下肢和双脚提供一个稳定的支持基础？（中立位髋部）

（2）她能否向内、外、上、下移动髋部，并控制每个动作？（主动髋部控制）

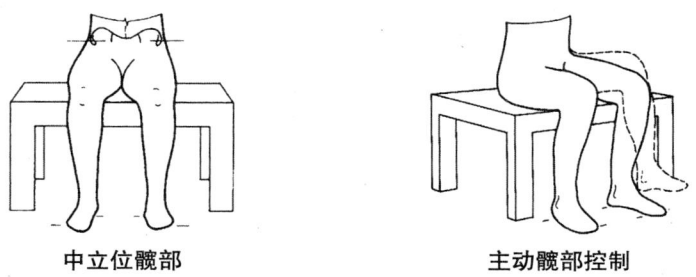

中立位髋部　　　　　　　　主动髋部控制

如果既不是（1），又不是（2），注意此人的髋和下肢是否：

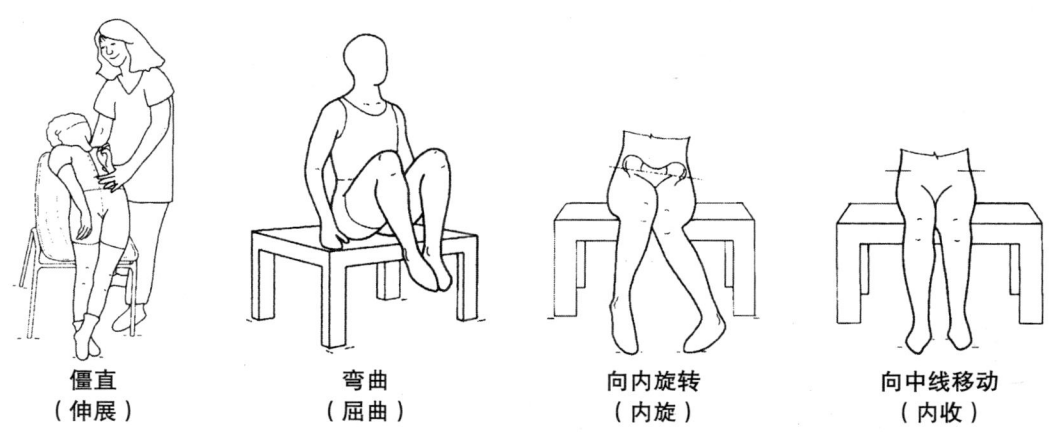

| 僵直 | 弯曲 | 向内旋转 | 向中线移动 |
| （伸展） | （屈曲） | （内旋） | （内收） |

图解特殊坐位与座位

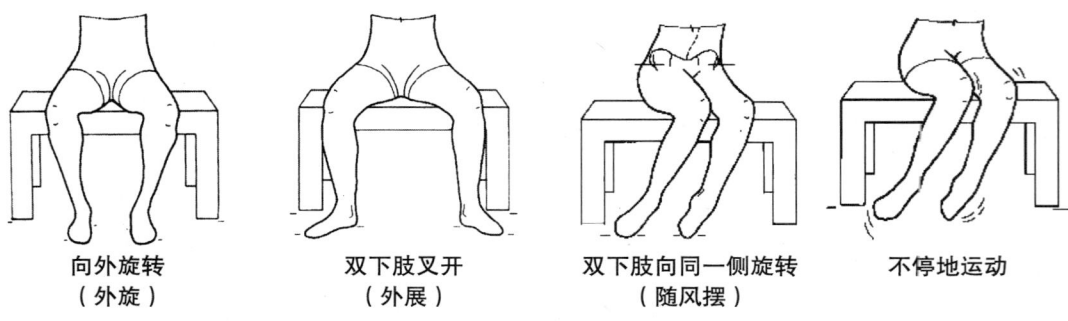

| 向外旋转 | 双下肢叉开 | 双下肢向同一侧旋转 | 不停地运动 |
| （外旋） | （外展） | （随风摆） | |

注意：通常你会看到上述姿势的组合。

4. 膝部

（1）此人能否将膝关节屈曲成 90°，使双脚接触地面 / 足休息位？（中立位膝部）

（2）她能否主动控制自己的膝关节屈伸？（主动膝部控制）

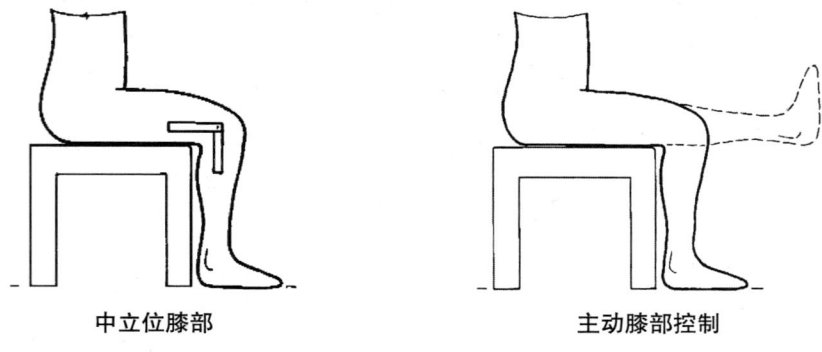

中立位膝部　　　　　　　　主动膝部控制

如果既不是（1），又不是（2），注意膝部是否：

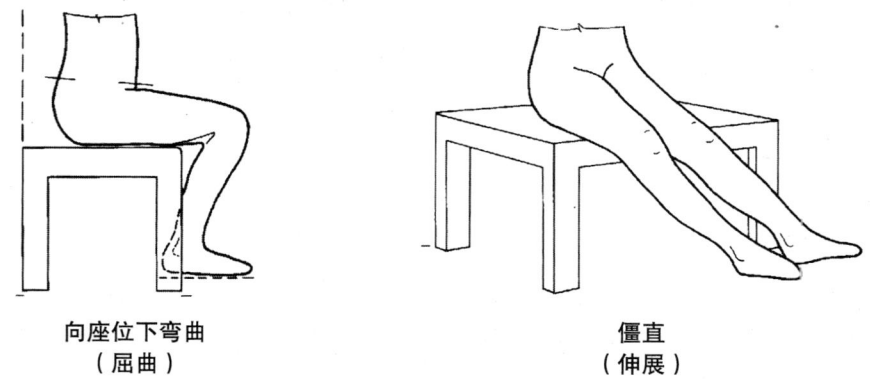

向座位下弯曲　　　　　　　僵直
（屈曲）　　　　　　　　　（伸展）

5. 踝部和足

（1）此人能否屈曲踝关节至 90°，使双脚轻松地踩在地面或其他支撑面上？（中立

第2章 身体评定：姿势、运动和功能

位踝部）

（2）观察并描述此人的踝关节的主动运动（将踝向上、下、内和外弯曲）。（主动踝部控制）

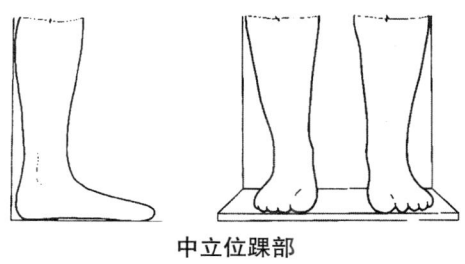
中立位踝部

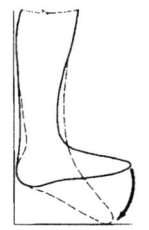
主动踝部控制

如果既不是（1），又不是（2），注意踝部和足是否：

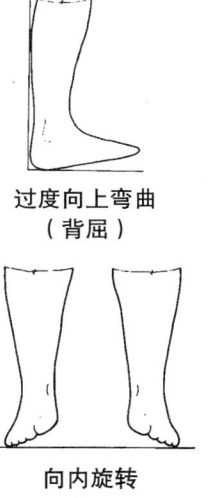

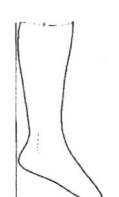

过度向上弯曲（背屈）　　　　　　　　过度向下弯曲（跖屈）

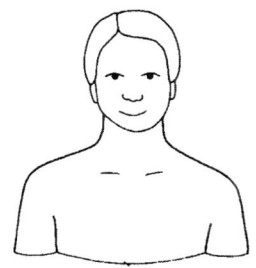

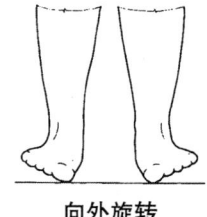

向内旋转（内翻）　　　　　　　　向外旋转（外翻）

6. 头颈部

（1）此人能否抬起头去看周围的人和物？（中立位头部）她能保持这种姿势多久？

（2）她能否将头转向两边？（主动头部控制）

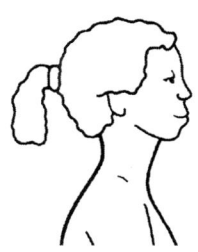

中立位头部

29

如果此人在控制头部运动方面有困难,她是否趋向:

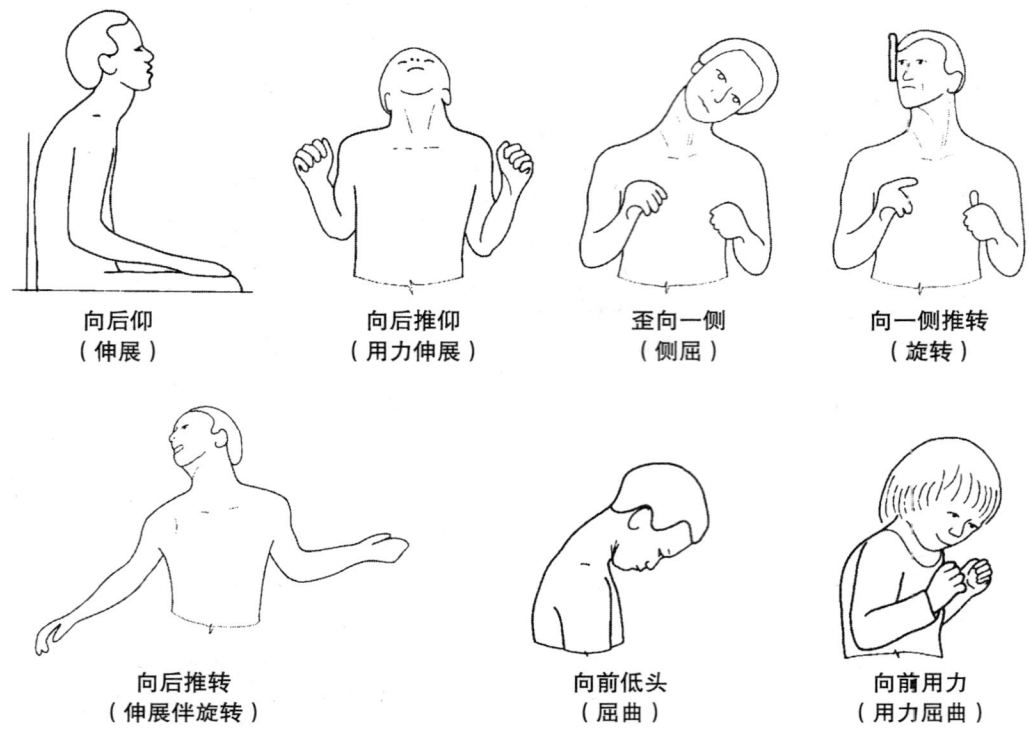

向后仰　　　　向后推仰　　　　歪向一侧　　　　向一侧推转
（伸展）　　　（用力伸展）　　（侧屈）　　　　（旋转）

向后推转　　　　　　　向前低头　　　　向前用力
（伸展伴旋转）　　　　（屈曲）　　　　（用力屈曲）

如果出现以上运动的组合,就要描述这些动作。

7. 肩胛带

肩胛带包括肩关节、肩胛骨和锁骨。当涉及姿势和运动时,很难将肩关节/肩胛骨和上肢截然分开。然而,为了使我们的着眼点集中起见,我们先关注此人的肩胛带。

（1）此人能否主动将其肩和上肢移至中立位？（中立位姿势）

（2）她能否主动控制上肢的运动？（主动上肢控制）（在"二"部分的"功能性技巧"里,我们将进一步评定此人的肩胛带和上肢在功能性活动中的姿势、控制和运动）

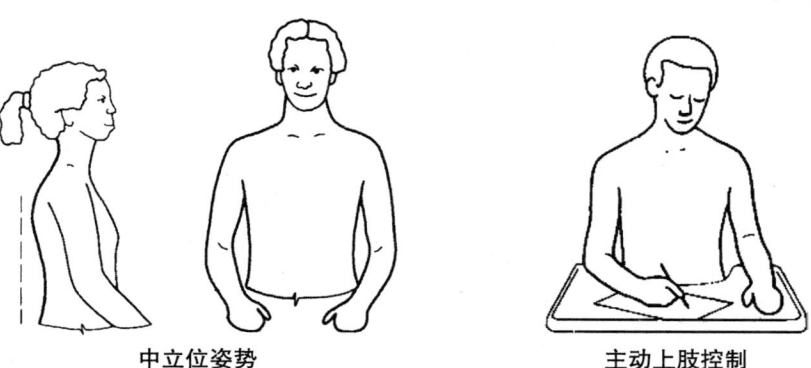

中立位姿势　　　　　　　　主动上肢控制

如果既不是（1），又不是（2），注意此人的肩关节/肩胛骨是否：

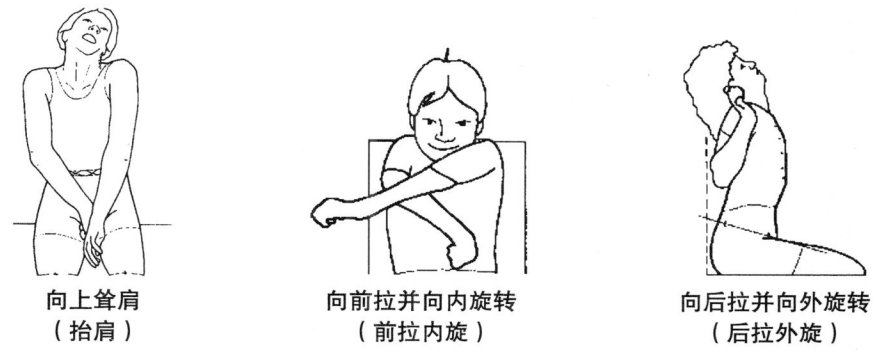

向上耸肩　　　　　　向前拉并向内旋转　　　　向后拉并向外旋转
（抬肩）　　　　　　　（前拉内旋）　　　　　　（后拉外旋）

8. 上肢

现在来关注此人上肢的姿势、运动和控制。（参考上面的"7. 肩胛带"部分来评定上肢的主动控制）

如果此人不能主动维持中立位姿势，注意上肢的姿势：

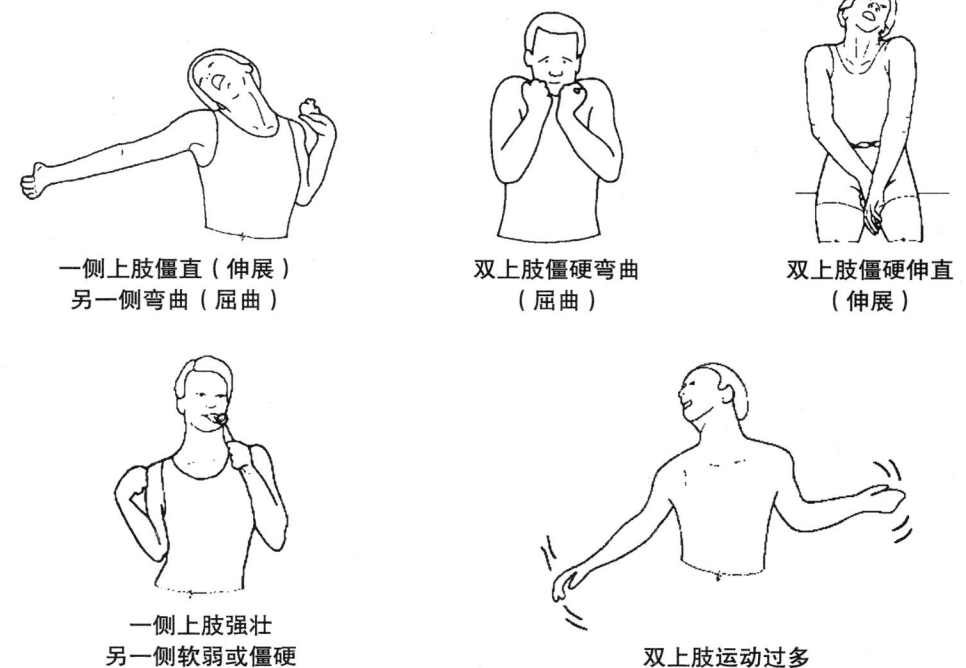

一侧上肢僵直（伸展）　　　双上肢僵硬弯曲　　　双上肢僵硬伸直
另一侧弯曲（屈曲）　　　　（屈曲）　　　　　　（伸展）

一侧上肢强壮　　　　　　　双上肢运动过多
另一侧软弱或僵硬

9. 总结

在描述身体各个部位的姿势之后，来看她的全身情况。用我们自己的身体，模仿这些姿势会有所帮助。是的，来再现此人的姿势，感受她是如何移动的。你觉得你在

图解特殊坐位与座位

哪里缺乏稳定，如何取得稳定以及如何进行活动？

下面是全身休息姿势的例子：

（1）**骨盆**：向后滚动（骨盆后倾）。

躯干：向前弯曲（脊柱后凸）。

髋和下肢：向外旋转（外旋）并分开（外展）。

膝：双膝中立位。

踝部和足：双踝中立位。

头：向前低头（屈曲）。

肩胛带和上肢：主动上肢控制。

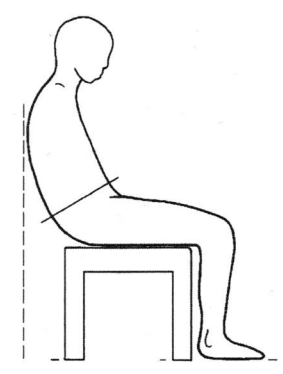
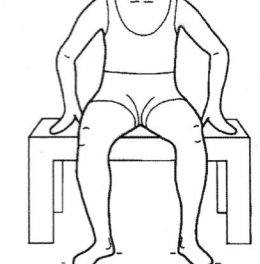

（2）**骨盆**：僵直并向前滑动（伸肌强直）。

躯干：向后弯曲（伸展）。

髋和下肢：僵直（伸展）并向中线移动（内收）。

膝：僵直（伸展）。

踝部和足：过度向下弯曲（跖屈）。

头：向后推仰（用力伸展）。

肩胛带：向后拉并向外旋转（后拉外旋）。

上肢：一侧僵硬弯曲（屈曲），另一侧僵硬伸直（伸展）。

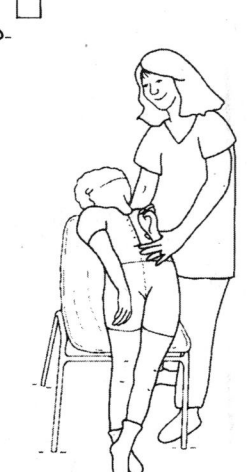

（3）**骨盆**：中立位。

躯干：向一侧弯曲（脊柱侧凸）。

髋和下肢：双下肢向同一侧旋转（随风摆）。

踝部和足：过度向下弯曲（跖屈）。

头：中立位。

肩胛带和上肢：一侧僵直（伸展），另一侧弯曲（屈曲）。

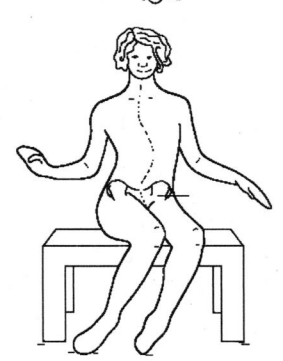

坐在目前座位/移动系统里的姿势

坐在他目前的轮椅上，亚伦的骨盆向后滚动（后倾），倒向右侧（骨盆右倾），并且从左侧向后旋转。他的躯干向前弯曲（脊柱后凸）并且向右侧凸。他的左髋处于中立位；然而，他的右髋旋转并且向内移动（内旋，内收）。他的左膝易于伸直，使左足不能放到足踏板上，右膝由于痉挛而易屈曲。双侧的踝关节和足转向内侧（内翻），当他坐在轮椅上时，他经常佩戴踝足矫形器来控制踝足的姿势。他有较好的头部控制能力，但习惯于将头部转向左侧。他左侧的肩胛带上抬（耸肩），但是他能较好地主动控制肩部和上肢。他的右肩能放松于中立位，使前臂能放到轮椅扶手上，但易于僵硬地伸向一侧（外展）。他对左侧肘关节的屈伸有一定的控制能力，但是它十分僵硬并伴有痉挛。

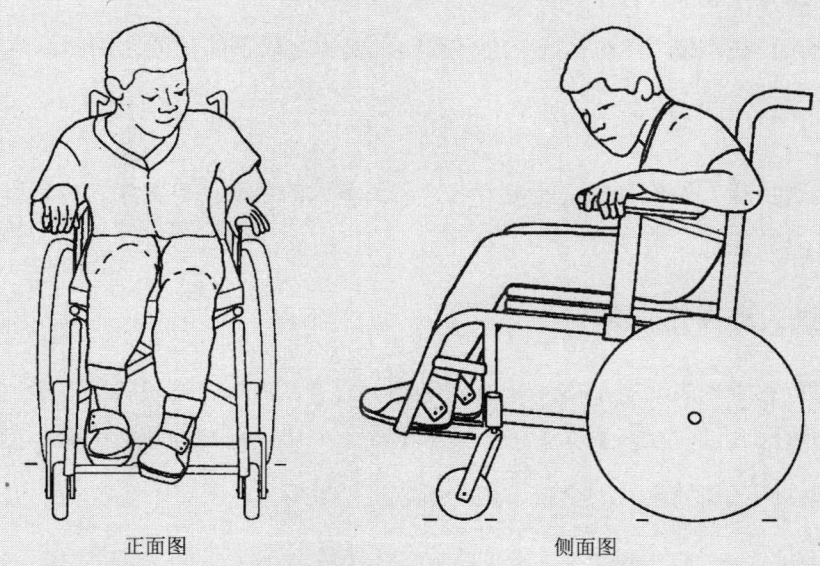

正面图　　　　　　　　　　侧面图

亚伦坐在目前座位/移动系统里的姿势

二 坐在目前的座位/移动系统里的活动能力

了解了此人休息时的姿势后,我们要描述她在座位/移动系统中正在进行什么活动以及她是如何进行这些活动的。她如何变换姿势?如何稳定和移动身体来进行这些活动?牢记功能性问题可能会影响座位/移动系统的选择和设计。记住,我们期望座位系统来提高而不是降低此人目前的功能。

在评估坐位时,要在不同的时候评定其功能:

- 首先,在此人使用她当前的座位/移动系统的时候。
- 当此人坐在一个模拟和实验座位系统中的时候。
- 坐在最终的座位系统并进行调整的时候。
- 此后每 4～6 个月评定一次。

如果此人正在座位/移动系统上进行活动,要评定以下的功能性活动:

1. 步行

此人能否步行?如果可以,能走多远?需要多大的帮助量?需要什么辅助设备(矫形器、步行器、拐杖、手杖等)?

2. 移乘(进入和离开轮椅)

如何进行移乘?表面有多高(床面、便器、浴盆、汽车、飞机等的高度)?如果此人需要照顾者的帮助,帮助量是多少?需要电梯吗?她能够独立调整和卸下座位/移动系统的各部件吗(轮椅闸、安全带、躯干带、足踏板等)?

3. 驱动轮椅

此人独立驱动轮椅还是需要他人推动?如果她不能够独自驱动轮椅,能否使用电动轮椅?如果此人使用的是电动轮椅,她如何操纵它?无论轮椅是手动的还是电动的,都要观察并描述她在操纵轮椅时的姿势、稳定性和运动方式的变化。如果此人能独立操纵手动轮椅,她的肩膀相对于车轴即后轮中心的位置如何?

4. 穿衣

此人能否独自穿衣?穿衣动作是否在座位/移动系统上进行?如果是,观察并描述她的穿衣方法。

5. 入浴

此人能否独自洗澡？描述洗浴是如何进行的。

6. 如厕

在座位系统上时，此人是使用小便壶还是导尿管？

7. 进食/消化

此人是否在座位/移动系统上进食？此人能否独立进食？头、颈和躯干怎样的姿势和运动最利于她将固态和液态食物送进口中、吞咽和咀嚼？此人是否有**吸入危险**或**胃食管反流**？此人是否使用**胃造口插管**或**鼻饲管**？是否希望快速增加体重？如果此人有消化困难或者便秘，座位系统（比如座位带）是否会妨碍食物经过消化道？

8. 呼吸

此人能否舒适地呼吸？能否看见胸廓随呼吸起伏？胸廓有无运动不充分的部位？

9. 交流

此人如何进行交流——通过语言、手势、肢体语言或者利用辅助工具？如果是后者，她怎样使用那些工具？你如何得知她何时心烦、不舒服或者高兴？观看此人的交流过程，并观察其姿势和运动的变化，以及她是在哪个部位、用何种方法稳定身体以进行功能活动的。

10. 桌面活动

此人在座位/移动系统上进行哪些活动（玩耍、写、画、使用电脑或辅助沟通系统等）？观察她姿势和活动的变化，她是在哪个部位、用何种方法稳定身体以进行功能活动的。

11. 工作、职业和家务活动

此人需要到实际的或是模拟的工作/职业环境中进行评定，以明确她是怎样摆放、稳定和移动身体来进行功能性活动的。

坐在目前的座位/移动系统里的功能性技巧

在最大量的辅助下，亚伦能够走 10 步。如果移乘面不是很高，亚伦能够用站立-旋转的方法进行移乘，但仍然需要他父亲把他抱上床或抱进轿车。亚伦自己扣上、解开安全带上的按钮。他能用左手驱动轮椅，但轮椅会旋转。当他驱动轮椅时，他的身体会过度前倾并向右侧倾斜，右腿向上屈曲，同时左膝过度伸展，需要他的家人、老师、同学帮他推轮椅。当前的轮椅把手高度是 36 英寸（91.4 厘米）。当妈妈为他穿脱上衣时，亚伦能够帮忙，有时这些是在轮椅上进行的。为了能够穿上衣服，他需要前倾身体，并向右旋转。他在床上穿脱裤子。他左手使用餐具进食。当他进食时，右侧肢体会过度向上屈曲，而左膝伸展。当使用盲文打字机、飞镖板或画画时，要使桌面靠近胸前，并且，如果不把他的右上肢放在支撑面上，它会变得僵硬、伸直并外展。

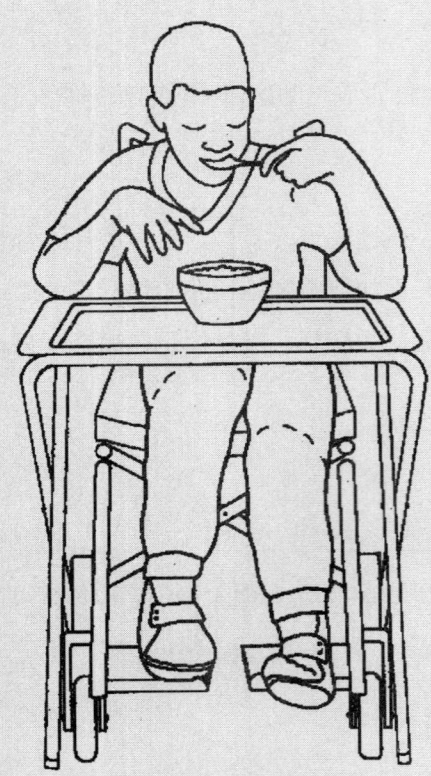

亚伦在他的轮椅上吃饭的姿势

三 关节和肌肉的灵活性

在上述"一"、"二"部分中,我们观察并描述了此人在她当前的座位/移动系统里的姿势稳定性、运动和功能。现在我们要思考为什么此人要采取这样的坐位和移动方式。影响此人坐姿和活动的因素很多,比如关节僵硬、肌肉紧张或力弱、肌张力异常、不适、感觉过敏、不安全感、恐惧、当前的座位/移动系统的问题、运动失调、功能性的活动(如说话、够东西)等等。我们以此人平躺(仰卧)或侧躺(侧卧)位开始评定此人关节和肌肉的灵活性。让此人仰卧在坚硬、平坦的表面上(而不是软床或者简易床),我们称之为**矮桌**。我们将确定她的关节是*灵活*的(能够达到中立位)、*固定*的(受限不能动),还是部分灵活,此时,要记录能达到的活动度占全活动度的百分比。有时候关节是灵活的,但会因肌张力或软组织紧张而难以矫正到中立位。尽管我们不知道这些情况的具体原因,我们必须重视这些受限,并且记录未引起不适的矫正角度,我们称之为**实际活动度**。为了准确地测量骨盆的活动能力,我们要消除任何可能降低此人灵活性的因素。在这一过程中,你可能需要多个人来帮助。因此,

- 营造一个安静、安全的环境,并有此人熟悉的人在场来安抚她。测量过程要有趣味。
- 在头下放置枕头来使身体保持屈曲,同时屈曲髋膝有助于减少*痉挛*或过度僵硬。我们要尝试在痉挛状态下评定关节的活动性,所以要尽可能地*减轻*痉挛。

在下面的内容里,我们首先介绍此人经常采取的典型姿势(如果她有典型姿势的话),然后描述将要评定的动作。例如,下述"3.(2)"部分(见 P46),此人的典型姿势为髋/下肢向中线运动(内收),我们要评定的运动是髋向外侧移动(外展)。

我们将要检查骨盆/腰部、躯干、髋、下肢、膝、踝/足、肩胛带和上肢的灵活性。要从骨盆开始评定,因为骨盆的姿势将影响整个身体的姿势。哪些关节、肌肉、组织的受限会妨碍骨盆达到坐位下的中立位呢?骨盆姿势受以下组织的影响:

- **骨盆后方、前方和上方的组织**:骨盆、骶椎与腰椎之间的以及从骨盆到胸骨与胸腔之间的脊柱关节、肌肉和组织的张力、挛缩和紧张[下述"1.(1)"、"1.(2)"和"1.(4)"里的评定]。
- **骨盆下方和侧方的组织**:骨盆侧方到肋骨与脊柱之间的脊柱关节、肌肉和组织的张力、挛缩、紧张[下述"1.(3)"、"1.(4)"里的评定]。

我们在此人仰卧位(平躺)或者侧卧位(侧躺)下,评定其髋、骨盆/腰部以判断这些部位的灵活性,然后再在坐位下进行评定。

1. 骨盆/腰部的灵活性

首先,我们评定骨盆和腰部(腰椎和骶椎)之间的运动,以及骨盆和胸骨、胸腔之间组织的灵活性。如果此人无法主动活动骨盆,你可以活动它来感觉姿势是否受限。例如,如果此人的骨盆易于向后滚动(骨盆后倾),尝试一下,看能否将其摆到中立位(见 P8)。如果你能将其摆到中立位,则其是*灵活*的。如果你不能移动它,骨盆停在向后滚动(后倾)的姿势,则其是*固定*的。记录能活动的角度占正常活动角度的百分比。例如,你能否将骨盆完全移动到中立位?移动一半?易于矫正吗?实际活动度是多少?用自己的语言记录,比如"骨盆可移动到中立位,但是后倾发紧"或者"骨盆可移动到全范围的 75%,但左偏严重"。

将你的手放在此人髂前上棘和髂后上棘(如果你不能触摸髂后上棘,则放在髂嵴的后部)上,首先将骨盆向与其常保持的典型姿势相反的方向活动,然后在其他各个方向上活动。当骨盆做下列动作时,检查其灵活性:

- 禁止使此人处于疼痛或者不自然的姿势。在设计座位系统之前,我们首先要知道此人的关节活动度。
- 不断告知此人你将要做什么以及为什么这样做。
- 缓慢地移动此人的肢体和关节,如果肢体不能再动了,立即停止!禁止任何暴力活动。
- 判断此人怎样示意你停止。如果此人的言语难以理解,看她的表情是否痛苦或不适。

注意: 下面,我们将首先提到此人易于采取的典型姿势(如果她有典型姿势的话)。

（1）向后滚动（骨盆后倾）

如果难以直接固定并移动骨盆，就把你的手放在此人腰椎后面，缓慢地将骨盆推向天花板。你也可以在此人骨盆后面放一条宽带子，用带子把骨盆拉起。记录需要多大的力量和压力才能够移动骨盆。如果可动，实际活动度是多少？

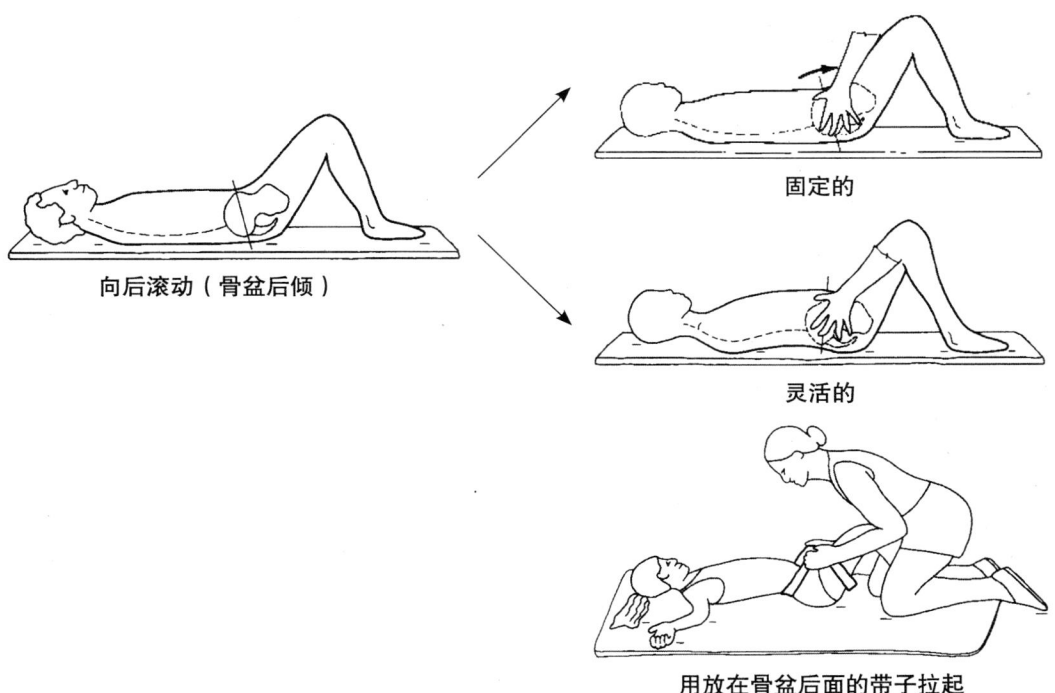

（2）向前滚动（骨盆前倾）

如果可动，实际活动度是多少？

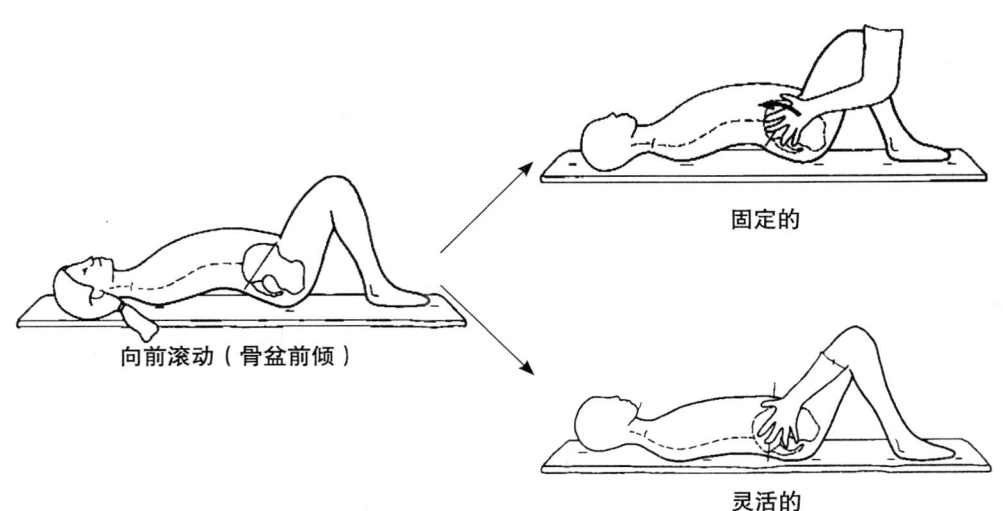

图解特殊坐位与座位

（3）向一侧倾斜（骨盆侧倾）

描述倾斜姿势，以较低的一侧为侧倾的方向，分析是左倾还是右倾。如果可动，实际活动度是多少？

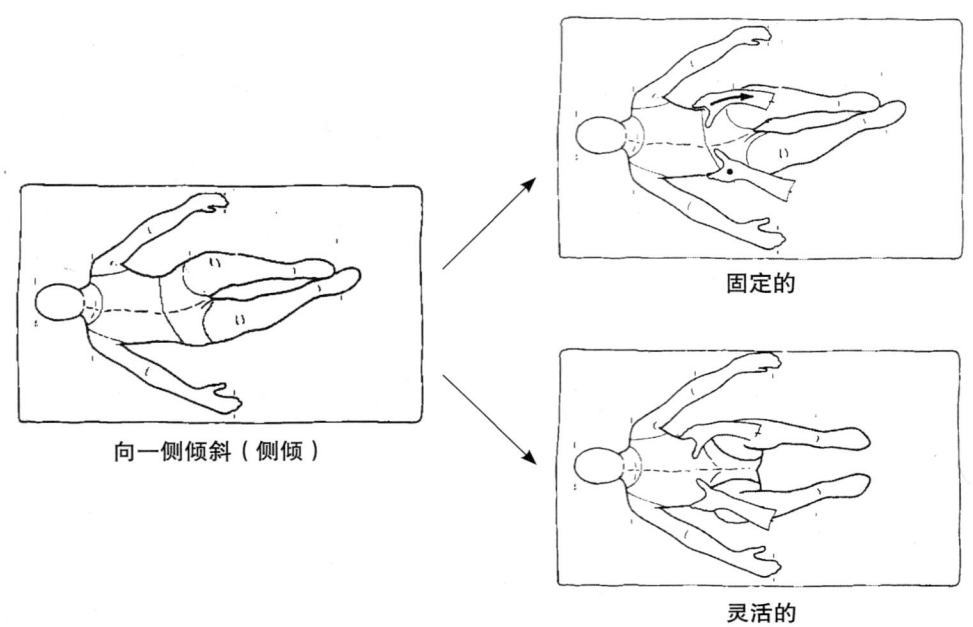

向一侧倾斜（侧倾）

固定的

灵活的

（4）一侧向前，一侧向后（旋转）

以向后侧为旋转的方向来记录。如果可动，实际活动度是多少？

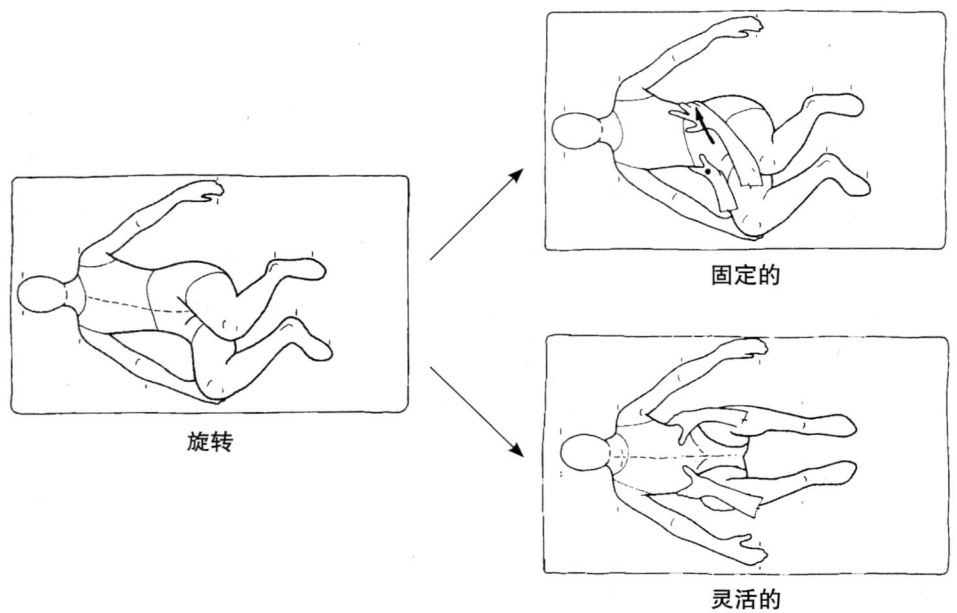

旋转

固定的

灵活的

2. 躯干（中背部、胸椎和胸部）的灵活性

在上述"一"部分（见P24）中，我们观察了此人坐在座位系统里的躯干的姿势。现在我们要评定躯干的灵活性，是因为：

- 要考虑关节和组织的活动极限，而不要让躯干超出其生理范围。
- 躯干的灵活性会影响头和肩胛带的姿势。

躯干的灵活性受胸椎、肋骨和胸部软组织的紧密度和活动度的影响。检查躯干能否达到中立位，是固定的还是灵活的。例如，如果躯干向前弯曲，你或此人能否移动脊柱使其相对垂直（*灵活*），或者它依然弯曲（*固定*）。

此人的髋关节和膝关节应该弯曲（屈曲），使双足可自由地放到垫子上。让助手将此人的骨盆置于中立位（或此人活动度受限的体位），并阻止其移动。在髂前上棘和髂后上棘（或是髂嵴的后方，见P38）上握住骨盆。首先将骨盆向与其常保持的典型姿势相反的方向活动，然后在其他各个方向上活动，可以变换手的位置，请参考图示。要观察并精确地记录躯干和中背部在某种位置是灵活的还是固定的，记下活动度的百分比和实际活动度。

当躯干处于以下状态时，检查其灵活性：

（1）向前弯曲（脊柱后凸）

如果可动，实际活动度是多少？

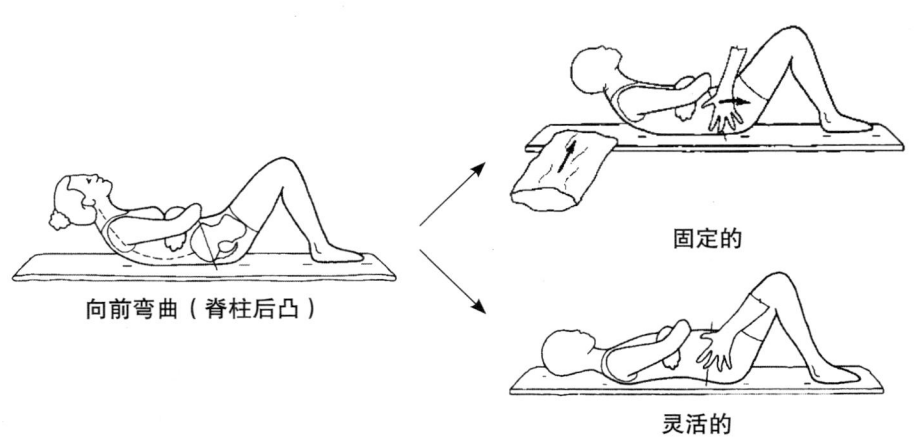

（2）向一侧弯曲（脊柱侧弯）

如果可动，实际活动度是多少？

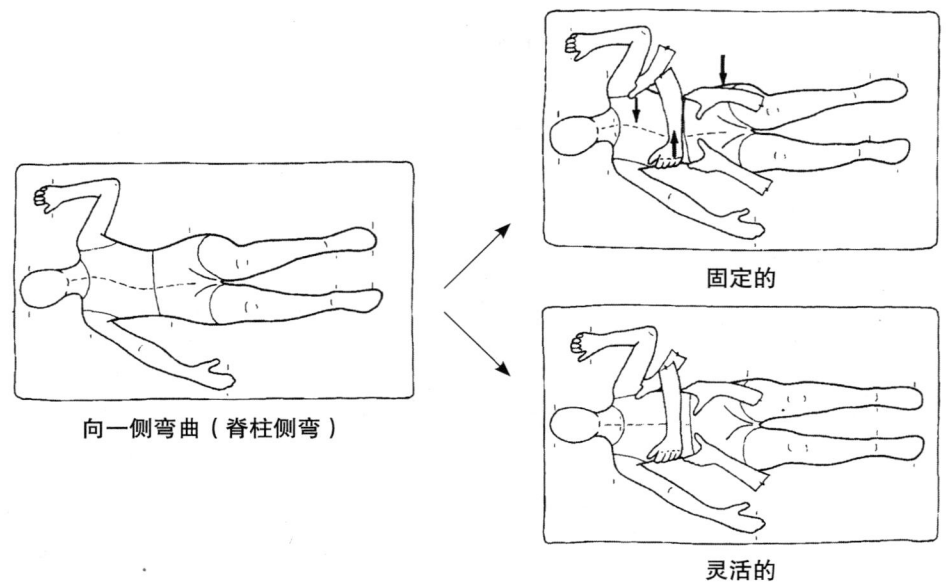

向一侧弯曲（脊柱侧弯）

固定的

灵活的

（3）从一侧向前转（旋转）

如果可动，实际活动度是多少？

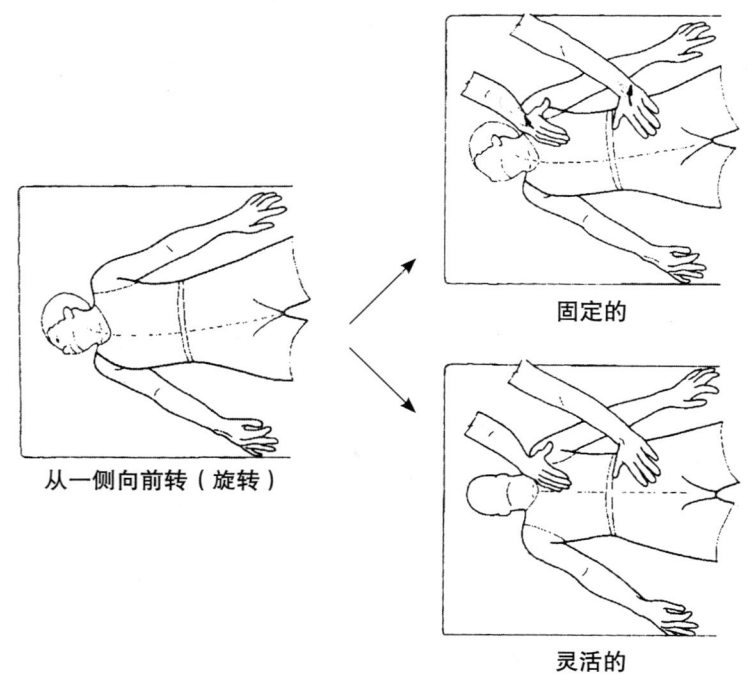

从一侧向前转（旋转）

固定的

灵活的

（4）向后成弓形（伸展）

如果可动，实际活动度是多少？

第2章 身体评定：姿势、运动和功能

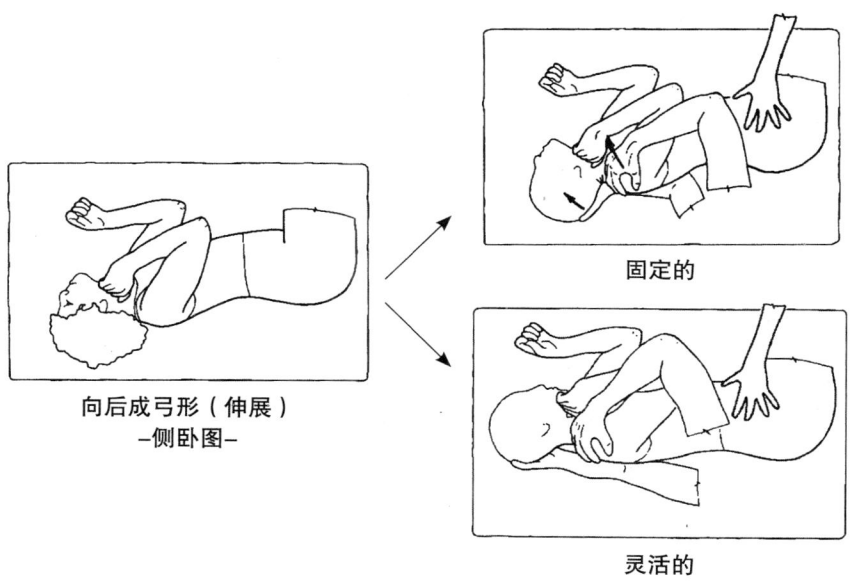

向后成弓形（伸展）
—侧卧图—

固定的

灵活的

测量角度

治疗师通常用量角器测量角度，如果没有量角器，可以用两个压舌板、宽冰棒棍、纸板或者扁平的木片或塑料来制作量角器。在这两片东西的一端凿个洞，用一个金属的曲头钉（软金属）穿过两个洞，把两个薄片连起。两个薄片可以在曲头钉处转动。拿住那个量角器，使曲头钉轴和你要测量的关节对好。把那两个薄片和骨头的长轴对好，曲头钉或量角器的轴心与关节在一条直线上。要记住薄片的哪一侧是靠在身体表面的。在你的评定表上描出那个角度，以备日后参考。

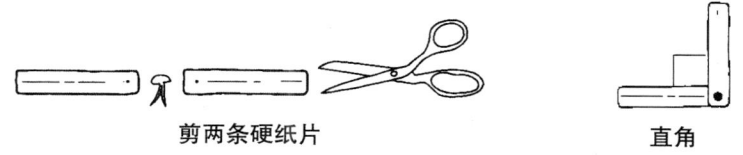

剪两条硬纸片 　　　　　直角

3. 髋关节的灵活性

此人仰卧位或侧卧位，评定髋关节及其周围组织的灵活性。为什么说评定髋关节的灵活性很重要呢？因为：

- 髋关节和（或）骨盆下面、侧面的肌肉和软组织的张力、挛缩、紧张会影响骨盆的姿势，如前所述，骨盆的姿势会影响整个躯体的姿势。
- 在座位系统里，我们不能强使此人的髋和下肢

> **注意**：在其他章节我们首先描述一个典型的姿势，而在这里我们要描述髋关节屈曲运动。

43

处于超出其活动限度的姿势。

从 5 种姿势评定髋关节的灵活性：

（1）分别弯曲两侧髋关节（屈曲）

起始姿势：首先屈曲非评测侧髋关节，使该侧足部平放于床上，这样可以降低髋部的张力。让助手找到髂前上棘或髂后上棘（或是髂嵴），并在此将骨盆固定在中立位，以避免其运动（见 P38）。

第一步：屈曲髋和下肢，使膝关节弯曲（屈曲）超过 90°以降低腘绳肌（大腿后部的肌肉）的张力。当助手感到骨盆开始向后滚动时（后倾），停止屈曲下肢。

第二步：用关节量角器测量此人的**髋关节屈曲角度**。这个角度有助于确定座位系统的坐垫－下部靠背角度。（如果此人过于肥胖，仰卧位难以进行精确测量时，可先在仰卧位对其角度有个大致的了解，之后在坐位再次进行测量。）

第三步：用同样的技巧，测量另一侧髋关节屈曲角度。此人双侧的髋关节屈曲角度是否相同？如果不同，则要再次测量来核实。

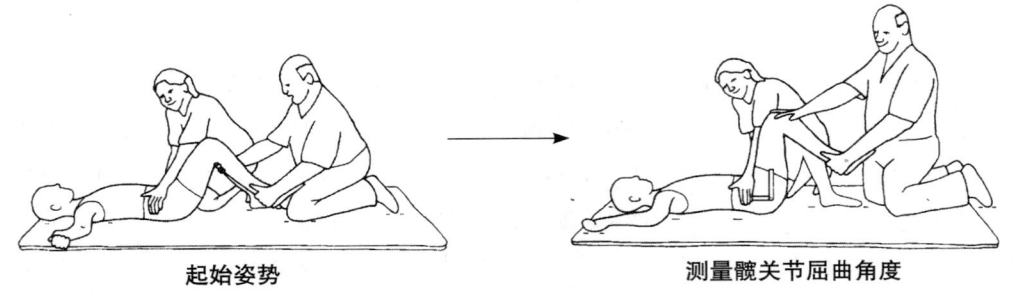

起始姿势　　　　　　　　　　　　测量髋关节屈曲角度

问题：请你想一下，人体髋关节屈曲角度会如何影响座位系统的设计。

如果此人的髋关节屈曲角度等于或大于 90°（如前面的例子），此人也许就能坐在一个坐垫－下部靠背角度为 90°或大于 90°的座位系统中。

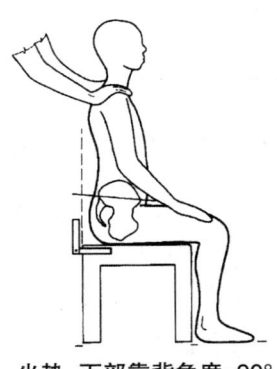

坐垫－下部靠背角度=90°

如果此人的髋关节屈曲角度小于90°，那么坐垫－下部靠背角度要与此人的髋关节屈曲角度相匹配。

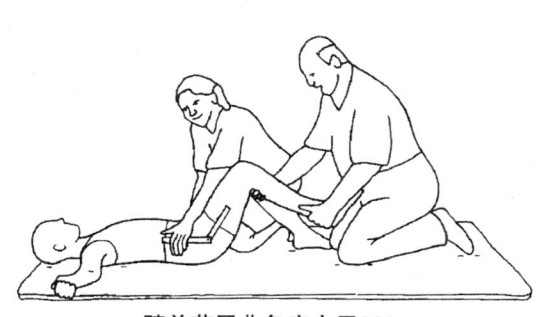
髋关节屈曲角度小于90°

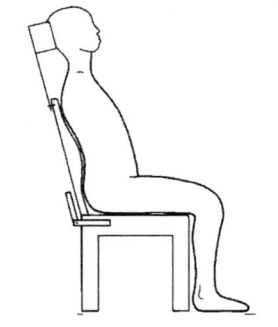
坐垫－下部靠背角度大于90°

如果不这样设计，此人坐位时，其骨盆会向后滚动（骨盆后倾）。

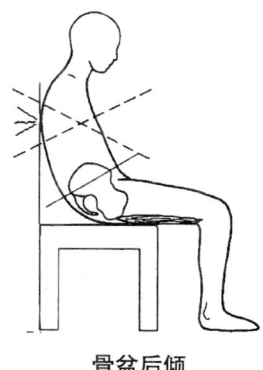
骨盆后倾

观察此人的双侧髋关节屈曲角度是否有差异？

如果有，这时就可能需要把坐垫分做两半，以便使那个比较紧张的髋部能够垂下，而较松的那侧的髋部可以得到支撑。坐垫的一侧需要下垂多少，要看两侧髋部屈曲的差别。

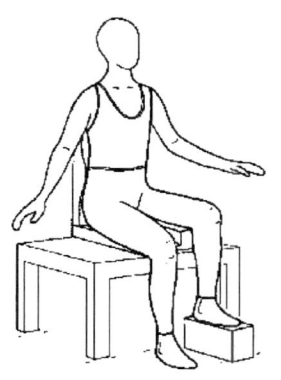
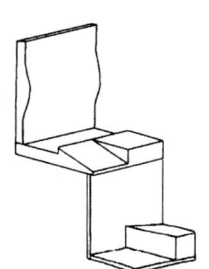
分半的坐垫

（2）髋/下肢向中线移动（内收）：典型姿势（平躺）

评定的动作：将髋和下肢向外侧移动（外展）。

起始姿势：将评定侧髋关节屈曲90°或至屈曲的极限角度，对侧下肢屈曲，使脚平放于床面上，并固定好以免其活动。让助手控制住髂前上棘或髂后上棘（或髂嵴的后部），使此人处于中立体位，以免骨盆移动。

第一步：将大腿和小腿移开身体的中线，直到骨盆开始移动（旋转）。

第二步：从上方朝下看此人，如果在骨盆移动（转动）之前，这侧大腿和小腿仍然和骨盆在同一个垂面上，这侧髋部就是灵活的。如果在大腿、小腿和骨盆仍然在同一个垂面上之前，骨盆已经移动，这侧髋部就是固定的。如果髋部是固定的或部分固定的，就要记录大腿移开中线有多少厘米。记下关节的实际活动度。

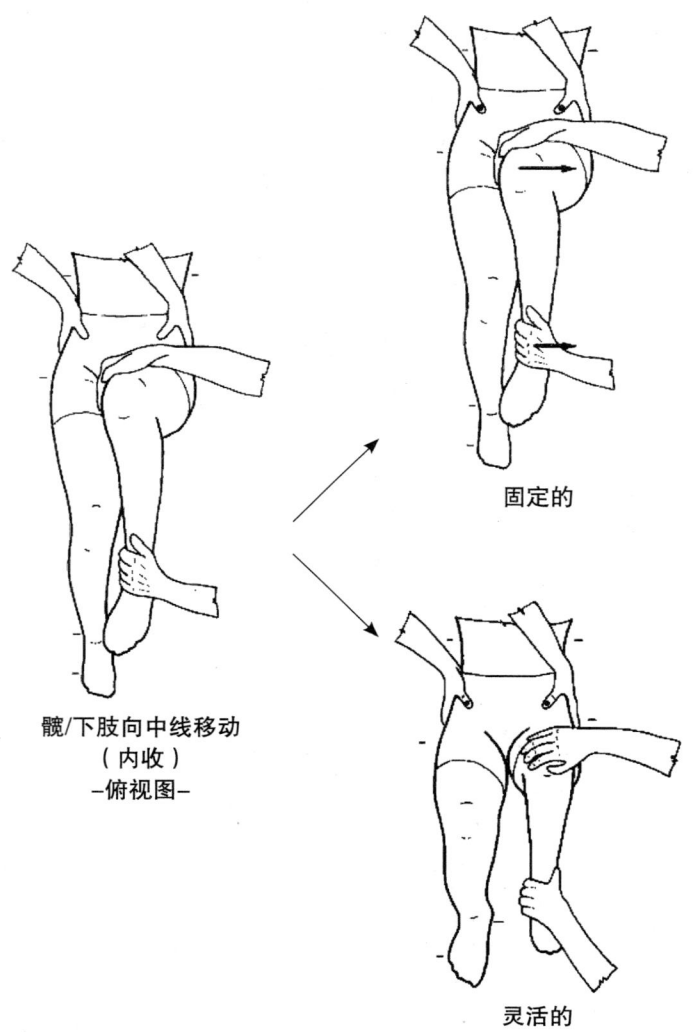

髋/下肢向中线移动
（内收）
–俯视图–

固定的

灵活的

第2章 身体评定：姿势、运动和功能

> **注意**
>
> 如果髋部过度移动或向内转动，不是十分灵活并且伴有疼痛，那么髋关节可能有脱位（离开了髋臼）或者半脱位（部分离开了髋臼）。在此情况下，若条件允许，应进行X线检查，以确定髋部的状态。如果髋部存在脱位，切忌用暴力使其向外移动（外展）。

（3）髋关节向内旋转（内旋）：典型姿势

评定的动作：将髋关节和大腿向外旋转（外旋）使足部移向中线。

起始姿势：[见上述"3.（2）"]。

第一步：向外侧旋转髋关节和大腿使得足部向中线移动。

第二步：从上方向下看此人，如果在骨盆转动之前，这侧脚和小腿与骨盆仍然处在同一个斜面上，那么这侧髋部就是灵活的。如果在大腿和小腿与骨盆处在同一个斜面上之前，骨盆已经移动，这侧髋部就是固定的。如果髋部是固定的或部分固定的，就要记录离中立位姿势还差多少度角。实际活动度是多少？

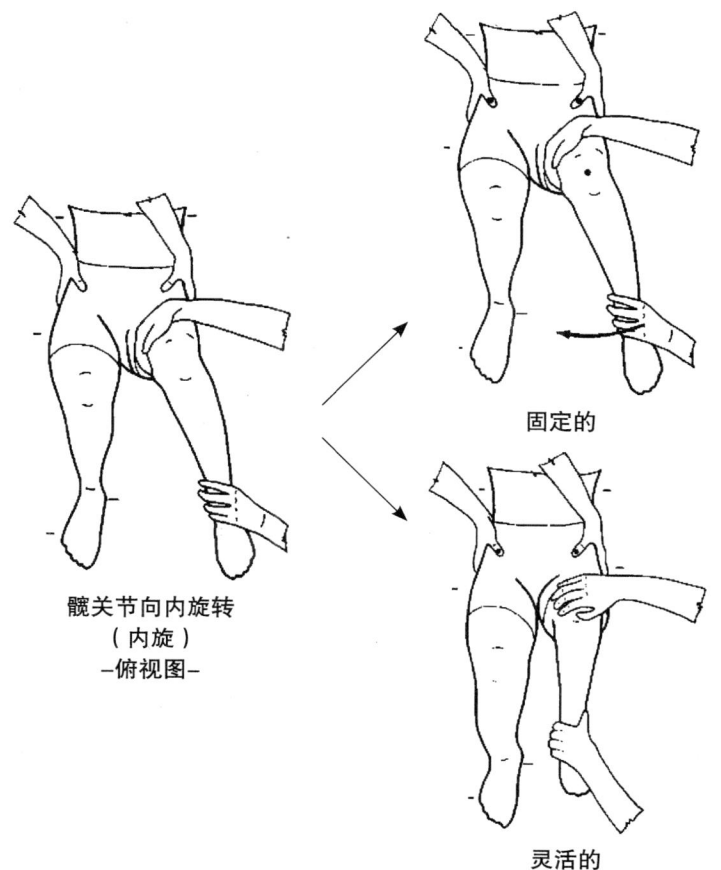

髋关节向内旋转
（内旋）
–俯视图–

固定的

灵活的

图解特殊坐位与座位

> **感受一下髋关节活动受限对你姿势的影响：**
> 握紧你的双膝来阻止髋内收肌群的紧张，并于持续握紧时，请一位朋友向外拉你一侧的膝关节（使髋关节外展），抵抗拉力，此时你的骨盆和躯干怎么样了？你感到身体在旋转吗？那就是我们在双膝之间放置支撑物后可能出现的状况，并且髋关节是不灵活的。正如你所感受到的那样，这会引起疼痛并增加姿势问题。

（4）髋/下肢展开（外展）：典型姿势

评定的动作：把下肢向内移动（内收）。

起始姿势：[见上述"3.（2）"]。

第一步：把下肢移向中线位。

第二步：[见上述"3.（2）"中评定"灵活的和固定的"部分]。

实际活动度是多少？

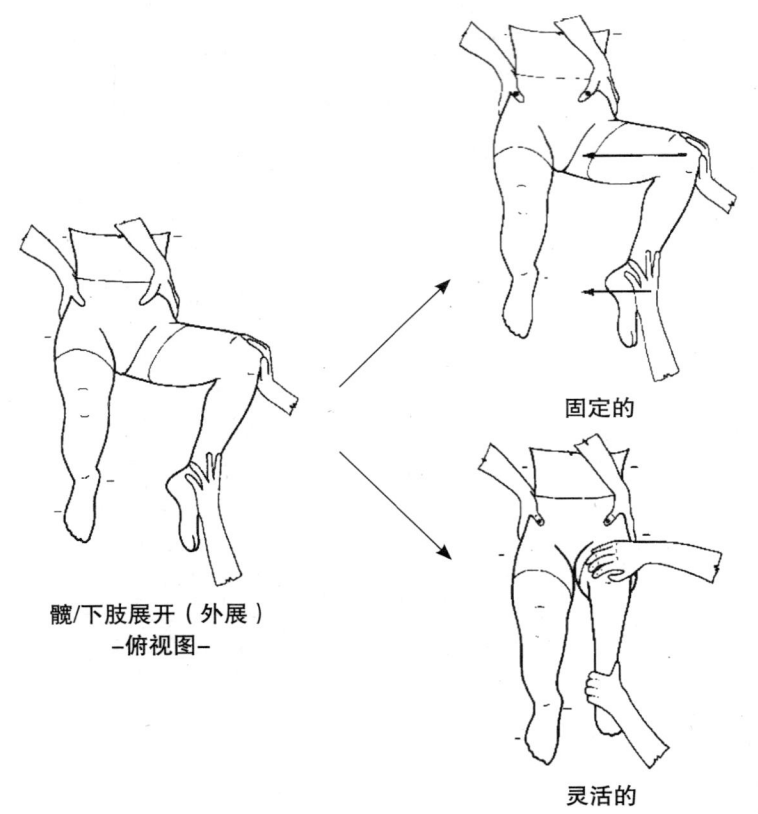

髋/下肢展开（外展）
-俯视图-

固定的

灵活的

> **为什么说区分外展与外旋很重要？**
> 提示：观察膝关节和踝关节位置有什么差别。

（答案参考第8章"二"部分）

第2章 身体评定：姿势、运动和功能

（5）髋关节向外旋转（外旋）：典型姿势

评定的动作：与"3.（4）"部分相似，但不是把下肢在一个平面上移向中线，而是把髋关节向内转（旋内），使足远离身体中线。

起始姿势：[见上述"3.（2）"部分]。

第一步：向内旋转大腿以使足远离身体中线。

第二步：（见上述"3.（3）"中评定"灵活的和固定的"部分）。

实际活动度是多少？

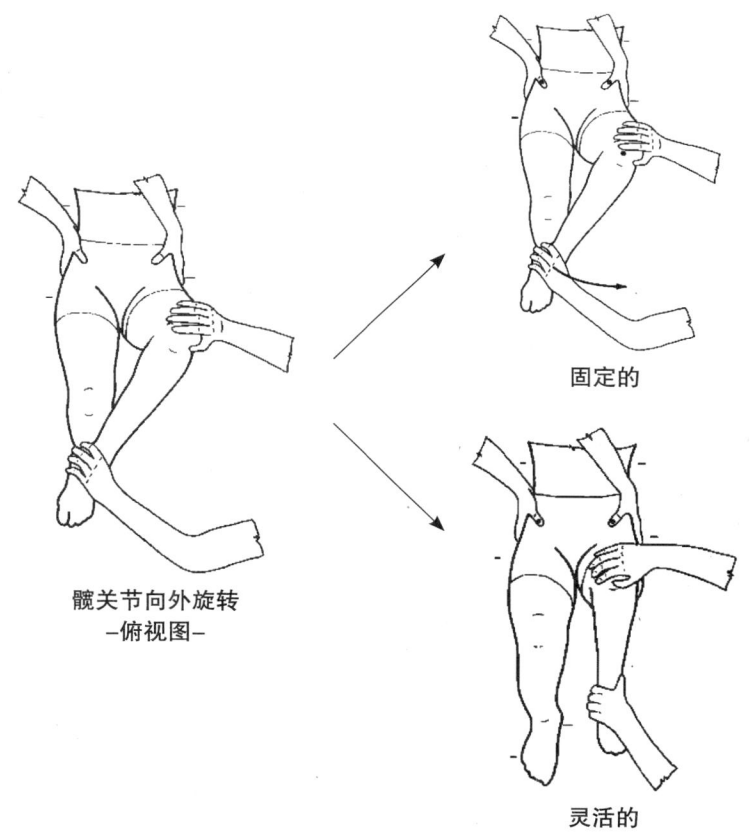

髋关节向外旋转
–俯视图–

固定的

灵活的

> 如果髋关节活动受限固定于外旋外展位，当把脚绑在轮椅足踏板上时，将会出现什么情况？是的，将会导致髋关节疼痛，因此此人会试着变换骨盆的姿势以让自己舒适。

4. 膝关节的灵活性

设定与上述"3.（1）"（见 P44）相同的起始姿势。请助手固定骨盆于中立位，并阻止其运动。因为要评定膝关节，所以髋关节应屈曲呈90°或至屈曲的极限角度，每

次评定一侧膝关节。当此人膝关节易于出现以下情况之一时，需要对其灵活性进行评定：

（1）弯曲（屈曲）：典型姿势

评定的动作：伸直（伸展）膝关节。检查者一手置于膝关节上方大腿上，另一只手置于小腿后侧踝关节上方，然后牵伸膝关节使下肢伸展。当助手感到被检者骨盆开始向下滚动（后倾）时，即停止牵伸。测量此时膝关节伸展的角度，如果膝关节伸展达到90°，则认为是灵活可动的（如果被检者要使用小腿支撑物，需评定其全膝关节活动度，要超过90°）。

为什么测量膝关节屈曲角度很重要？

如果膝部能伸到90°或以上，这个人就可以坐到小腿与座位表面之间的角度为90°或角度更小的座位上。

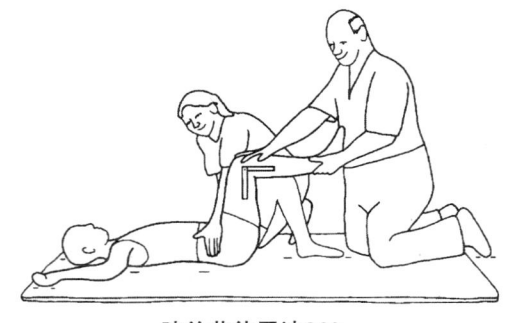 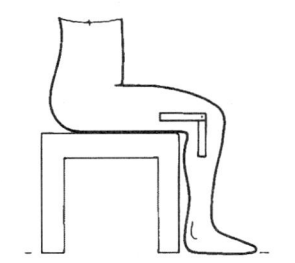

膝关节伸展达90°　　　　　　　小腿与座位表面之间的角度为90°

为什么固定骨盆很重要？ 因为屈曲膝关节的肌肉（腘绳肌）连接于骨盆下方的坐骨结节上，如果腘绳肌紧张，在牵伸膝关节时，就会引起骨盆向后滚动（后倾）。

如果膝关节不能伸展到90°，那么使用的坐垫和小腿支撑板要能使小腿弯到座位下方。

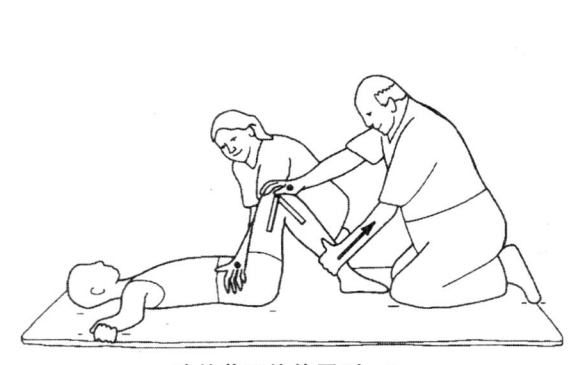 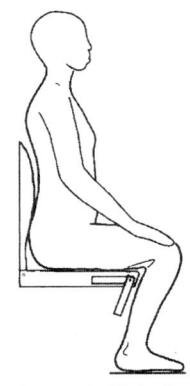

膝关节不能伸展到90°　　　　　小腿与座位表面之间的角度小于90°

第2章 身体评定：姿势、运动和功能

如果不把小腿放置到座位下方，膝关节后方的肌肉（腘绳肌）将使骨盆向后滚动（后倾）。

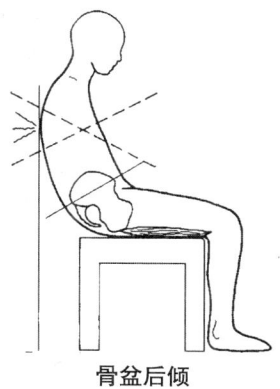

骨盆后倾

体会紧张的腘绳肌的作用：

坐在椅子上，双膝关节屈曲大于90°，双脚置于膝关节后方。假设有一条又宽又紧的橡胶绷带从你的骨盆骨（坐骨结节）恰好连接到你膝关节后侧的下方，使你的膝关节无法伸直（伸展）到90°，并会使膝关节的屈曲角度加大，请别人试着牵伸你的膝关节，抵抗绷带的拉力，这时你的骨盆发生了什么变化？你是否感觉到它滚动到了后倾位？

（2）伸直（伸展）：典型姿势

评定的动作：弯曲（屈曲）膝关节。与腘绳肌相似，大腿前方的肌肉也可能紧张。让此人处于如上述"4.（1）"中体位。检查者一只手置于膝关节上方的大腿上，另一只手置于小腿前侧踝关节上方，然后弯曲膝关节。测量此时膝关节弯曲的角度。如果膝关节屈曲角度大于90°，则认为是灵活可动的。

如果膝关节屈曲（弯曲）不能达到90°，则要用小腿支撑板在可达到的角度支撑小腿。

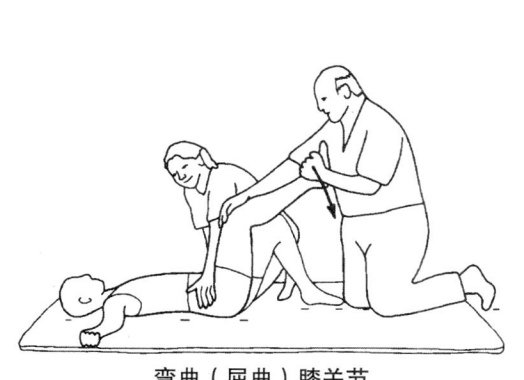

弯曲（屈曲）膝关节

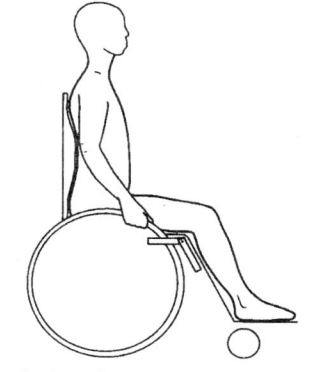

小腿与座位表面之间的角度大于90°

5. 踝关节和足的灵活性

屈曲髋膝关节，然后上、下、内、外活动踝关节。注意其灵活度。如果踝关节向上弯曲（背屈）到90°，既不向内旋转（内翻）也不向外旋转（外翻），则它处于中立位。检查踝关节/足的灵活性对于确定足踏板是否需要向上、下、外、内成角很重要。

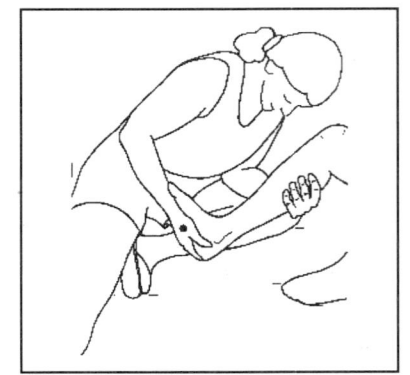

踝关节中立位

当此人踝/足可能出现以下情况之一时，需要对其灵活性进行评定：

（1）过度向上弯曲（背屈）

评定的动作：向下活动踝关节/足（跖屈）。检查者一只手托起小腿下部后侧，另一只手抓住脚背上部，试着向下活动脚，能否屈曲到90°？如果不能，测量踝关节/足向下（跖屈）活动的角度。

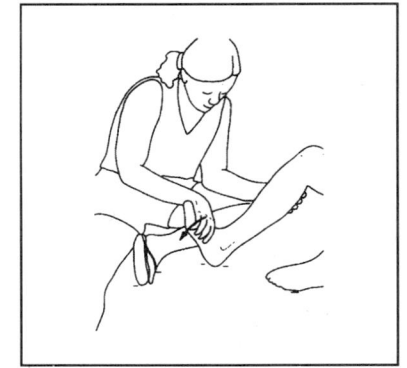

向下活动踝/足（跖屈）

（2）过度向下弯曲（跖屈）

评定的动作：向上活动踝关节/足（背屈）。检查者一只手托起小腿下部后侧，另一只手抓住脚后跟和脚。踝关节和脚前部应该处于中立位（在内翻和外翻之间）。缓慢向上弯曲以缓解痉挛，能否向上达到90°？如果不能，测量此时向上运动的角度。

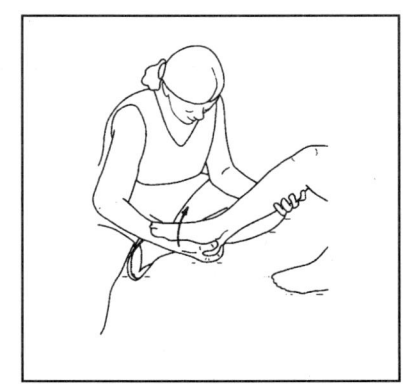

向上活动踝关节/足（背屈）

第2章 身体评定：姿势、运动和功能

(3) 向内旋转（内翻）

评定的动作：向外转动踝关节/足（外翻）。像上述"5.(1)"中那样托起小腿，然后向外转动脚，能否转到中间/中立位？

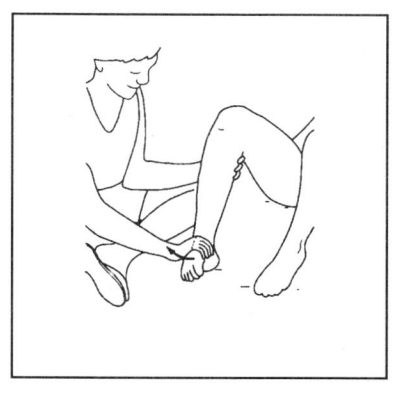

向外转动踝关节/足（外翻）

(4) 向外旋转（外翻）

评定的动作：向内转动踝关节/足（内翻）。像"5.(1)"中那样托起小腿，然后向内转动脚，能否转到中间/中立位？

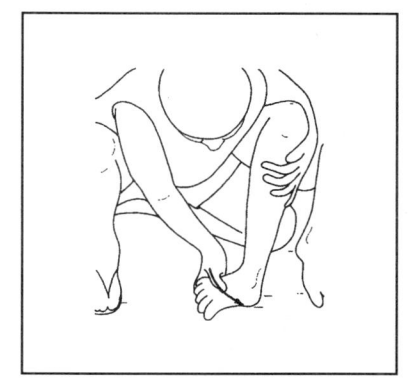

向内转动踝关节/足（内翻）

提示：我们首先要考虑此人易于呈现的典型姿势（如果有典型姿势）。

6. 头颈部

头颈部既复杂又敏感。颈部（颈椎）的许多运动和姿势都是组合式运动（例如伸展伴旋转）。应该在坐位评定位于骨盆和脊柱之上的头和颈部的姿势及平衡情况，如果决定要评定颈部的灵活性，活动时要特别小心。

7. 肩胛带的灵活性

如果你想矫正此人肩胛带的姿势，就要对它进行评定。记住屈曲髋膝关节来缓解痉挛，可在头下放置枕头。为什么说评定这个区域的灵活性十分重要？我们不愿意强迫此人的肩膀处于不舒服或疼痛的姿势。评定此人的肩胛带是否呈以下某个情况：

图解特殊坐位与座位

(1) 向上耸肩（抬肩）

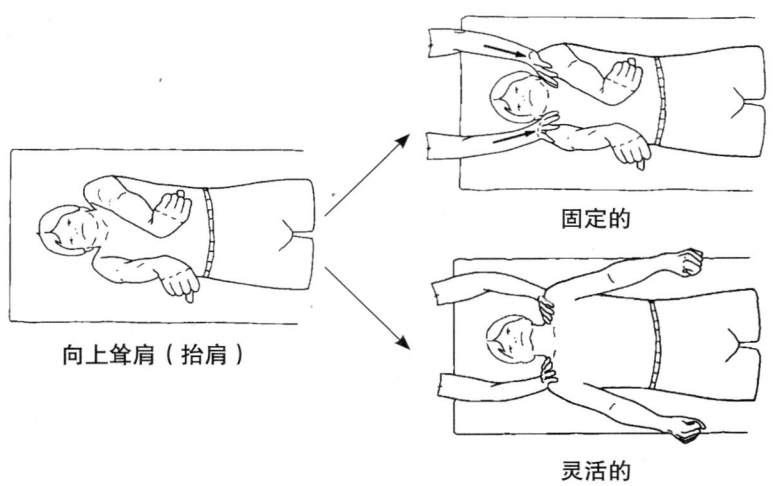

(2) 向前拉并向内旋转（前拉内旋）

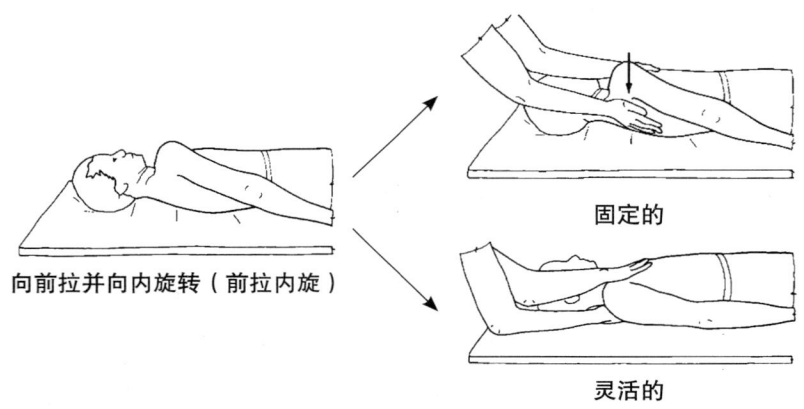

(3) 向后拉并向外旋转（后拉外旋）

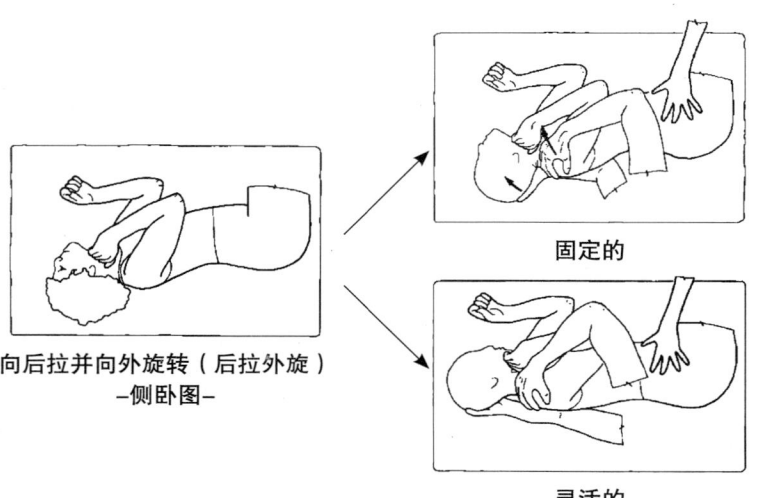

8. 上肢的灵活性

当肘关节有任何关节或肌肉性的活动受限时，便要对其进行评定。需要注意的是：仰卧位会增强上肢的紧张程度和（或）异常的运动模式。同样，需要做几次屈伸运动以缓解痉挛。打开手掌、拇指，伸展腕关节也可以缓解痉挛。当上肢处于以下情况时要评定其实际活动度：

（1）僵硬弯曲（屈曲）

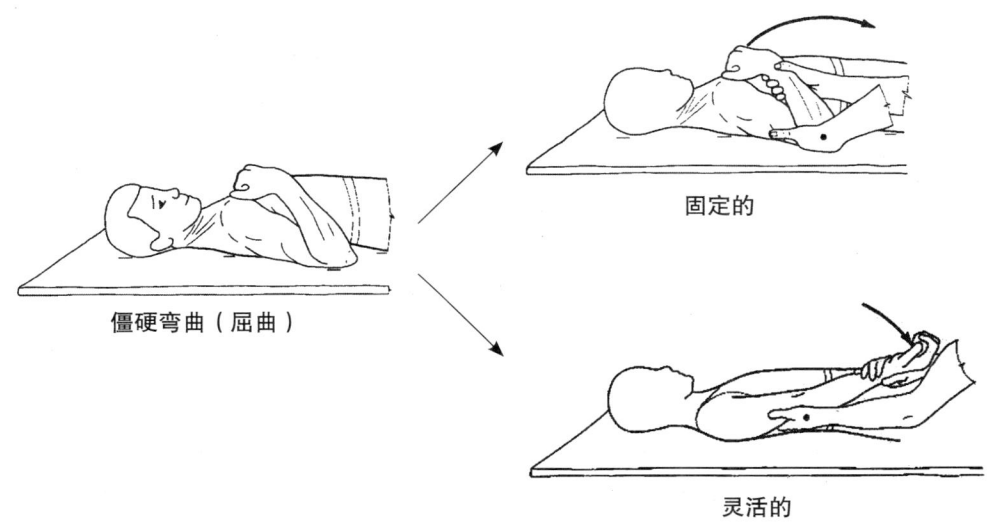

（2）僵硬伸直（伸展）

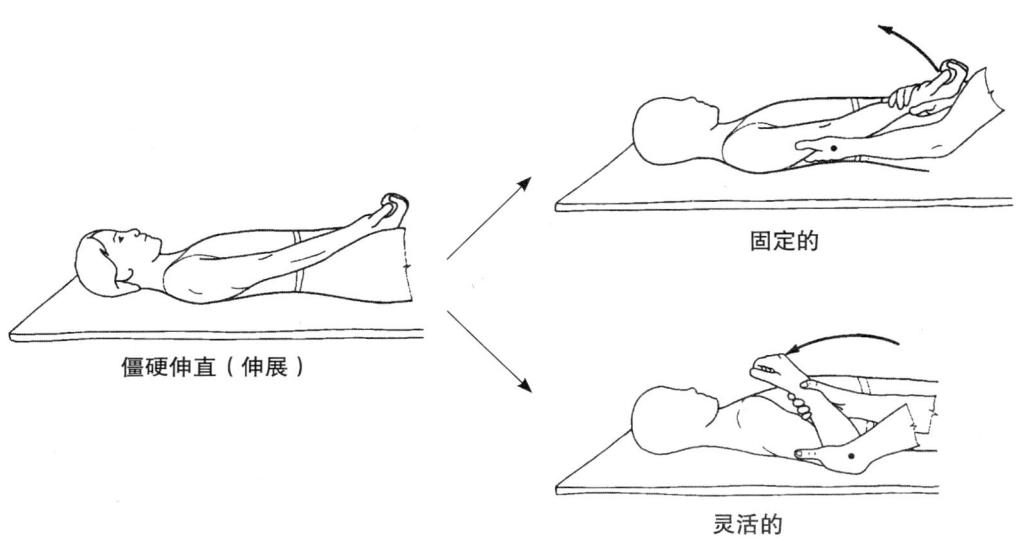

仰卧位下评定关节和肌肉的灵活性

亚伦的骨盆向后倾斜，下位脊柱的活动度为50%，可向右侧倾斜。其躯干向前方、侧方弯曲，因而在右侧形成凸起，但具有灵活性。双髋关节都可以屈曲到90°，虽然右侧有向中线偏移和转动的趋势，但双髋关节都具有灵活性，可达到中立位。左侧膝关节易于伸展，但是是灵活的，可屈曲达到90°；右侧膝关节是屈曲的，但可伸到90°。尽管其踝关节和足向内旋转，但具有灵活性，可达到中立位。其左肩上抬，活动度为50%；右肩趋于前屈并内转，但具有灵活性，右侧上肢亦如此。

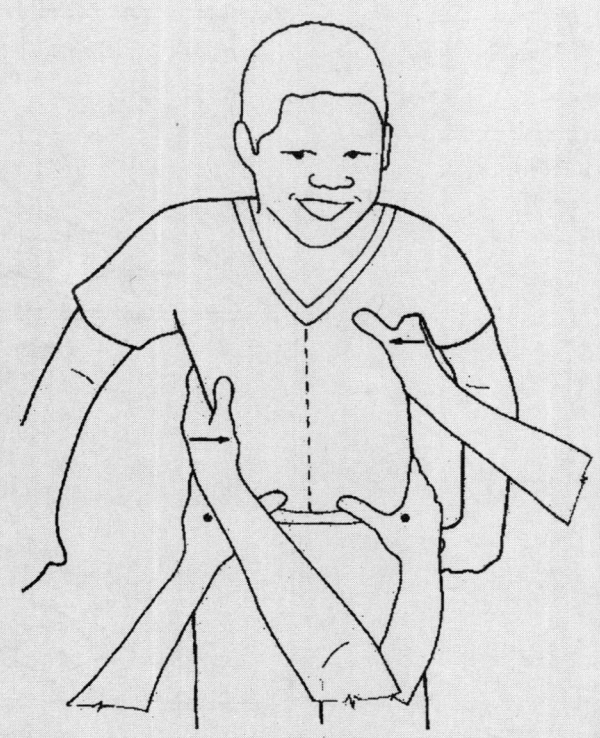

躯干向右侧凸，但具有灵活性

四 坐位平衡和姿势控制

在评定此人坐位时关节的灵活性、姿势和运动之前，先让她坐在一个坚固的平面上，双脚踏在地面上，看她的平衡和躯干控制的总的情况如何。她自我*姿势控制*的能力有多大？

1. 能独坐且同时用手进行一些活动吗？能向左、右、前、后转移重心（平衡和躯干控制能力良好）吗？

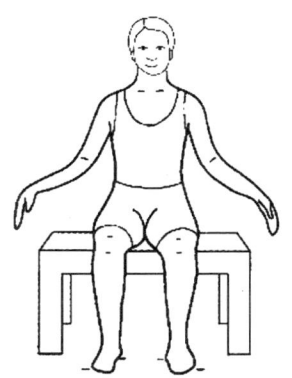

平衡和躯干控制能力良好

2. 扶住座位面能独坐（平衡和躯干控制能力尚可）吗？

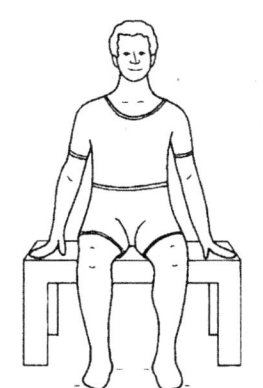

平衡和躯干控制能力尚可

3. 不能独坐，要他人帮助来保持坐位（平衡和躯干控制能力差）吗？

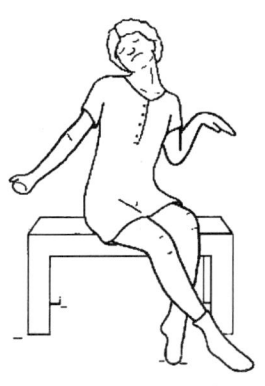

平衡和躯干控制能力差

五 坐位状态下的评定：灵活性和姿势支撑

人的坐位姿势会受到肌肉紧张、无力、运动模式和重力的影响。首先，参考此人自身坐位的中立位姿势，对其关节和肌肉的灵活性进行评定。还需要观察和感觉其肌肉活动和运动模式。然后，徒手进行评定，来确定哪些部位需要支撑以维持其中立位姿势。让此人坐在坚固的平面上，如小矮桌，且双脚要平放在地面上，把灵活性和姿势维持的辅助量记在评定表上。

我们仍然从骨盆评定开始。记住，骨盆的姿势将影响全身的姿势。如果骨盆在中立位，身体的其他部位会更易于保持平衡和进行活动。

骨盆的姿势受以下部位的影响：
- **骨盆后方、前方和上方的组织**：骨盆、骶椎与腰椎之间的以及从骨盆到胸骨与胸腔之间的脊柱关节、肌肉和组织的张力、挛缩和紧张（P39～40有相应的评定）。
- **骨盆下方和侧方的组织**：骨盆侧方到肋骨与脊柱之间的脊柱关节、肌肉和组织的张力、挛缩和紧张（P40有相应的评定）。

为了能使骨盆达到中立位：
- 髋关节及其周围的肌肉和组织需要具有灵活性，以使髋关节可以弯曲（屈曲）大于90°。
- 腰椎间以及腰椎与骶椎间的肌肉和组织需要具有灵活性。
- 骨盆前方附着于胸骨和肋骨架的肌肉和组织需要具有灵活性。

重点关注骨盆/腰椎，我们要考虑（适应）所有限制髋关节活动的因素。在继续评定之前，你要查看第"三3."部分里的检查记录。例如，由于髋关节固定于外旋位，此人坐位时骨盆可能会侧倾，因此，要避免髋关节的外旋才能评定出骨盆真正的灵活性。另一种常见的情况是，髋关节不能屈曲到90°，这时，在骨盆和大腿下放一个楔形物，使髋关节屈曲角度大于90°；楔形物的角度与髋关节屈曲受限的程度一致。坐位时，如果坐垫-下部靠背的角度小于髋关节屈曲角度，就不可能得到骨盆/腰椎真正的灵活性。

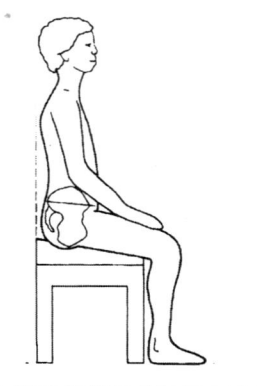
楔形物使髋关节屈曲角度大于90°

注意：在以下部分中，我们首先介绍此人易于呈现的典型姿势（如果她有典型姿势）。

第2章 身体评定：姿势、运动和功能

1. 骨盆/腰部

评定骨盆和腰部的灵活性和控制能力。

（1）此人能否主动将她的骨盆移动至中立位并保持此姿势？（**中立位骨盆**）

（2）她能否在自主控制下变换骨盆的姿势？（**主动骨盆控制**）

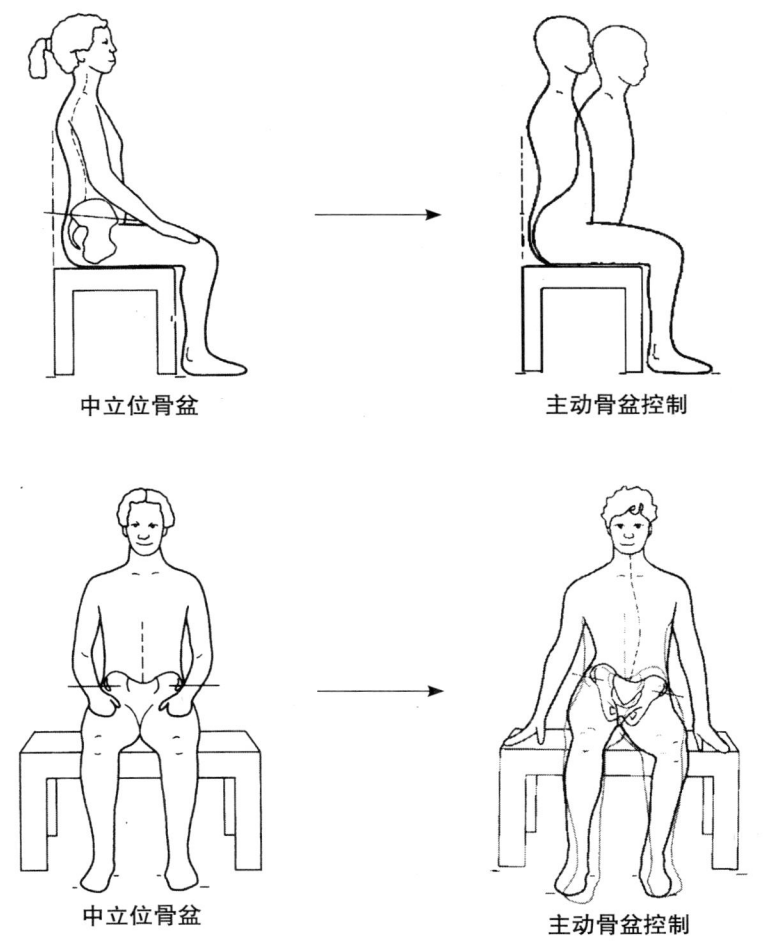

中立位骨盆　　　　　　主动骨盆控制

中立位骨盆　　　　　　主动骨盆控制

如果此人的骨盆出现下列姿势之一，而且她不能够自己移动到中立位，则需要被动地评定其灵活性。检查者把手放在其髂前上棘和髂后上棘（或髂嵴后部，如果找不到髂后上棘）上，固定腰椎，活动骨盆。如果可把骨盆放到中立位，则具有灵活性；如果不能脱离典型姿势，则是受限不可动的。有时骨盆具有部分灵活性；如果这样，要记下其活动的程度或实际灵活性。如果骨盆是**固定的**，使用座位系统也不可能把骨盆"矫正"到中立位。

图解特殊坐位与座位

骨盆是否：

（3）向后滚动（后倾）

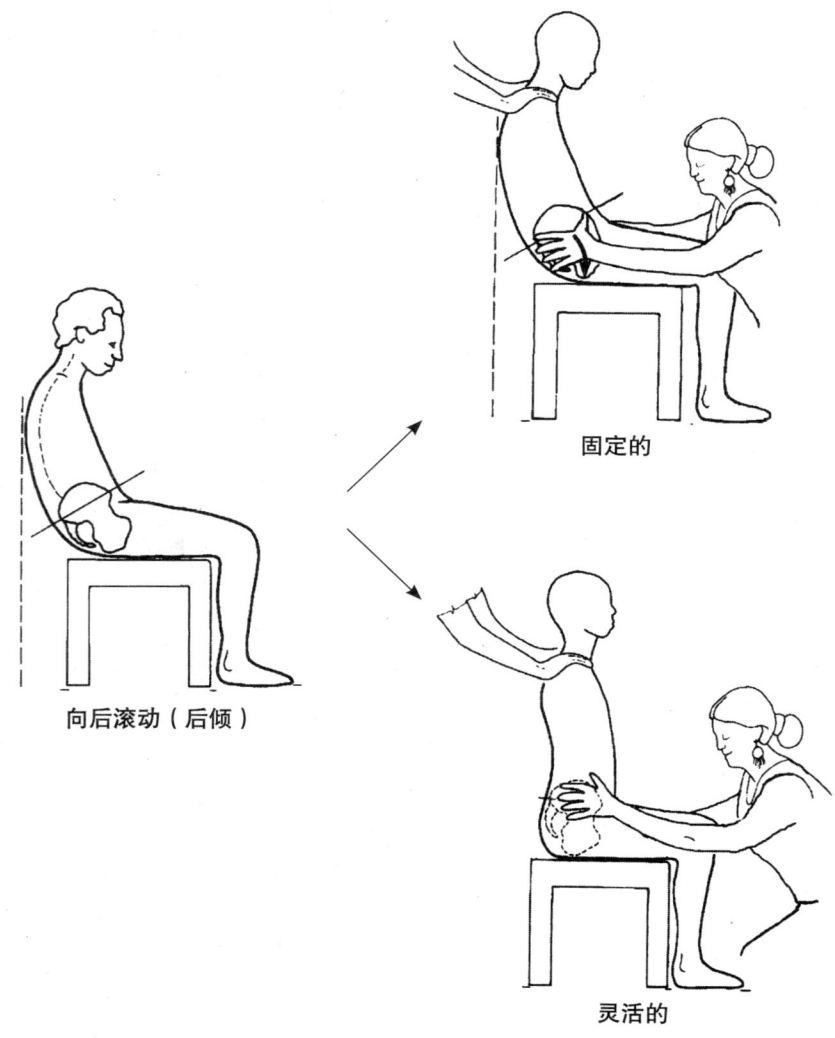

向后滚动（后倾）

固定的

灵活的

当此人的骨盆被"矫正"或矫治到最佳的姿势时，还需要观察并触摸其腰部（腰椎）的屈度。有些人的腰部是弓向前的（**脊柱前凸**），有的是平的，有的下腰部则变圆而向后拱（脊柱后凸）。

此人腰部的形状会怎样影响座位系统下部靠背的形状？

第2章 身体评定：姿势、运动和功能

（4）僵直并向前移（伸肌强直）

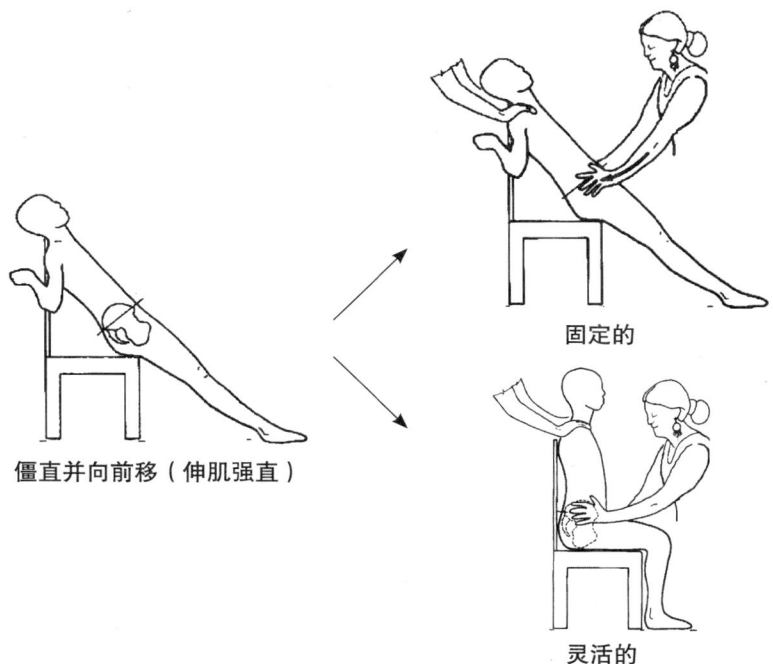

僵直并向前移（伸肌强直）

固定的

灵活的

（5）向前滚动（前倾）

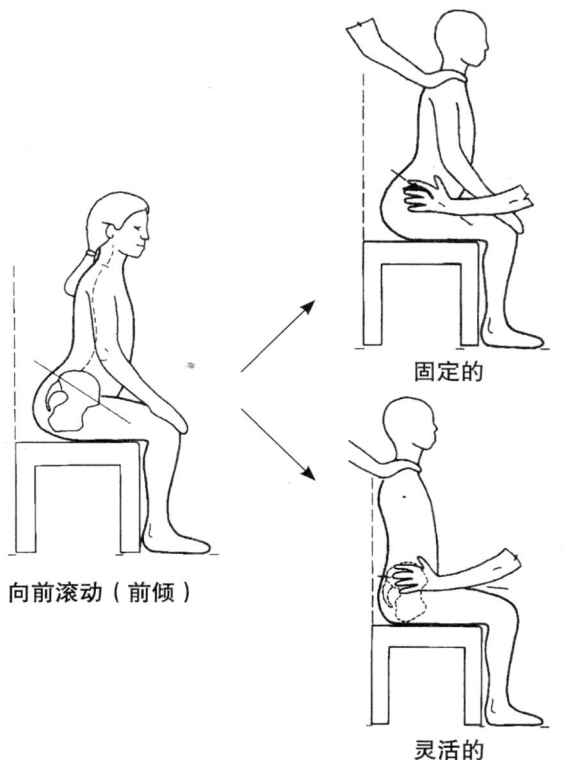

向前滚动（前倾）

固定的

灵活的

（6）向侧方倾斜（侧倾）

因为脊柱与骨盆相连，脊柱会向各个方向倾斜调整，为了使头保持在骨盆的正上方，骨盆的姿势也会受到相应的影响。脊柱可能会形成"C"形或"S"形，也可能出现更多的弯曲。记住要适应髋关节的屈曲受限。

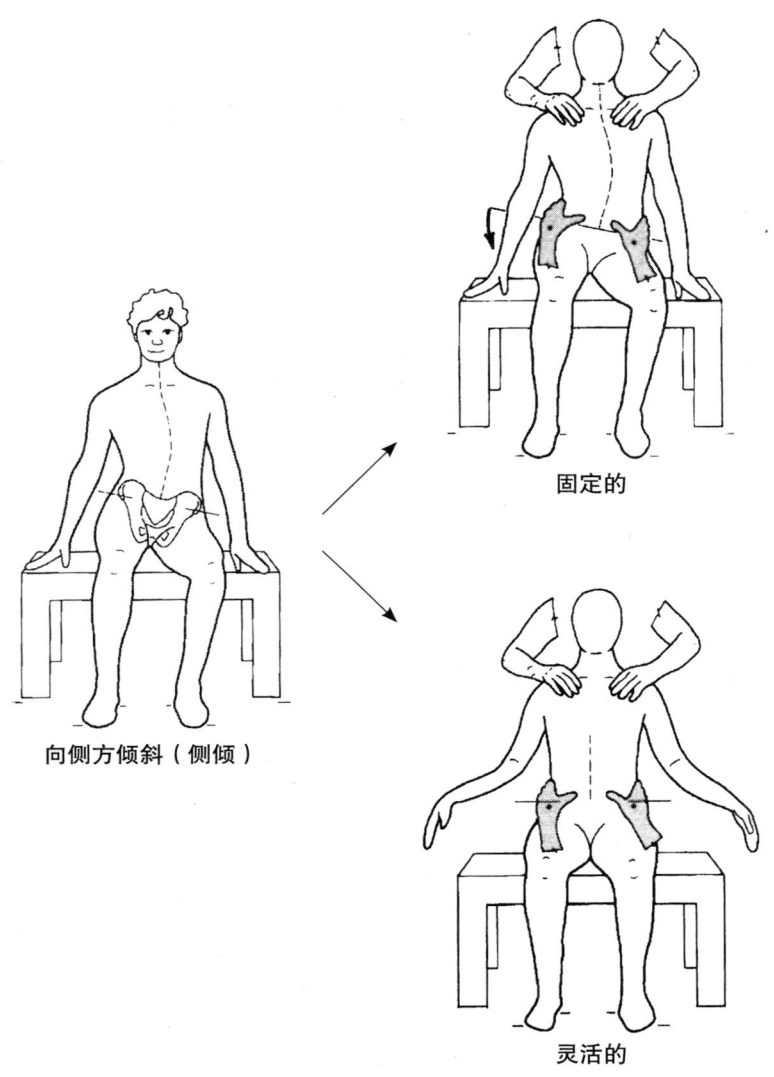

向侧方倾斜（侧倾）

固定的

灵活的

（7）转动（旋转）

正如骨盆侧倾一样，骨盆也常会随着脊柱的旋转而旋转，记下实际活动度。

第2章 身体评定：姿势、运动和功能

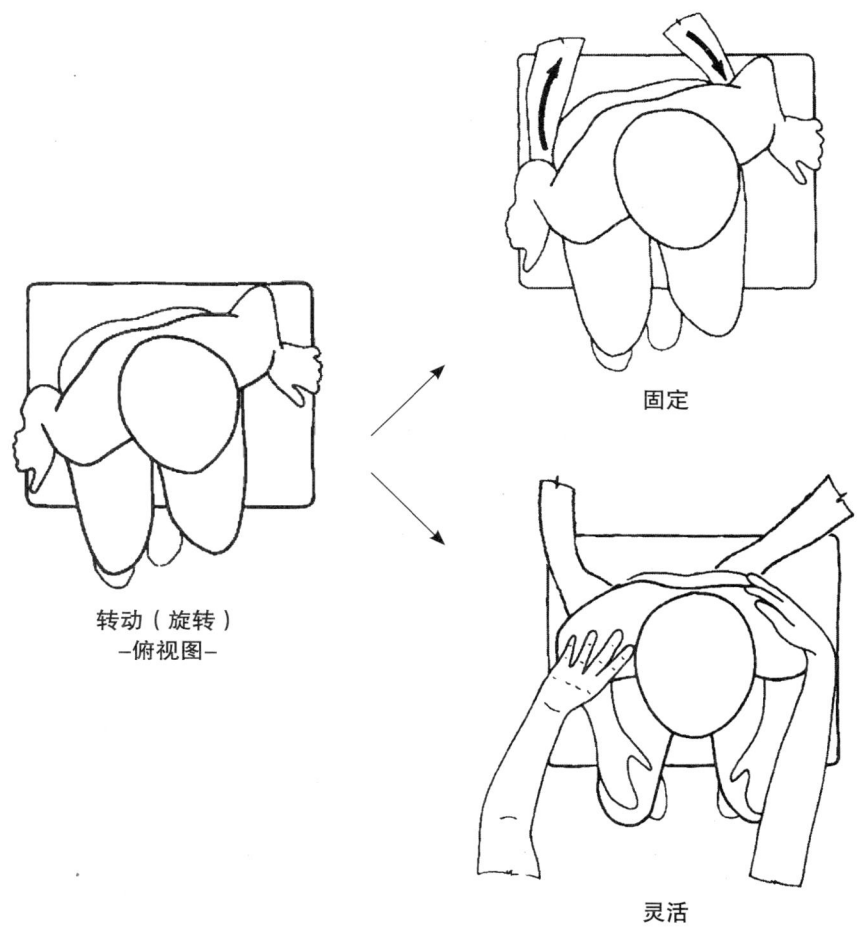

转动（旋转）
-俯视图-

固定

灵活

你如何用手给骨盆以支撑？

在评定骨盆/腰部的灵活性以后，要特别注意你是如何用手给骨盆以支撑，来帮助此人达到中立位姿势的。需要记住以下几个问题：

- 你的手在**什么部位**支撑、"矫正"或稳定此人的骨盆？
- 你的手在支撑骨盆的时候，是**向哪个方向**用力的？
- 在"矫正"此人骨盆姿势时，你用了**多大的力量**？
- 稳定和控制骨盆所需要的**最小的支撑力**是多大？

> 通过这些信息，你将怎样设计下部靠背的形状？骨盆侧方和前方支撑物的大小、形状和位置？

2. 躯干

下一步，评定此人躯干的灵活性和控制能力（中背部或胸廓、胸部）
（1）此人是否能够主动将其躯干移动至中立位并保持此姿势？（**中立位躯干**）
（2）此人能否变换躯干的姿势并控制这些活动？（**主动躯干控制**）

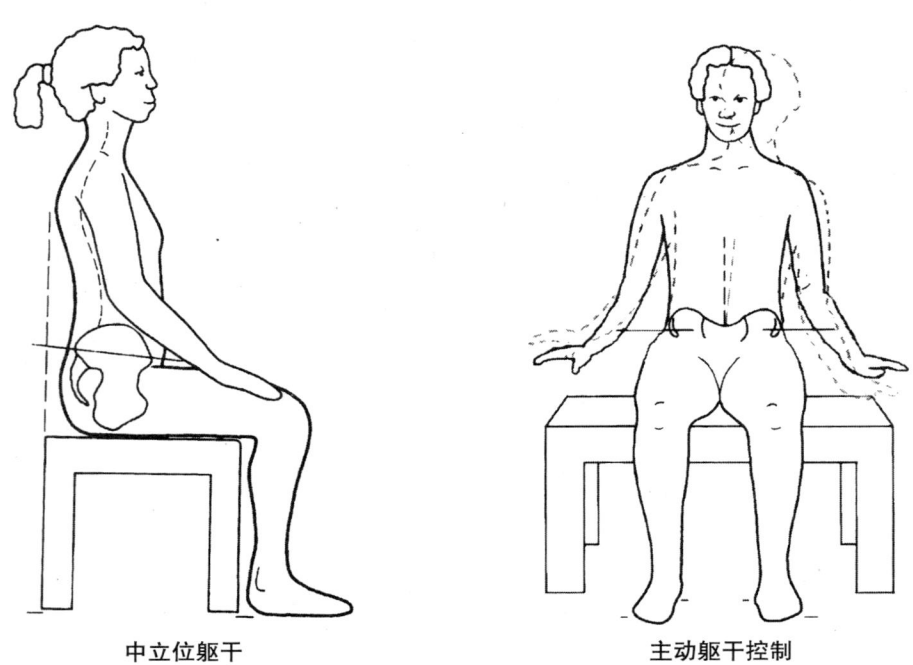

中立位躯干　　　　　　　　　　主动躯干控制

如果此人不能主动移动躯干到中立位，评定其躯干的灵活性。评定时，要确保助手固定此人的骨盆、髋关节、下肢和踝关节在其中立位或受限时的最大活动范围处。骨盆固定时，躯干的姿势如何？能否"矫正"其姿势以使躯干在中立位（灵活的），或者躯干是僵硬的（固定的）？要精确地定位躯干和中背部的哪些部位是灵活可动的，或受限不可动的？脊柱和躯干的实际灵活性如何？

下面，我们首先介绍此人易于呈现的典型姿势（如果她有典型姿势）。当躯干出现以下情况时，记下其灵活性的程度：

第2章 身体评定：姿势、运动和功能

（3）向前弯曲（脊柱后凸）

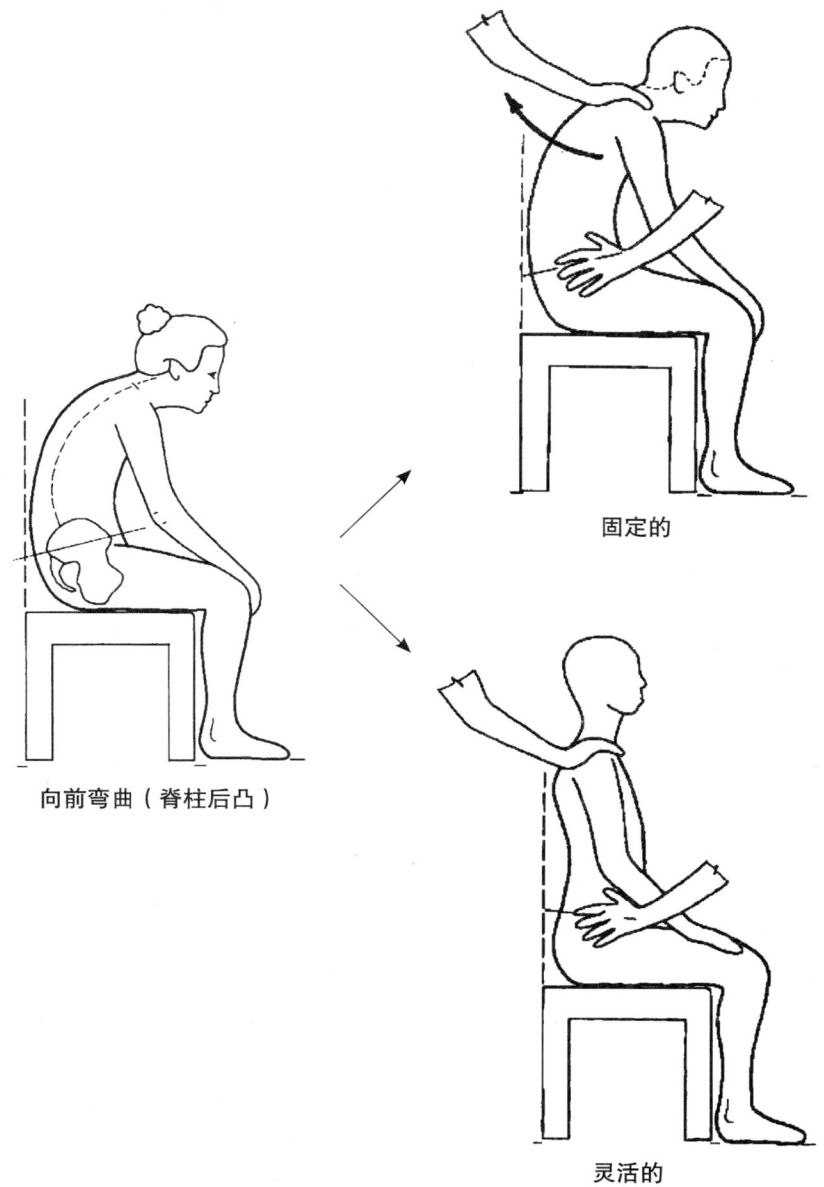

向前弯曲（脊柱后凸）

固定的

灵活的

（4）向侧方弯曲（脊柱侧凸）

为了保持头部的正直，脊柱会向不同的方向弯曲扭转，可能会形成"C"形或"S"形，还可能出现更多的弯曲，根据凸出的方向来定义侧凸。例如，下面是一位下部胸椎凸向左侧的案例。

图解特殊坐位与座位

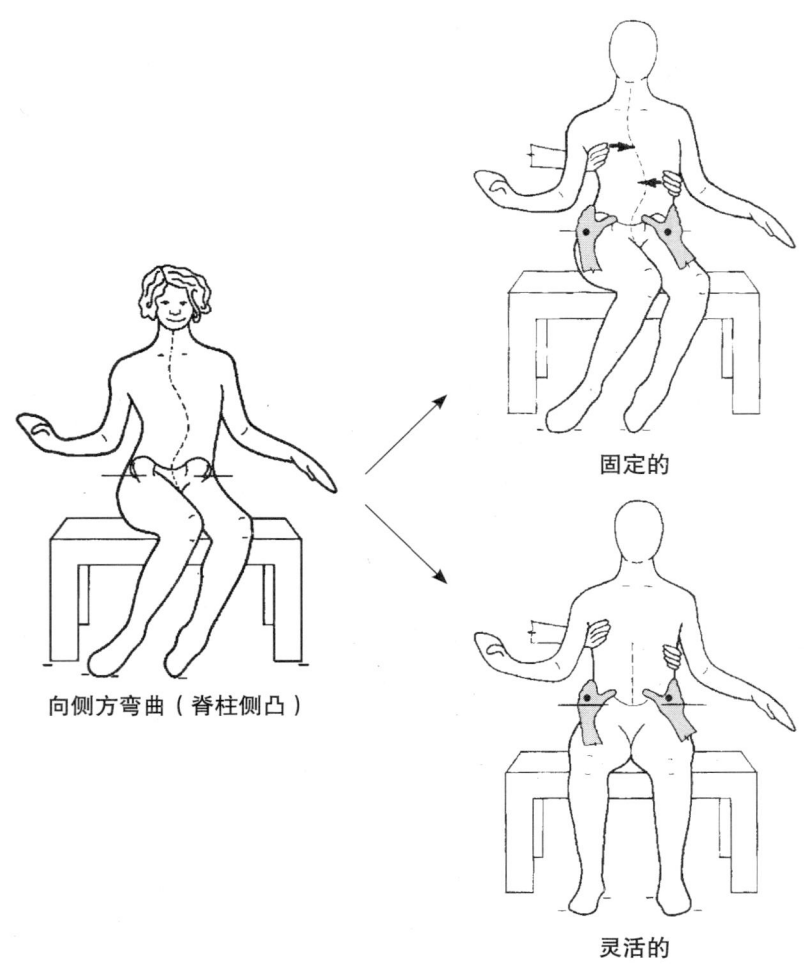

向侧方弯曲（脊柱侧凸）

固定的

灵活的

记录肋骨是否凸向一侧（肋骨凸起）。

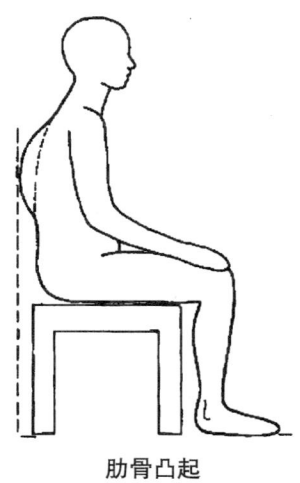

肋骨凸起

第2章 身体评定：姿势、运动和功能

（5）从一侧向后转（旋转）

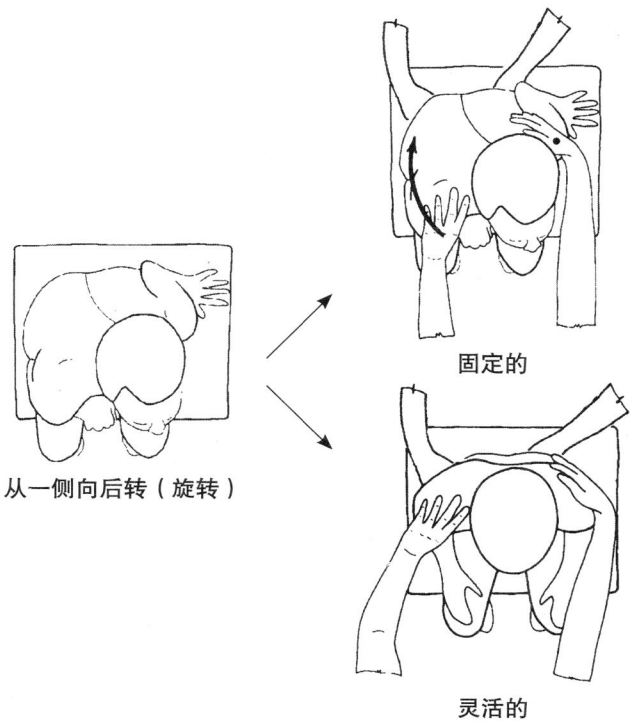

从一侧向后转（旋转）

固定的

灵活的

（6）向后弯曲（伸展）

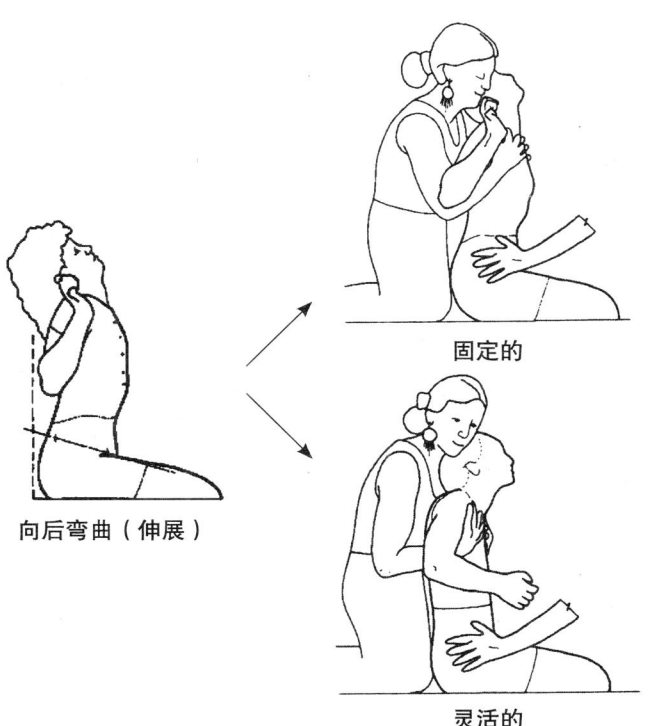

向后弯曲（伸展）

固定的

灵活的

你的手如何支撑躯干？

在你评定躯干灵活性的时候，请特别注意：为了帮助此人达到中立位姿势，你的手是如何给予支撑的。需要记住的问题有：

- **脊柱在骨盆上面呈什么姿势时**，头部最为平衡？
- 在"矫正"此人躯干姿势时，你的手支撑在**什么部位**？
- 在"矫正"此人躯干姿势时，你使用了**多大的力量**？
- 你用手支撑的时候，是向**哪个方向**支撑的？
- 为了稳定和控制躯干，**最少需要多大的支撑力**？
- 为了支撑，需要多大的**接触面**？

根据这些信息，你将怎样设计靠背的形状？躯干侧方支撑物和前方支撑物的大小、形状和位置？

3. 髋关节和下肢

当评定此人髋关节/下肢的姿势及运动时，要注意观察双下肢是如何保持稳定来支撑身体的。

（1）此人能否将髋和下肢移至中立位（稍微分开，外展5°～8°），并用双下肢和双脚提供一个稳定的支持基础？（**中立位髋关节**）

（2）她能否自主控制向内、外、上、下活动髋关节？（**主动髋关节控制**）

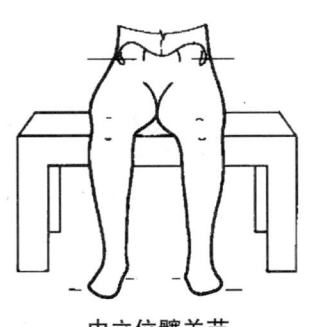
中立位髋关节

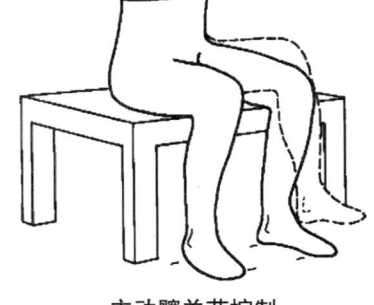
主动髋关节控制

如果此人不能主动移动髋关节和下肢到中立位，评定它们可达到的活动度。像在"三3.（1）～（5）"中那样评定仰卧位时关节的灵活性，要固定骨盆，然后活动髋关节。如果在骨盆姿势不变的情况下，可矫正髋关节和下肢到中立位，则髋关节是灵活可动的；否则，是受限不可动的。记下活动度的百分比和实际的灵活性。

第2章 身体评定：姿势、运动和功能

注意：我们首先介绍此人易于呈现的典型姿势（如果她有典型姿势）。

当髋关节和下肢易于呈现下列一种或多种姿势时，评定其灵活性：
（3）髋关节/下肢向中线移动（内收）

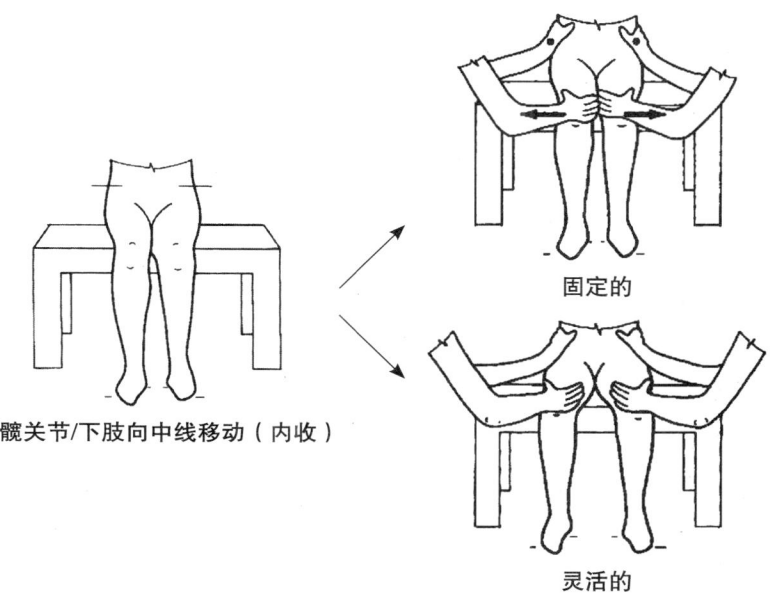

髋关节/下肢向中线移动（内收）

固定的

灵活的

（4）髋关节向内旋转（内旋）

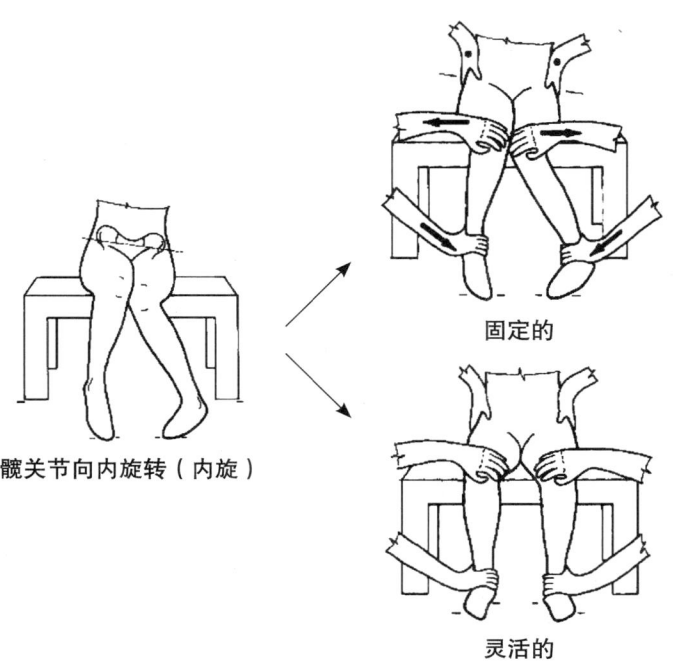

髋关节向内旋转（内旋）

固定的

灵活的

（5）髋关节/下肢向外展开（外展）

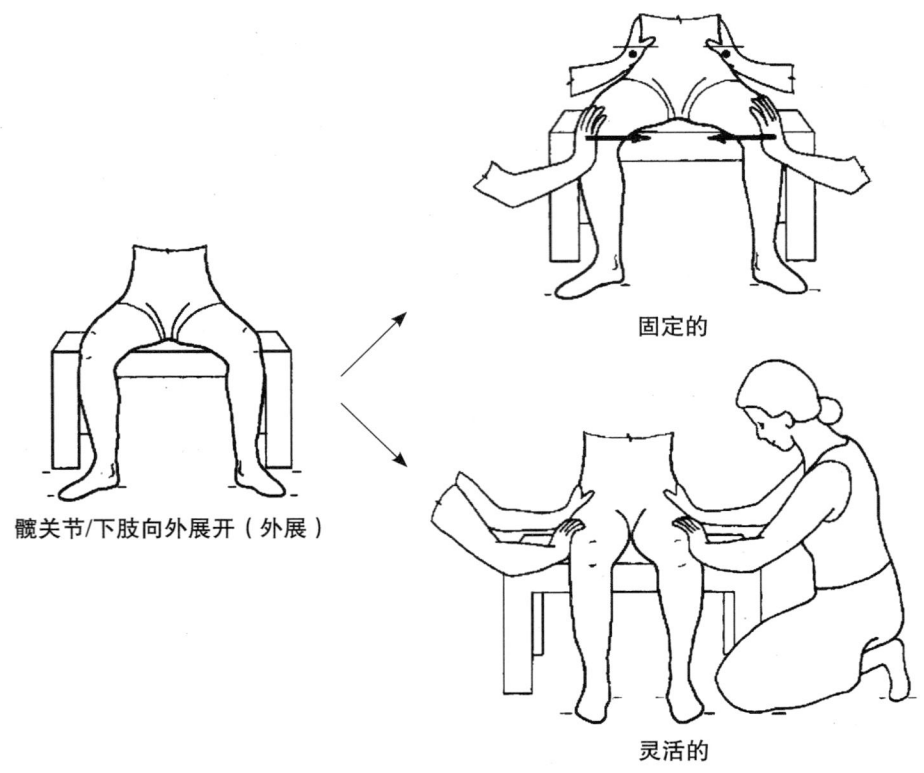

髋关节/下肢向外展开（外展）

固定的

灵活的

（6）髋关节向外旋转（外旋）

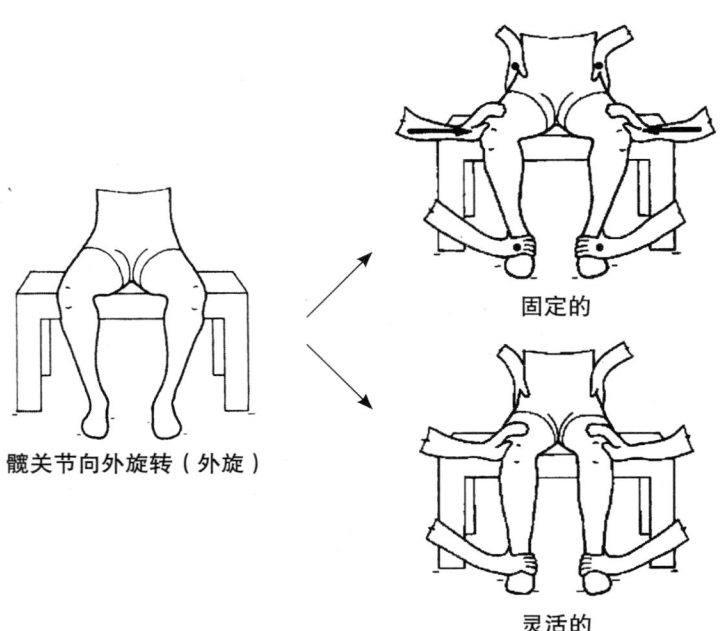

髋关节向外旋转（外旋）

固定的

灵活的

第2章 身体评定：姿势、运动和功能

（7）双下肢向同一侧旋转（随风摆）

如果髋关节和下肢固定受限，则很难测量其旋转角度。可以在被检者臀部和大腿下铺一大张纸，描记下其臀部和大腿的轮廓，以此作为制作座位的依据。

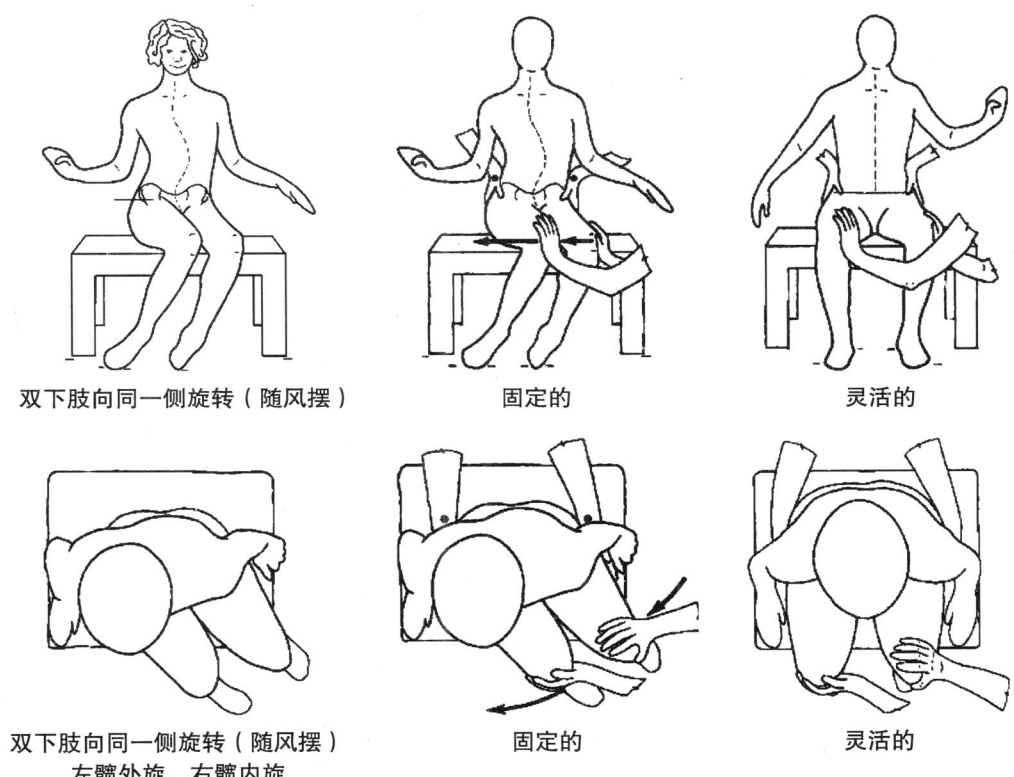

双下肢向同一侧旋转（随风摆）　　　固定的　　　灵活的

双下肢向同一侧旋转（随风摆）
左髋外旋，右髋内旋
–俯视图–

固定的　　　灵活的

（8）下肢不停地运动

能否徒手：

- 阻止下肢运动？
- 使下肢静止？
- 找到一个可以支撑下肢并可能阻止其运动的位置？

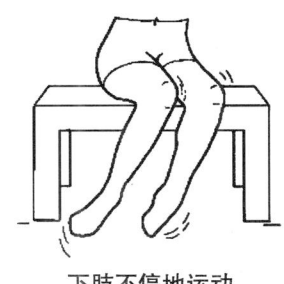

下肢不停地运动

怎样用手支撑髋和下肢？

在评定灵活性时，要特别注意怎样用手支撑髋和下肢以达到其中立位。要记住以下几点：

- 手在**哪儿**稳定髋和下肢？
- 手朝**哪个方向**给予支撑？
- 用**多大力量**稳定下肢并阻止过度的运动？
- 用来维持姿势所需的**最小辅助量**是多少？

> 你能想象这些信息将怎样帮助确定髋关节和下肢的支撑物、楔形垫、带子的形状和大小吗？

4. 膝关节

（1）此人能否将膝关节屈曲至 90°，以使双脚接触地面/足踏板？（**中立位膝关节**）

（2）此人能否主动控制自己的膝关节屈伸？（**主动膝关节控制**）

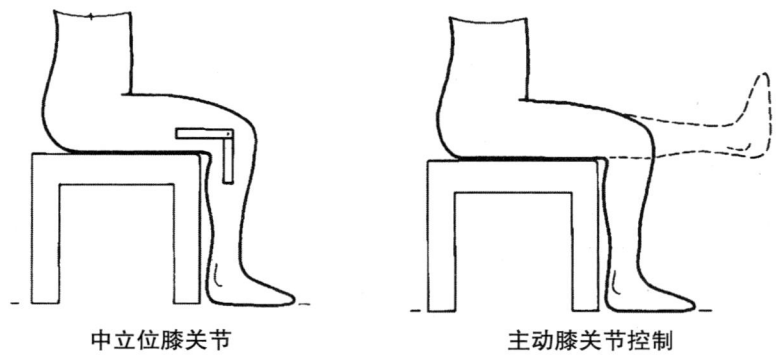

中立位膝关节　　　　　主动膝关节控制

如果此人的膝关节不能达到中立位，评定其灵活性。评定时，让助手稳定此人的骨盆并阻止其运动（通常是向后倾）。当膝关节易于呈现下列姿势时，评定其灵活性：

（3）弯曲（屈曲）：典型姿势

评定的动作：伸直（伸展）膝关节。检查者一只手置于膝关节上方的大腿上，另一只手置于小腿后方，牵拉膝关节使之伸直。当助手感到骨盆开始向后滚动（后倾）时停止牵拉，并记下此时膝关节伸展的角度。这是评定膝关节实际活动度的一个特别重要的方面。

第2章 身体评定：姿势、运动和功能

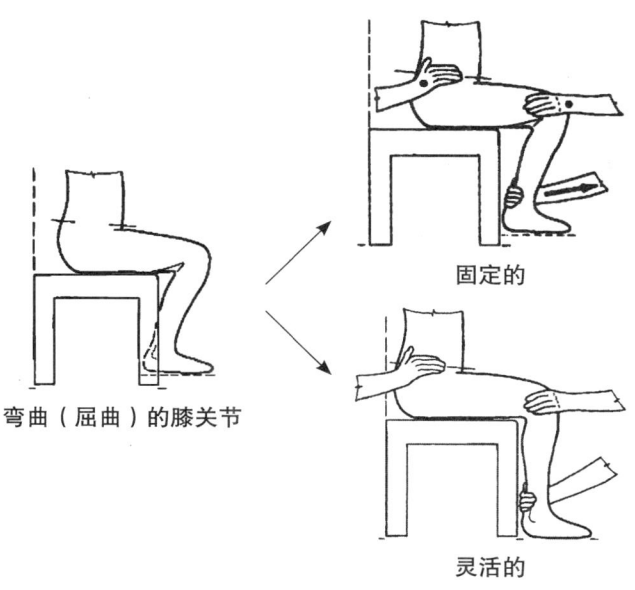

弯曲（屈曲）的膝关节　　固定的　　灵活的

以膝关节中心为轴放置量角器，如果膝关节可伸展到90°，便认为是灵活可动的。

（4）伸直（伸展）：典型姿势

评定的动作：弯曲（屈曲）膝关节。下肢前方的肌肉也可出现紧张。检查时，像上述"4.（3）"部分中那样固定此人的骨盆。然后，检查者一手置于膝关节后方，另一只手置于踝关节上方，弯曲膝关节。如果膝关节屈曲不小于90°，便认为是灵活可动的。记下其实际活动度。

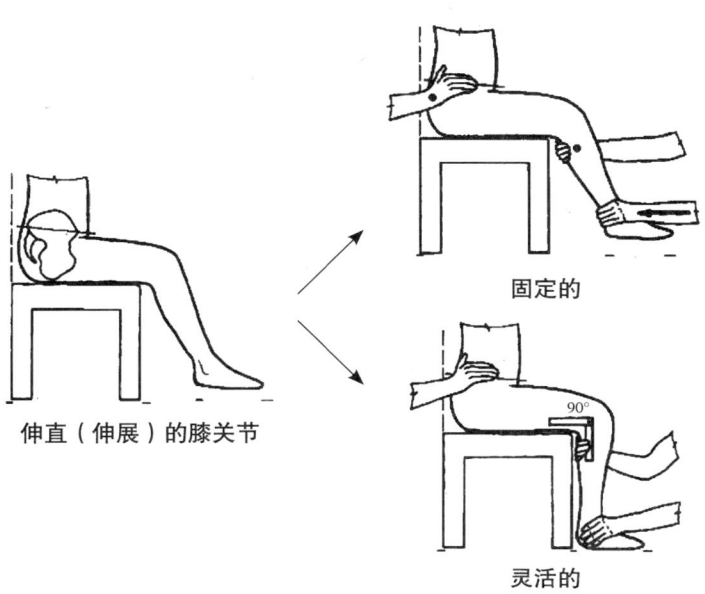

伸直（伸展）的膝关节　　固定的　　灵活的

你的手要怎样支撑此人的小腿？
- 在**何部位**固定膝关节和下肢？
- 需要给予**多大**的力量？
- 向**哪个方向**给予支撑？

还需要评定膝关节其他的屈曲角度，这些角度正常时，此人才能更好地用腿和脚进行稳定地支撑，并在此基础上进行活动。

- 从中立位开始，使膝关节屈曲至大于90°的不同度数（脚在椅子下面不断向后），同时保持脚与地面或其他接触面接触。评定此动作对其姿势和运动的影响。

为什么测量这个角度很重要？为什么稳定骨盆很重要（见P182）？

5. 踝与足

（1）此人能否主动屈曲踝关节到90°，使双脚轻松地踩在地面或其他支撑面上？（**中立位踝关节**）

（2）此人能否主动控制踝/足的运动（上、下、内、外）？（**主动踝关节控制**）

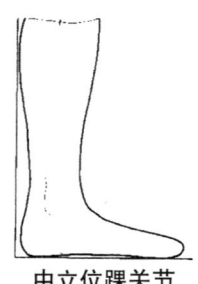
中立位踝关节

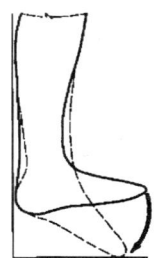
主动踝关节控制

如果此人不能主动活动踝关节到中立位，要翻看上述"三 5."部分（见 P52）中有关踝/足活动度的记录。考虑到灵活性受限，检查中要注意怎样用手支撑踝与足。

- 手在**哪个部位**支撑、"矫正"或控制踝与足？
- 手要提供**多大的稳定性**？是完全限制踝与足的所有运动，还是允许某些运动？允许哪些运动？
- 手向**哪个方向**支撑？
- 所需**最小量**的支撑是多少？

通过这些信息，你要怎样设定座位系统中足踏板与腿的角度？你将怎样确定踝足的支撑物、楔形垫和绑带的形状和大小？

6. 头与颈

当此人的骨盆和脊柱都支撑在中立位时，描述其头与颈的姿势和运动。

（1）此人能否保持头部直立（**中立位头部**）？能保持多久？（一定要让她看看有趣的东西）

（2）此人能否把头转向两侧去看人和物？（**主动头部控制**）

如果此人不能主动控制头部，要思考怎样在中立位支撑她的身体和头。通常，因为身体的姿势会对头部平衡和控制产生很大的影响，所以如果不让此人坐在模拟的（试验的）座位系统中，便很难充分地评定头部的控制能力。当此人的骨盆、躯干和下肢已充分支撑时，评定其头部的姿势和运动：

- **骨盆上方的脊柱处于何种姿势**时，头部最平衡？
- 如果**改变此人身体与重力的关系**（倾斜座位系统），头部控制能力是改善了还是恶化了？
- 你的手在**哪个部位**支撑她的头部？在你的支撑下，她觉得舒服还是对抗你的支撑？
- 你能否通过**对肩、臂和上背部提供更多的支撑**来改变她头部的姿势？
- 如果**完全支撑起上肢**，不让头和肩胛带承担上肢的重量，将会出现什么情况？
- 所需**最小量的支撑**是多少？
- 描绘出你用手支撑的*接触面*，即形状、接触面积和部位。

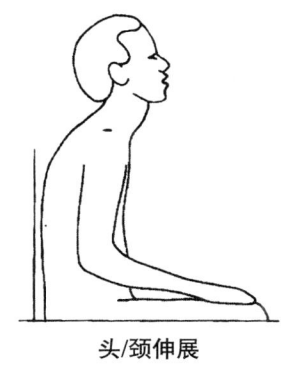

头/颈伸展

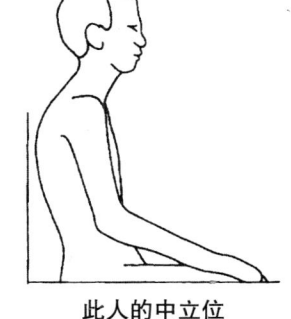

此人的中立位

从这些信息中，你能否想象到头/颈托的位置、形状和大小？

7. 肩胛带

固定骨盆和脊柱的情况下，评定肩胛带的姿势和运动。

（1）此人能否主动将其肩和上肢移至中立位？（**中立位肩胛带**）

（2）此人能否主动控制上肢的运动？**主动上肢控制**）

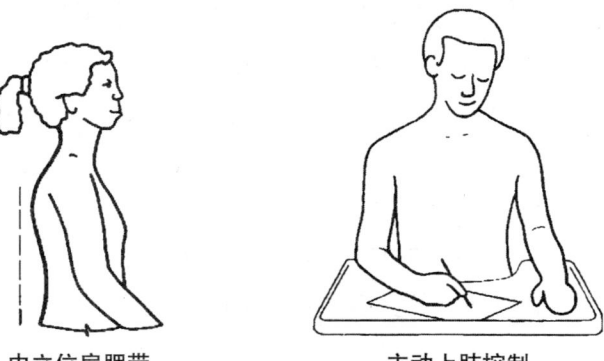

中立位肩胛带　　　　　　主动上肢控制

如果此人不能主动移动肩和上肢到中立位，她能否摆出下列一种或多种姿势？其肩胛带能否：

（3）向上耸肩（抬肩）

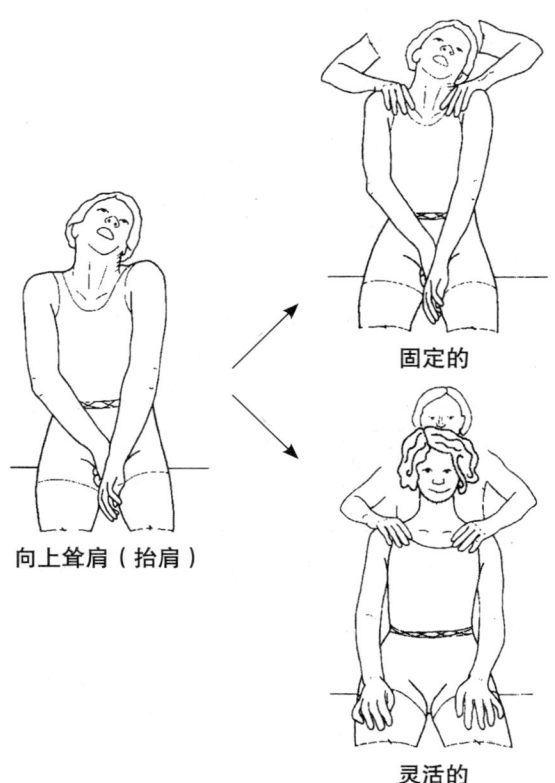

向上耸肩（抬肩）

固定的

灵活的

第2章 身体评定：姿势、运动和功能

（4）向前拉并向内旋转（前拉内旋）

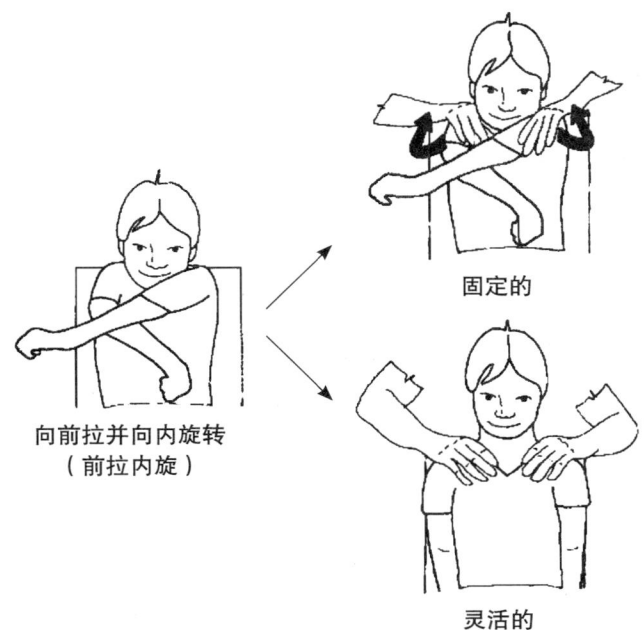

（5）向后拉并向外旋转（后拉外旋）

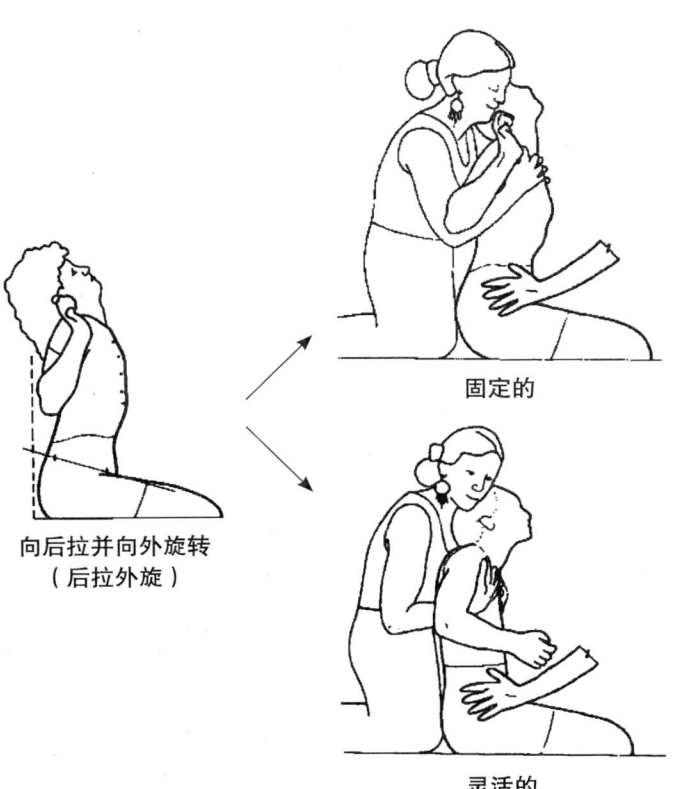

怎样用手支撑肩胛带？

在评定灵活性时，要注意你的手是怎样支撑和（或）控制肩胛带的？

- 手在**哪个部位**提供支撑以"矫正"或控制此人的肩胛带？
- 需要提供**多大的稳定性**？完全限制肩胛带的所有运动，还是允许做某些运动？
- 你的手应在**哪个方向**支撑？
- 给予支撑所需的**支撑面**是怎样的？

8. 上肢

在上述"三 8."部分中（见 P55），你知道了此人的肘部是否有任何关节或肌肉性的受限。若此人可主动控制自己的上肢，坐在模拟座位系统里支撑良好时，评定其功能性活动有着重要意义。有关功能性活动技巧的评定，会在以后的章节中论述（见 P103）。下面的部分适用于不能主动控制上肢的案例。检查时，需要注意以下几点：

- 你的手在**哪个部位**支撑上肢来抑制异常的运动模式或稳定上肢的姿势？
- 用**多大的力量**来"矫正"上肢的姿势？
- 你的手**在哪个方向**支撑？
- 支撑时需要**多大的接触面积**？
- **接触面**是什么**形状**的？

通过以上这些信息，你会怎样选择支撑上肢的座位部件？要考虑带子的宽度、灵活性和牵拉角度，支撑物和楔形垫的放置部位以及对膝上小桌的特殊要求。

坐位的评定：平衡、灵活性和姿势支撑

亚伦的坐位平衡和姿势控制能力尚可。他可以独立地坐在凳子上，但害怕跌倒，尤其是没有人在身边时。虽然他的骨盆向后滚动（后倾），但还有50%的灵活度，并且可以矫正到近乎中立位的位置；用手在骶骨后方和髂后上棘下面向前给予中等力量的支撑，他的骨盆便会更直立、更趋于中立位。虽然骨盆存在侧倾，但也是灵活可动的。在靠近骨盆右侧给予支撑，便可以使其保持在中立位。另外，在大腿上稍微给予支撑，他就会有安全感，就可以大胆地前后倾斜自己的骨盆。

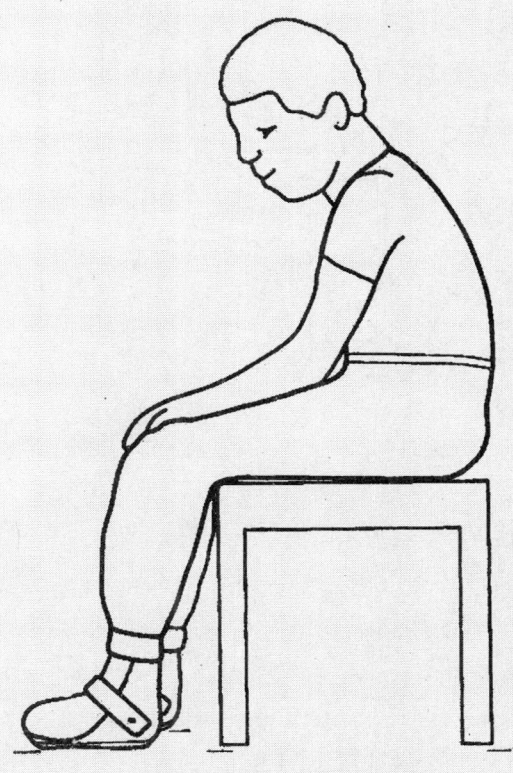

亚伦独立坐在凳子上

亚伦的故事

亚伦的躯干从第 12 胸椎水平开始便向前弯曲，但还有 50% 的灵活度。如果骨盆得到支撑，他便可以向前、后、左、右活动躯干。如果背部从下一直向上到下位肋骨处得到支撑，以使下部胸廓呈环状，他就会感到安全。躯干在这种中立位姿势时，头是在髋关节稍前方的；如果躯干和头再稍向后一点，他便会感到不适和害怕。

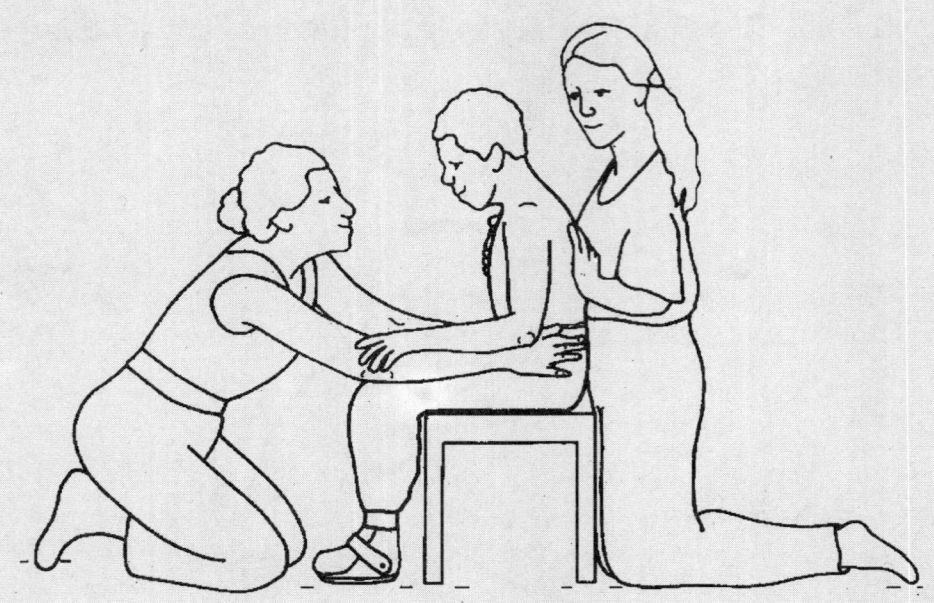

亚伦的中立位姿势：头在髋关节稍前方

亚伦可以主动控制自己的左髋和左腿：他能够弯曲（屈曲）左髋和左腿，并能进行靠近和远离身体中线的运动。尽管他的右髋和右腿处在内收内旋位，但仍是灵活可动的，可以达到中立位。在他的右膝内侧面，向外稍给予抵抗，便可阻止右髋过度地内收内旋，也有助于阻止左侧骨盆的向后旋转。

亚伦喜欢弯曲右膝使脚放到椅子下方，尤其是当他向前够取或准备站起时。他的右膝是灵活可动的，因此，活动时不会使骨盆向后滚动（后倾）便能伸展到 90°。他的左膝易于伸展，尤其是当他兴奋时。左膝也可以屈曲到 90°。在左侧踝关节的稍下方给予中等量的下压力，即可阻止膝关节这种过度的伸展。用定做的硬踝足矫形器可很好地控制他踝和足的姿势。

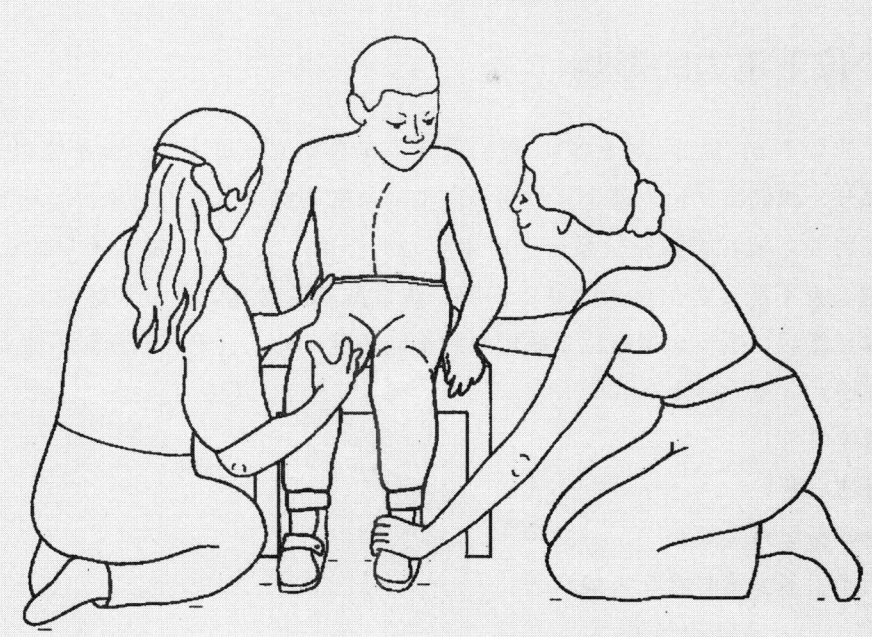

从后方、骨盆右侧、右膝内侧和左踝处固定,以支撑骨盆、骶骨和躯干

亚伦可以主动控制自己的头颈部。若支撑好骨盆和躯干,他的头颈便不会向前弯曲或向左旋转。

亚伦可以主动控制自己的左侧肩胛带和上肢。由于颈部与肩胛带之间的肌肉和组织已挛缩,他的肩膀向上耸起。他的右肩易于前屈并内旋,右肘易于僵直在伸展位。支撑前臂的下面,使肘关节位于肩关节的正下方,可以减少右肩的内旋、肘的伸展和躯干的右倾。

座位系统如果向后倾斜,亚伦会感到害怕;而若直立或稍向前倾,他便能够舒适地坐直。

六 坐位下重力的影响

在上述"五 6."部分（见 P75），我们看到了在直立位下重力对头颈部姿势的影响。在这一部分，我们将讨论当整个座位系统向不同角度倾斜时，重力对坐位姿势的影响。

如果可能，要在模拟座位系统中评定重力的作用。评定时，需给予身体良好的支撑，否则，就不能评定出重力的真正作用。假设此人的骨盆、躯干和腿得到了尽可能好的支撑，然后，缓慢地把座位系统倾斜到不同角度，此人会有什么反应？她是否：

- 放松？
- 身体前弯？
- 身体后弯？
- 更容易保持头部直立？

记下倾斜多少度时看起来最合适。

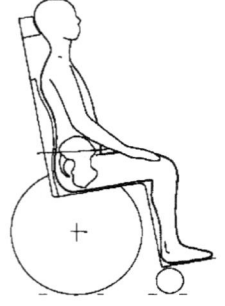
向后倾斜座位系统

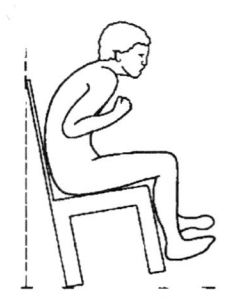
抗重力前弯

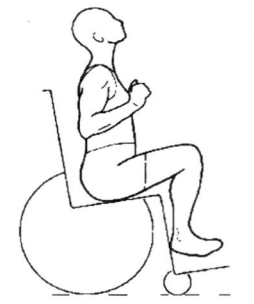
座位系统倾斜时身体后弯

保持理想的坐垫-下部靠背角度。

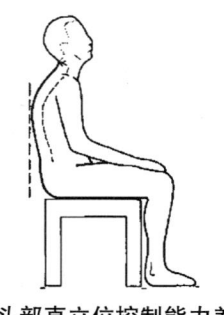
头部直立位控制能力差

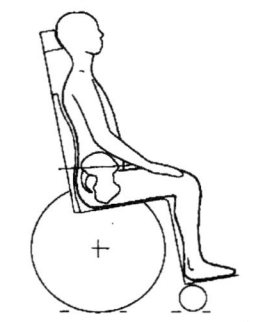
座位系统向后倾斜时，头控改善

七 压力

在以下人群中，一定要对易受损的骨性隆起部位的压力进行评定：感觉缺失者（例如脊髓损伤或*脊柱裂*者）、老年人、无重心转移和活动减压能力的人。

1. 坐位时的危险部位

坐在坐垫上，易受损的骨性隆起部位包括：***坐骨结节***、***尾骨***、***耻骨联合***、***骶骨***和***（股骨）大转子***。另外，任何突出于皮下的骨，像严重脊柱侧凸时的肋骨或严重脊柱后凸时的椎骨、肩胛下角、髂后上棘、*腓骨*头、内外踝等，都有遭受组织破损的危险。坐位时的高压危险区域包括：

- *骶骨/尾骨*：受到的保护很少。但是除非骨盆极度后倾，它们通常情况下都不会接触坐垫。
- *坐骨结节*（支撑坐位的骨）：通常是发生褥疮的最危险部位。
- *大转子*（髋关节外侧的骨）：危险性低于坐骨结节，但也要注意。
- 大腿的上半部分：承担压力的最好部位。

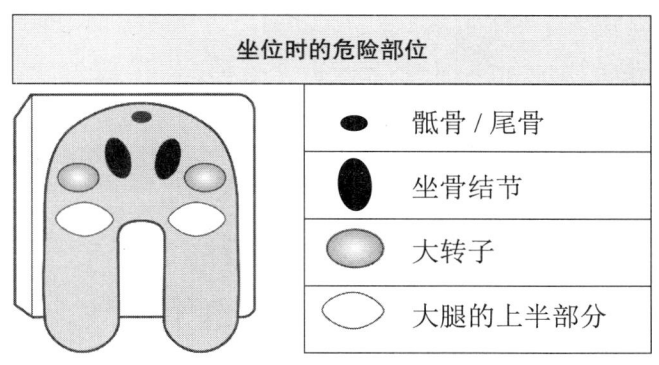

2. 压力的测量

压力图和压力测量系统作为整体评定的辅助工具，在评定高压部位的状况中很有用。我们建议经常把手放在臀部下方去感觉压力。杰米·努恩用"晃动试验"来检测。

（1）晃动试验

把手指放在骨性隆起的下方，评定是否：

A. 能够晃动手指。

B. 手指被压紧，但还可轻易拔出。

C. 手指被压紧，但难以拔出来。

晃动试验的意义

如果 A，对缓解压力无任何特殊意义。

如果 B，只要没有相关的不良因素，例如活动水平、皮肤完整性、皮肤的清洁度、二便的控制情况和你对其减压训练的信心程度，压力在可控范围内。

如果 C，要采取一定的策略，即调整减压垫和教会此人防止褥疮的相关知识。

（2）压力图

压力图是一种可为残疾人和治疗师提供反馈信息的工具，对感觉缺失的人尤其有用。在人体和支撑面之间放置一张信息采集片，便可以收集该处的压力分布情况，并同时以视觉信号呈现在电脑上。它可以协助测量静态压力，也可以评定减压方法的效果。压力图作为整个评定的一部分，应该和晃动试验一起使用。压力分布图常用于帮助设计或选择坐垫，也用于为轮椅使用者提供有关的减压方法（包括倾斜座位／移动系统）的反馈信息。然而，压力本身并非引起褥疮的唯一原因，其他因素包括：组织的完整性、营养水平、温度、二便的控制情况、剪切力、健康状况、年龄、以前褥疮遗留的瘢痕、活动水平、吸烟和减压方案。目前研究者已经制定出了测量压力分布图的方案。

（3）低成本测压工具

在1991年的国际座位专题讨论会上，迈克尔·亨利希（Michael Heinrich），奈杰尔·沙普科特（Nigel Shapcott），拉尔夫·霍奇基斯（Ralf Hotchkiss），大卫·维尔纳（David Werner）和玛丽·皮库斯（Mari Picos）（来自墨西哥的同伴计划）提出了一种用小气球和水柱测量压力的低成本工具。

5个装满彩色液体（可用食用色素染色）的小气球（2×5厘米）。每一个都紧紧地系在一个薄塑料管（Ⅳ号管，内径2毫米，长3米）末端。塑料管安装在一个长布条上，布条悬挂起来以使其底端与坐垫等高。在布条上水平地缝三条丝带：绿带距底端45厘米、黄带90厘米、红带135厘米。丝带标志三个压力区间：绿带＝安全，黄带＝警告，红带＝危险。把气球捆扎起来放在坐垫上可能出现褥疮的部位（坐骨结节、骶骨／尾骨、大转子）。

这种测压工具，可以让那些有皮肤破损危险的人知道哪些是危险的受压部位。另外，当彩色液体升到塑料管中时，我们可以看到哪种变换体重负荷的方法可以缓解特殊部位的压力。最后，它还有助于制作或选择减压垫和（或）靠背。

第2章 身体评定：姿势、运动和功能

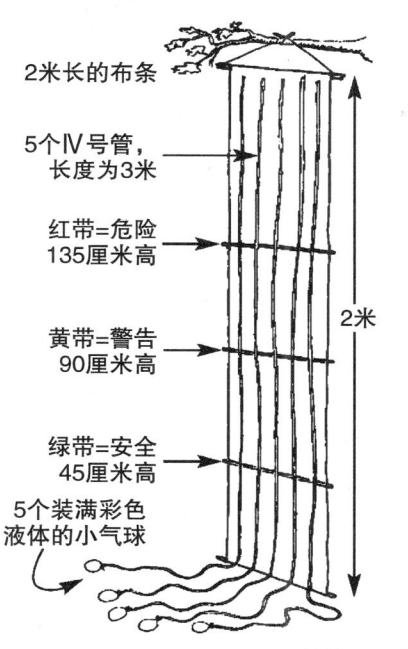
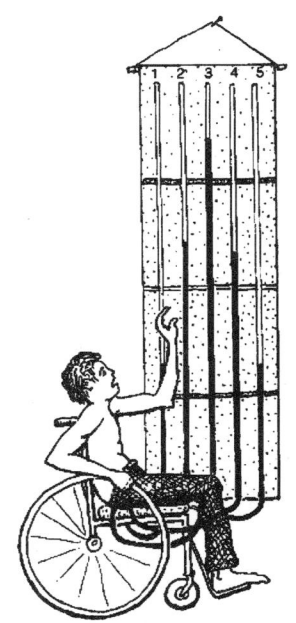

- 2米长的布条
- 5个Ⅳ号管，长度为3米
- 红带=危险 135厘米高
- 黄带=警告 90厘米高
- 绿带=安全 45厘米高
- 5个装满彩色液体的小气球
- 2米

由Werner供图

这种测压工具在墨西哥应用后，其设计得到了如下改进：

- 用一个大的注射器把水注入塑料管中，更易于往管内装水。在离气球若干厘米处加一个T形连接器会更方便。
- 当管中的水位下降时，会产生气泡。加一点清洁剂并拍打塑料管有助于减少气泡。
- 同时固定并精确放置5个气球可能有困难，因此，有些轮椅使用者更喜欢用3个气球。有时仅用一个气球，就足以找出有问题的受压部位。

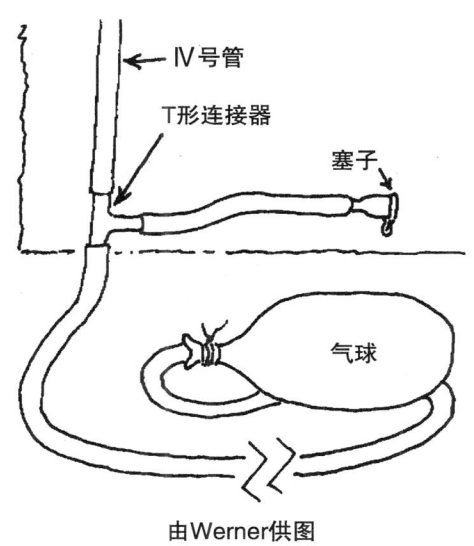

Ⅳ号管

T形连接器

塞子

气球

由Werner供图

85

参考文献

1. Bergen A, Presperin J, Tallman T. *Positioning for Function: Wheelchairs and Other Assistive Technologies*. Valhalla, NY: Valhalla Rehabilitation Publications, Ltd.; 1990.
2. Trefler E, Hobson D, Taylor SJ, Monahan L, Shaw CG. *Seating and Mobility for Persons with Physical Disabilities*. Tucson, AZ: Therapy Skill Builders; 1993.
3. Presperin J. Seating Systems: The therapist and the rehabilitation engineering team. *Phys Occup Ther Pediatr*., Spring 1990.
4. Ward D. *Prescriptive Seating for Wheeled Mobility*. Ft. Lauderdale, FL: HealthWealth International; 1994.
5. Minkel, J. Seating/positioning evaluation instructions. *Proceedings from the 19th International Seating Symposium* 2003:71-4.
6. Barton A, Barton M. *The Management of Pressure Sores*. London: Faber and Faber; 1981.
7. Peterson NC, Bittman S. The epidemiology of pressure sores. *Scand J Plastic Reconstr Surg*. 1971;(5):62-6.
8. Zacharow D. *Posture: Sitting, Standing, Chair Design and Exercise*. Springfield, IL: Charles Thomas; 1988.
9. Noon, Jamie. Personal communication, Fall 2008.
10. Brienza D, Pratt S, Sprigle S. Measurement of interface pressure–research versus clinical applications. *Proceedings from the 21st International Seating Symposium*. 2005:65-6.
11. Ferguson-Pell M, Wilkie IC, Reswick JB, Barbenel JC. Pressure sore prevention for the wheelchair-bound spinal injury patient. *Paraplegia*. 1980;18:42-51.
12. Ferguson-Pell M, Sprigle S, Davis K, Hagisawa S. Detecting incipient pressure sore onset. *Proceedings from the 13th International Seating Symposium*. 1997:357-66.
13. Drummond D, et al. A study of pressure distributions measured during balanced and unbalanced sitting. *J Bone Joint Surg*. 1982;64-A(7):1034-9.
14. Lipka D. An overview of pressure mapping systems. *Amer Occup Ther Assoc Tech Special Interest Section Quarterly*. 1977;7(4):1-4.
15. Shapcott N, Levy B. *Team Rehab Report*. 1999 January;10(1):16-21.
16. Schmeler M, Boninger M, Cooper R, Viteck M. Using peer-reviewed literature and other evidence to justify wheelchair seating and mobility interventions. *Proceedings from the 18th International Seating Symposium*. 2002.
17. Hobson D. Contributions of posture and deformity to the body-seat interface variables of a person with spinal cord injuries. *Proceedings from the 5th International Seating Symposium*. 1989:153-71.
18. Ferguson-Pell M, Wilkie IC, Reswick JB, Barbenel JC. Pressure sore prevention for the wheelchair-bound spinal injury patient. *Paraplegia*. 1980;18:42-51.
19. Swaine J, Janzen L, Oga C, Martens C, Swinton L, Jacobson B, Culver K, Preusser A, Swaine F, Sprigle S. Clinical protocol for the administration and interpretation of interface pressure mapping for sitting. *Proceedings from the 21st International Seating Symposium*. 2005:81-3.
20. Swaine J, Stacey M. Development of the Calgary interface pressure mapping protocol for sitting. *Proceedings from the 22nd International Seating Symposium*. 2006:59-62.
21. Werner D. *Nothing About Us Without Us*. Palo Alto, CA: Healthwrights: 1998.

第 3 章 模拟与测量

一 用手模拟

用手模拟即用手或其他身体部位来支撑此人的姿势。感觉、注意并观察她对各部位支撑的反应。用手模拟时,常常还能评测关节的灵活性和坐位平衡能力。在第 2 章我们列出了很多问题,促使你思考怎样用手支撑此人。

让此人坐在稳固的平面上,双脚支撑稳定。首先,我们把此人放在能适应或容许关节僵硬和肌肉活动受限(挛缩和畸形)的体位。例如,在一侧骨盆下面放一块结实的泡沫塑料,来调整已倾斜固定的骨盆。克服挛缩之后,用你的手去评定她哪个部位需要支撑。至少需要一名助手帮助你。观察、感觉其身体部位的稳定和活动是怎样影响其他部位的,她怎样回应你手的支撑?我们的目标是帮助她找到平衡的中立位姿势,即在一个支撑帮助下,使她可以进行功能性活动的姿势。用手模拟时,需要你所有的感觉来参与。我常常觉得自己像个章鱼,用自己的躯干、手、骨盆、腿和脚在她恰当的身体部位给予适量的支撑。

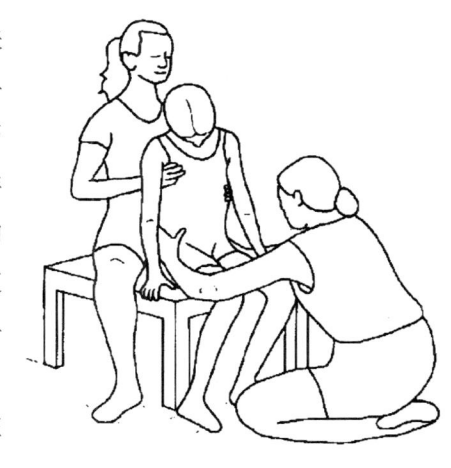

> **挑战**:在不使用坐位支撑器具的情况下,你能帮助此人找到她的中立位吗?你能只用手和身体来确定她的哪个部位需要支撑吗?快,拍张照片,或者让人画张图,然后说明你是怎样支撑她的身体各部位的。

当给此人做姿势支撑时,牢记她的最初目标。此人对舒适度、活动性和(或)稳定功能的需求将决定应在哪个部位给予支撑以及多大的支撑量。想一想下面的问题:

1. 你的手应该确切地放在**哪个部位**来支撑此人的身体(比如:骨盆后部、脊柱的后部和侧面、腿、上肢支撑等等)?

2. 你的手在做**什么**？在"矫正"或"减轻"此人的错误姿势吗？在增加稳定性吗？在抑制异常的运动模式吗？

3. 当你的手在支撑、稳定或者矫正她的身体各部位时，你需要给予**多大的力**？记住，在可行、舒适的范围内矫正她的姿势。留意观察她对抗矫正的征象，包括面部表情、增强的痉挛以及不适感。

4. 你的手在哪个**方向**给予支撑？

5. 给予姿势支撑时需要多少**表面接触**？一个手指？一只手？这会带给你关于接触面形状、轮廓的大致思路。

6. 她需要的**最少量支撑**是多少？

7. 当只有头在骨盆正上方最**平衡**时，描述一下躯干和骨盆的姿势。你的手该在哪里给予支撑？

8. 在什么姿势下此人易于进行**功能性活动**？如果她不能很好地进行主动性活动和控制，那么在**用材料进行模拟**时，再评测她的功能，因为她可能需要很多支撑。

> **小提示**
>
> 当只需要很小的努力就能坐直时，人们会觉得很舒服、很放松。如果此人感到放松，那么你可能已经找到了她的平衡点。

> **小提示**
>
> 我们通常很难充分地观察或描述一个人的所有姿势细节，拍一张她中立位姿势的照片是一个很有用的方法。

亚伦的姿势目标

骨盆：亚伦的骨盆需要一个稳定的支持面，并要留有坐骨结节的空间。而且，需要在骶骨后面、髂后上棘下面给予适度的压力支撑，使他的骨盆在一个垂直的中立位。在骨盆右侧附近给予支撑来阻止骨盆向侧方倾斜。在大腿上方给予少量的支撑，会进一步增加支持基础的稳定性。

躯干：他的背部需要从骶骨一直支撑到下位肋骨，这样他的胸廓才是环形的。在这种支撑下，他觉得安稳。要把他的躯干支撑在中立、前屈的姿势，即他的头在髋关节的前面。

髋和腿：当髋关节屈曲90°时，他的骨盆处在一个较垂直的中立位。在右膝内侧给予少量的压力支撑，可以避免右髋过度旋转和运动。

膝、踝、足：右膝要能够屈曲到坐垫下方，特别是躯干前倾进行活动时。需要在左踝下部给予适当的压力支撑以阻止左膝过伸。用矫形器来支撑踝和足。

头和颈部：头和颈部的姿势受身体其他部位姿势和支撑的影响。

肩胛带和上肢：要通过支撑前臂的下面来固定右侧肩胛带，这样可以避免右肩胛带的旋转、肘关节屈曲和躯干右倾。

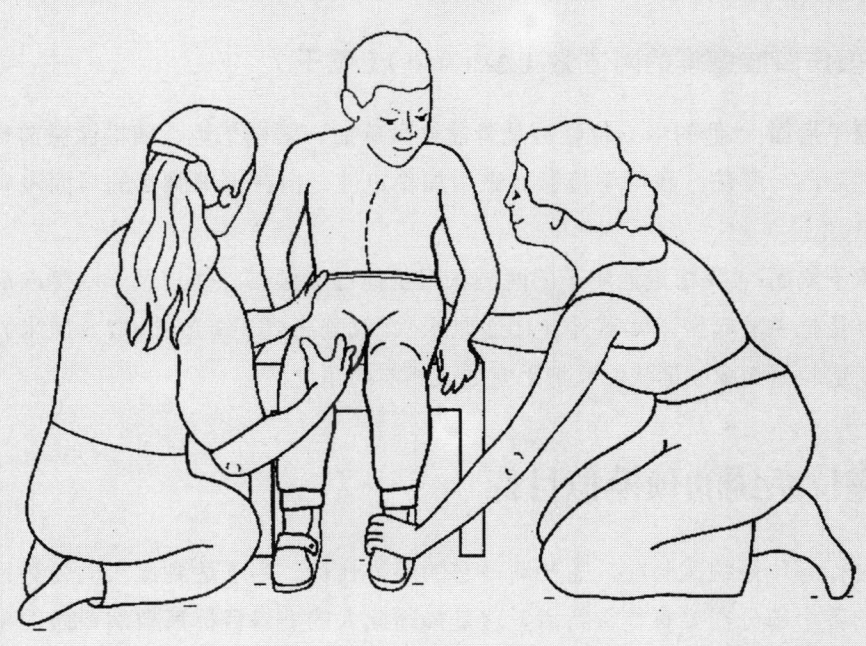

二、把从手上获得的信息用语言描述出来

用语言描述此人需要在哪里给予支撑、需要多少以及什么类型的支撑是一项很重要的任务，这将明确此人的姿势目标。这些特异性的数据将指导用材料来模拟的过程及座位系统的制作过程。我们对此人的姿势需求了解得越详细，就对座位系统的特点知道得越清晰。这一步很重要，因为有时我们选择一个部件时，却并不明白此人为什么需要它。下面是弄清楚此人坐姿目标的例子。记住，每个人都是不一样的。

1. 脑瘫的艾丽西娅（Alicia）（骨盆）

- **骨盆后面**："我把手放在她的髂后上棘上以稳定她骨盆的后部，把她的骨盆扶到中立位，力量很小，更多的是提醒，方向是水平的（从后向前）。我用三个手指在侧面托起、支撑她骨盆的上部。"
- **骨盆侧面**："我用双手引导并控制她的骨盆在正中间，这样它就不会过于向侧方倾斜，力量很小，更多的是提醒。我的手从坐垫上面伸到骨盆中部，支撑其臀部侧面，但不包括大腿。"
- **骨盆前面**："我在她的大腿上、与坐垫呈 60°角的方向上施加了一个适当的力。"

2. 脊髓损伤四肢瘫痪的阿方索（Alfonso）（躯干）

- **躯干后面**："他的中立位姿势是骨盆微微旋后、腰椎平坦、胸椎微微前弯的（脊柱后凸）姿势。我用手接触他来增加稳定性，但在下部胸廓的后面没有施加力量。"
- **躯干侧面**："我稳定他躯干的两侧来阻止他过度倾斜。他想做一些侧向活动，所以我把手放到腋下 4 英寸（10.2 厘米）、双侧离躯干 1 英寸（2.5 厘米）处。为了适应他胸廓的形状，我把手弯曲成相应的角度。"

三、座位系统的预模拟目标

在进行座位系统试验前，需要清楚它的姿势目标。为了达到此人的姿势目标，座位系统的各个部分需要有什么特点？这是描述此人的姿势目标后自然要做的事。当指定座位系统的目标时，回想那个最初目标——她对舒适度、活动性和功能稳定性的需求。你要开始考虑这个座位系统应该怎样支撑此人，而不能再记述你的手是怎样灵敏地支撑她了。下面是两个例子。

1. 脑性瘫痪的艾丽西娅：支撑她的骨盆

- **靠背**应该在髂后上棘处给予支撑以稳定骨盆的后部，这样施加的力量是微弱的，方向是水平的（从后向前）。
- **坐垫**应该在骨盆两侧给予支撑，这样可以引导、控制她的骨盆在中立位，但并不完全限制骨盆的侧向运动。接触面应该从坐垫上方上延三指宽，支撑臀部侧面但不包括大腿。在大腿上方应该有一个与坐垫呈60°方向的力来增加骨盆的稳定性。

2. 脊髓损伤四肢瘫痪的阿方索：支撑他的躯干

- **靠背**应紧贴身体，并与脊柱、下部胸廓、后背轮廓相适应，使他保持中立姿势 [腰椎平坦、胸椎微微前弯（脊柱后凸）]，靠背要一直向上延伸到肩胛冈上，但应留有肩胛骨活动的空间。
- **躯干的侧向（方）支撑物**应能够阻止躯干向侧方过度倾斜，它应该在腋下4英寸（10.2厘米）、双侧离躯干1英寸（2.5厘米）处支撑，需有我的手那么宽，从上到下弯曲成各种角度来适应胸廓的形状。

座位系统的预模拟目标

下部靠背：在骶骨和骨盆（髂后上棘下面）后面用适当的、向前的压力给予支撑。下部靠背的形状应该与骶骨和骨盆的形状一致。

上部靠背：从骶骨开始一直支撑到下位肋骨，以使下部胸廓保持环形。上部靠背应与他背部的形状一致，适应他的脊柱后凸，使他的头在髋关节的前面。应该使左肩胛带能够自由活动（特别是驱动轮椅的时候）。

坐垫：为骨盆和大腿提供稳定的支持基础，预防骨盆后倾。坐垫应留有坐骨结节的活动空间。

坐垫 – 下部靠背角度：应与髋关节屈曲角度相一致（90°）。

下部靠背与上部靠背之间的角度：应使躯干保持中立位，适应下部胸椎的后凸，但脊柱应能够伸展。

小腿与座位表面之间的角度：右膝应能够向椅子下面屈曲90°以上，以便进行功能性活动。左膝应支撑在90°屈曲位，来避免过度伸展。

足踏板与小腿之间的角度：应该是90°，以适应矫形器的角度。

座位系统的倾斜度：应该在垂直位或微微前倾，使他可以很轻松地坐直。

骨盆前面（方）的支撑：在大腿上方用最小的力来稳定他的骨盆和大腿。

骨盆侧面（方）的支撑：在骨盆右侧附近给予支撑，来避免骨盆向侧方倾斜。

下肢中部（间）的支撑：在右膝内侧面施加少量压力来预防右髋旋转或过度运动。

踝或足的支撑：在左踝下部施加适当的压力来阻止左膝过伸。

上肢的支撑：支撑前臂下面来阻止右肩胛带内旋、肘关节屈曲及躯干右倾。

四 测量

应该精确测量此人的解剖学（身体）数据，而并非凭想象来设计这个座位系统。但要排除**座位表面到测量者手的最高点之间**的距离，因为这在躯干的侧向支撑的测量中更详细。如果有足够的人员来支撑和测量此人，那么用手模拟的同时可以进行测量。如果没有足够的人员，那么可以在侧卧位时进行测量，并在用材料模拟之后进行核对。记住，并非必须做每一项测量，这要依需要的支撑量而定。例如，一个痉挛型四肢瘫的脑瘫患儿会比一个腰1截瘫患者需要更多的支撑。

此人应坐在坚硬、平坦的平面上，在支撑下取得良好的姿势，即通过座位系统要达到的姿势目标。记住，有时需要分别测量左侧和右侧的身体部位，尽量直接测量。如果在侧卧位进行测量，要确保此人的姿势就是用座位系统要达到的姿势。

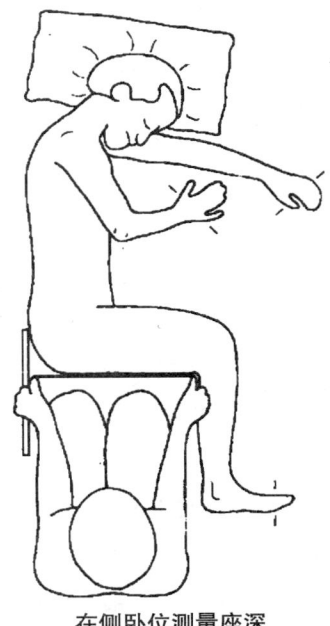

在侧卧位测量座深

测量提示

1. 座位表面（臀部接触点）到：

   a. **髂后上棘**：参考引言（见 P9）来定位这一骨性标志。如果找不到髂后上棘，那么从座位表面测量到髂嵴下 1 英寸（2.5 厘米）。

   b. *双肘*：以确定扶手和膝上小桌的高度。肩和上肢应在身体两旁放松，肘关节弯曲（屈曲）到 90°。

   c. 肋骨底部：需要使用下部靠背时要测量。触摸下面的浮肋（第 11 肋和 12 肋），从座位表面测到第 11 肋。

   d. *肩胛骨下角*：当使用短靠背或者需为肩胛骨提供活动空间时，要测量肩胛骨下角。肩胛骨下角是三角形的肩胛骨的最低点。

   e. *测量者手的最高点*：在躯干支撑定位时更精确。

   f. *肩胛冈*：做全长的靠背时需测量。肩胛冈是肩胛骨上方的水平边缘。

   g. *枕外隆凸*：当触诊枕骨（头颅后面最下方的一块儿骨头）时，枕外隆凸是这个区域最突出的部位，头托将在这里接触头部。

   h. *头顶*：测量时，头保持垂直、中立位。

2. **躯体背部的最高点到**：把一个三角形的直尺（见 P95）或钢卷尺紧贴背部最高点（通常是胸曲顶点）垂直放置。下面的水平距离便可以很容易测得。

  a. **肋骨前面**（躯干的前后宽度）：从放在身体后面的直尺测到肋骨前面。这将决定躯干支撑物的深度和膝上小桌的削剪量。

  b. **髂后上棘**（骨盆与躯干的偏移量）：测量过胸曲顶点的垂直直尺与髂后上棘之间的距离，这个距离将决定骨盆后面支撑物的深度和（或）上部靠背与下部靠背之间的形状变化。

  c. **头后部**（躯干与头的偏移量）：测量过胸曲顶点的垂直直尺与头后部的距离。这是定位头托前倾或后仰的一个出发点。

3. **大腿长**：把一个硬面的东西比如一本硬皮书顶在臀部的后面，测量从书到膝后的距离。如果腘绳肌肌腱很明显，那么测量到肌腱的终点。

4. **坐骨结节到膝后的距离**：测量坐骨结节到膝后的距离，这对于减压坐垫及其他泄压垫是重要数据。

5. **大腿的高度**：测量从座位表面到大腿上端的距离，这对于骨盆和大腿支撑物是重要数据。

6. **膝后到足跟**（或承重面）的距离。

7. **足长**：测量时让此人穿上常穿的鞋袜。

8. **躯干的宽度**：你的手应该在此人的身上模拟给予需要的支撑。测量你的双手（或平坦支撑物）之间的距离。支撑物应在腋下 1 英寸（2.5 厘米）以下，保证不压迫腋窝里的重要神经。

9. **肩宽**：测量双肩外侧缘之间的距离。

10. **臀宽**：沿着双髋外侧放一个硬面的东西，比如一本硬皮书（或剪贴板），并使这两本书与座位垂直，测量这两本书之间的最宽距离。这需要两个人来做，体胖者在坐位测量更准确。

11. **膝外侧宽度**：使此人双腿放松、支撑良好，双膝分开（依灵活性而定）支撑在中立位，测量其双膝外侧之间的距离。

12. **膝内侧宽度**：使此人双腿放松，双膝分开（依灵活性而定）支撑在中立位，测量双膝之间的距离。

注意：进行 11 项、12 项、13 项测量时，双腿应在同样的姿势。

13. **踝的宽度**

  a. **内侧宽度**：双腿处于中立位，测量双踝内侧之间的距离。

b. **外侧宽度**：双脚处于中立位，测量双脚外侧之间的距离。记住，脚的方向要与**股骨**的方向一致。我们必须为脚、鞋和足踏板留出足够的空间。

14. **脚踝围**：为了安装足带，用一个软尺测量经过足部最高点的足周径。
15. **头宽**：在头的最宽处测量头的横径。
16. **头围**：用一个卷尺在太阳穴水平（眼外侧附近的区域）测量头部的周径。

测量技巧：使用三角形的工具

杰米·努恩常用一个三角形的工具来测量此人的身体。它是用一个1/8英寸（3.2毫米）厚的木头、塑料或泡沫材料做成一个三角形的基架，高38英寸（96.5厘米），宽14英寸（35.6厘米）。在紧贴此人放置的长边上贴上泡沫或橡胶。在长边面向你的那一面贴上一个皮尺以方便你读数。把这个三角形的工具紧挨此人身体的最后面或某些突出的部位放置，用它测量骨盆到躯干的偏移、躯干到头的偏移非常方便，因为它允许胸椎自然地向前弯曲（脊柱后凸）。

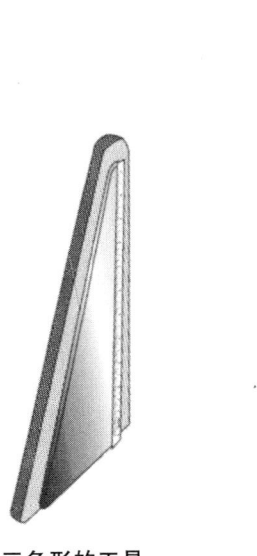

三角形的工具

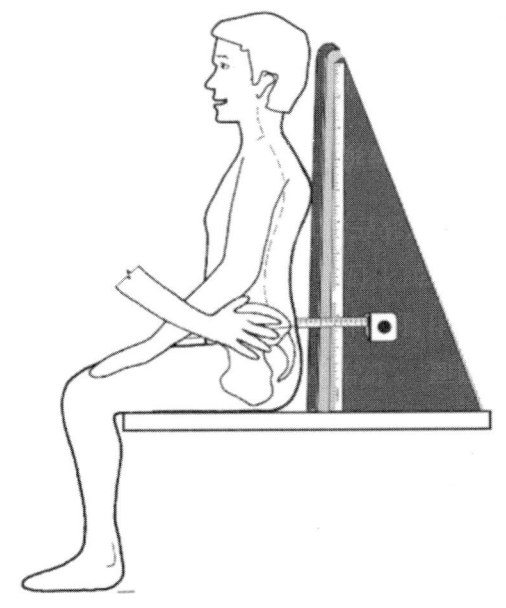

用三角形的工具进行测量

测量项目

	左	右

1. 座位表面（臀部接触点）到：
   - a. 髂后上棘 _____ _____
   - b. 双肘 _____ _____
   - c. 肋骨底部 _____ _____
   - d. 肩胛骨下角 _____ _____
   - e. 测量者手的最高点 _____ _____
   - f. 肩胛冈 _____ _____
   - g. 枕外隆凸 _____ _____
   - h. 头顶 _____ _____
2. 后背到：
   - a. 肋骨前面（躯干的前后宽度） _____ _____
   - b. 髂后上棘（骨盆与躯干的偏移） _____ _____
   - c. 头后部（躯干与头的偏移） _____ _____
3. 大腿长（从臀部与硬板的接触面到膝后的距离） _____ _____
4. 坐骨结节到膝后的距离 _____ _____
5. 大腿的高度 _____ _____
6. 膝后到足跟（或承重面）的距离 _____ _____
7. 足长 _____ _____
8. 躯干的宽度 _____ _____
9. 肩宽 _____ _____
10. 臀宽（最大的宽度） _____ _____
11. 膝外侧宽度（放松，双腿分开） _____ _____
12. 膝内侧宽度 _____ _____
13. 踝的宽度
    - a. 内侧宽度 _____ _____
    - b. 外侧宽度 _____ _____
14. 脚踝围 _____ _____
15. 头宽 _____ _____
16. 头围 _____ _____

第3章 模拟与测量

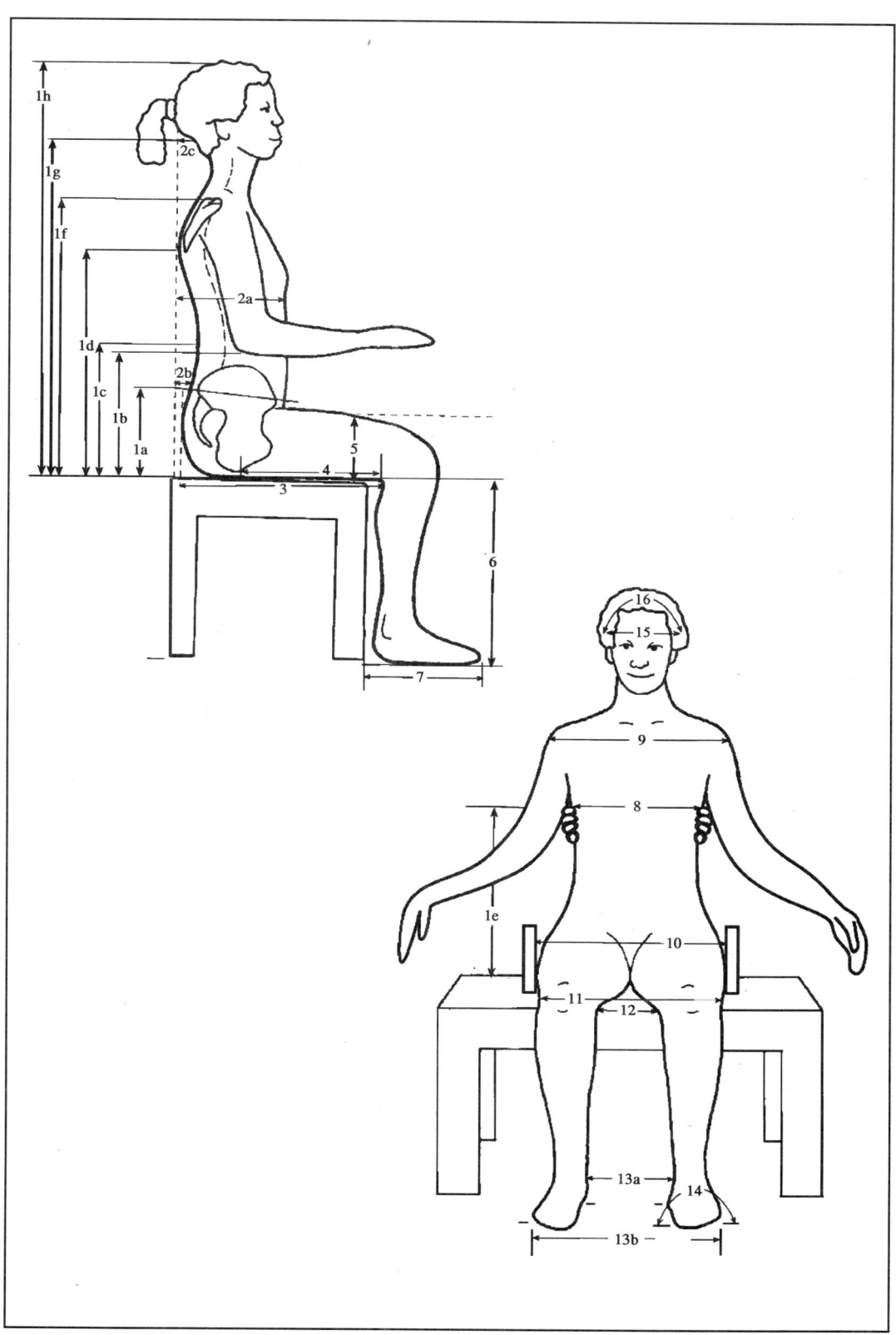

五 用材料来模拟

当**用手模拟**时，我们的目的是帮助此人找到她平衡的中立位。**用材料进行模拟时**，我们想做一个实用的座位系统来支撑此人的中立位，然后我们对这个座位系统进行评测，看它能否支撑此人并辅助她进行理想的活动。总而言之，我们把用手模拟获得的信息转化成语言，然后制作成稳定或动态的姿势支撑系统。模拟是座位系统评定过程中的重要部分，因为此人和她的"团队"可以在最终的座位系统制成前，评定试验性的座位系统的舒适度和合适度。当模拟的座位系统做成以后，我们可以评定她的功能，还可以作相应的调整来增强她的功能。模拟还可以让此人明白座位系统是怎样支撑她的，为第三方赔偿准备文件证明和照片，以及做评测。

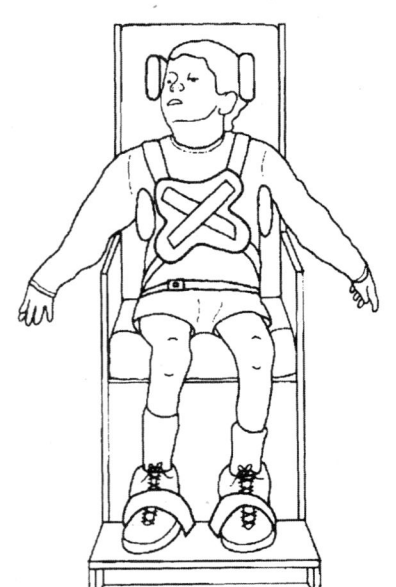

把硬固泡沫（如泡沫聚苯乙烯）、波状纸板、木头或其他材料剪开、成型，放在此人的身旁或身下。用胶水、尼龙搭扣或布基胶带把这些材料粘在一起。以现有的轮椅或其他的椅子为基础，把这些不同的支撑材料加在上面。

测量技巧

"皮塔口袋"

杰米·努恩在定做靠背时，喜欢用一个所谓的"皮塔口袋"。他用一些厚而结实的泡沫来做靠背，把它们切成皮塔面包状的薄片，然后把这些姿势支撑物放进皮塔口袋内，这样他可以轻易地拿掉它们来改变支撑装置的大小和形状。皮塔袋做好以后，他把这些薄片粘在一起或者用它们做一个定制靠背。

皮塔口袋

小提示

用材料模拟时，我们仍需用手来模拟，这是一个综合、创新、解决问题的过程。

最好用一个评定椅或"模拟椅",模拟椅需能做以下的变化:
- 座宽和座深
- 坐垫的类型
- 靠背的高度和类型
- 坐垫－下部靠背角度
- 座位的角度
- 小腿支撑物的长度
- 小腿与座位之间的角度
- 足踏板与小腿之间的角度
- 姿势支撑物
- 座位的倾斜度

坐垫最好要足够宽,使双腿能够同时向一个方向屈曲旋转,并且,要使评测者在侧面能看清楚脊柱和骨盆的对线。

模拟椅可带有扁平的部件或塑形袋,塑形袋里装满了微粒,如聚苯乙烯粉末、橡胶块或者豆子。这个袋子通过管道与真空泵相接,抽出空气以后,微粒就挤在了一起。袋子是用可伸缩的材料制成的,这样就可以很容易地塑形。在塑形的初始阶段,袋内的真空压力较低,此时袋里的微粒还可以自由移动。终末塑形完成时,袋内的真空压力较高,微粒就不会移动了。

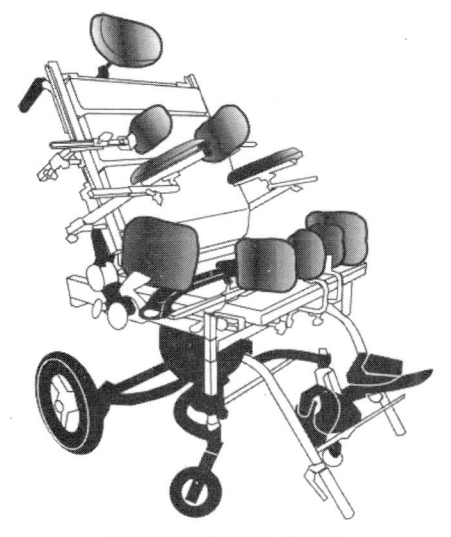

带有扁平部件的模拟椅

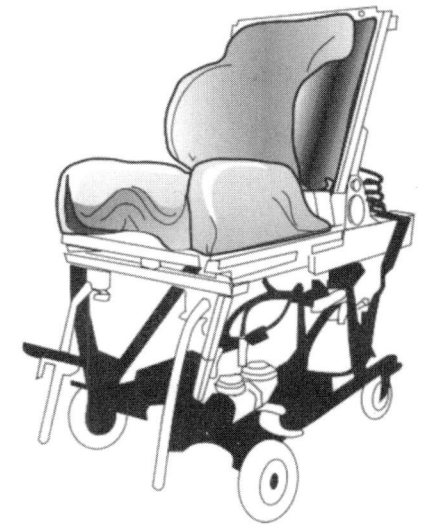

带有塑形袋的模拟椅

注意:做成模拟椅之后进行测量最容易。

图解特殊坐位与座位

杰米·努恩和我与同伴项目组一起在墨西哥阿由亚（Ajoya）设计并制作了一个模拟椅。用一个伸缩管和枢纽分别改变坐垫－下部靠背角度和座位的角度，在前轮下面装了一个楔子以方便调整整个模拟椅后仰的角度。把泡沫塑料刻成与骨盆、骶骨、躯干和臀部形状相适应的支撑物，在这些支撑物的后面贴上尼龙搭扣，在靠背和座位上贴上尼龙搭扣带，这样我们便可以很方便地移动这些支撑物，也能够上下移动足踏板。

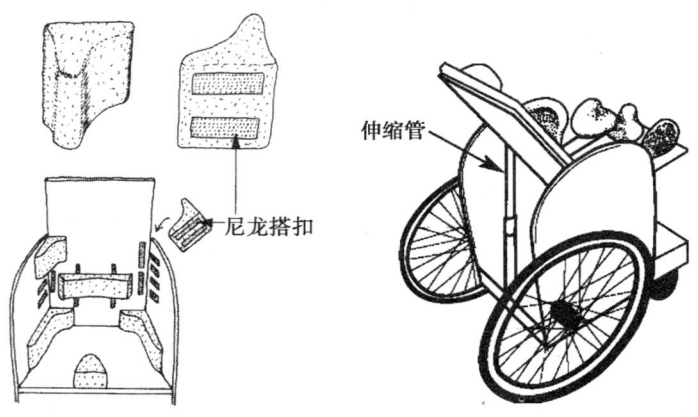

莫尼卡·罗克（Monica Rock）分享了他在伯利兹城的一个项目里使用的设计。他用一条穿过椅子上小孔的带子把臀部、骨盆、躯干的支撑物与靠背和座位系在了一起。坐垫－下部靠背角度是可以调的。

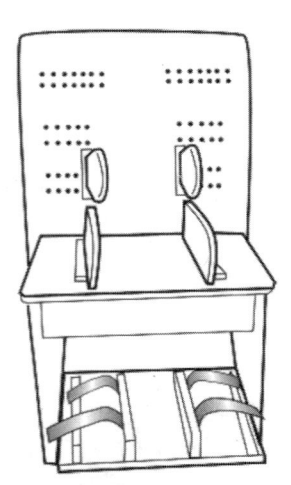

可调节的骨盆和躯干支撑物

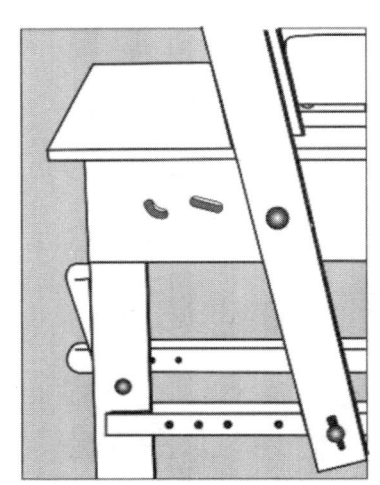

可调节的骨盆和躯干支撑物

> 不要局限于自己的思维，要有创造性，最重要的是要会观察、听、感觉并接受新的未知事物。

第5～13章包含了关于不同姿势支撑物和部件的建议和想法。记住，写这一部分的目的是启发思维,并介绍一些基础概念。在用材料模拟时,起初也许你会用到这里提到的材料、形状进行设计,然后你应该在这基础之上不断创新。你的手边要有足够的木块、楔子和泡沫碎片来供你切割和成型。需要不同宽度的条带,使你可以尝试不同的摆放方式。最重要的是要牢记此人的目标以及怎样进行姿势摆放使她可以进行功能性活动。思考为了达到这个目标应该怎样设计座位系统的每一部分。常常自问"为什么要选用这个支撑物"?你应该能解释选用每一个部件或者支撑物的原因。尝试使用不同的形状、接触面和摆放位置。

用材料模拟

在亚伦的轮椅里,我们做了座位系统的"实体模型",把一块木头削好以适应轮椅的横杆,并以它为坐垫的基架。把一块1英寸(2.5厘米)厚的密实泡沫剪成与木块同样的宽度,把它放在坐骨结节的前面(坐骨前撑垫),把一块硬泡沫放在右臂支撑物和骨盆之间,把一块木头裁好放在靠背管的前面,作为靠背的结构基架。靠背的高度是从座位表面到肩胛骨下角下1英寸(2.5厘米)的距离,拿一块密实的泡沫(下部靠背),修剪并使之适应骨盆和骶骨的形状,并略微向骨盆上方成角。再拿一块密实的泡沫(上部靠背)修剪并使之适应躯干的形状。以与挡板成90°的方向在坐垫上绑一个带子,在坐垫上双膝之间放一块泡沫,在左侧足踏板上绑一条带子,使它能在45°的方向上牵拉左踝。

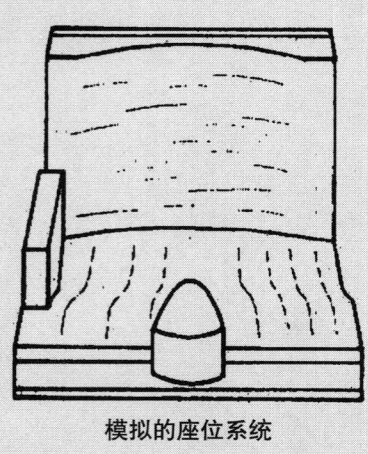

模拟的座位系统

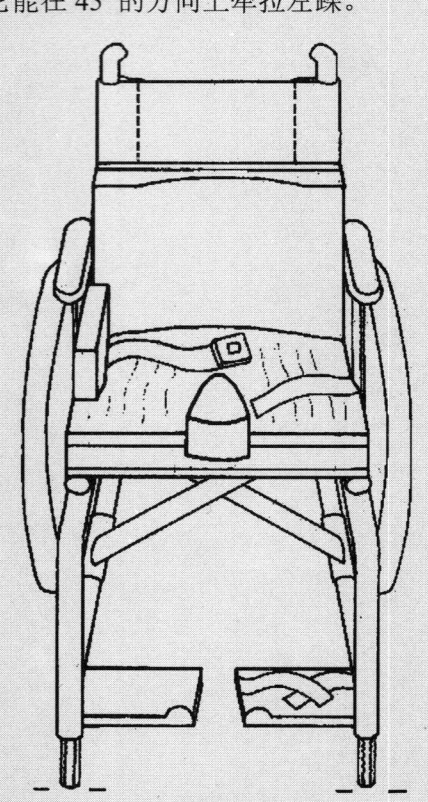

在现有的轮椅上进行座位模拟

六 坐在模拟座位系统上的活动能力

在第2章"二"部分，我们介绍了此人在现有的座位系统或轮椅上的活动能力，以及她做这些活动的方法。现在，让她坐在模拟的座位系统上，再次评定她的活动能力。问：
- 此人还能进行主动活动吗？
- 观察她是怎样活动的，她是怎样稳定身体并进行功能性活动的？
- 模拟的座位系统能提供需要的姿势稳定性、支撑，使之自由进行功能性活动吗？

如果可能的话，要评定此人在座位系统上要做的所有重要活动。坐在模拟椅上可能难以完成某些活动，所以要留心记下需要做的活动，并评定能否完成这些活动：
- 驱动轮椅。
- 穿衣。
- 沐浴。
- 如厕。
- 进食。
- 交流。
- 桌面活动。

还记得在第1章介绍的下面几个案例吗（P17）？

萨米（Sammy）

把交流板放在萨米的膝上小桌上，他的治疗师希望他能通过视觉选择用交流板进行交流。当他坐在模拟座位里，身体受到良好支撑时，我们再一次评定了他的视觉选择能力，发现要达到他的目标，需要再给他装个头托。所以，我们修改了模拟座位，增加了一个头（颈）托。

马吉（Maggie）

马吉的妈妈希望她能够得着并打开放在她膝上小桌上的3个环形开关。当她坐在模拟座位里，各部位支撑良好时，我们再次评定了她的上肢功能。她最初的目标描述了上肢功能的类型，以及上肢活动的位置和方式，我们发现要做这个动作，她需要更多的躯干和肩部的支撑，然后我们相应地修改了她的模拟座位。

亚伦的故事

在模拟座位里的活动能力

让亚伦坐在模拟座位里,我们再次评定了他的活动能力。当亚伦驱动轮椅时,他躯干下部向右移动,靠着上肢支撑物来稳定身体,躯干上部向左倾斜去够左侧的轮子,这就要求轮椅应该足够窄,使他不需倾斜太多就够着轮子,而且,驱动轮椅时需要给他的肩胛骨留有足够的活动空间。

亚伦喜欢在移动和舞动时向前、后、左、右移动身体,骨盆的固定带能提供足够的稳定性,并且不限制这一活动。需要在他身体的侧面留有足够的空间,使他能够完成上述活动。为了穿上衬衣,他要向前屈曲躯干并向右旋转。当他使用左手来进食、画画或用盲文点字笔来写字时,他的腿能保持中立位,但他的右臂易于过度屈曲。当他的右前臂放在胸前的桌子上、肘关节屈曲时,他的左手对功能性活动能控制得更好。

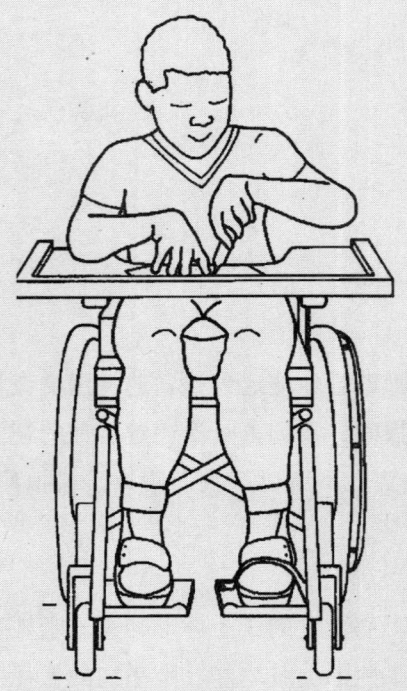

坐在模拟座位里改善了的姿势和功能

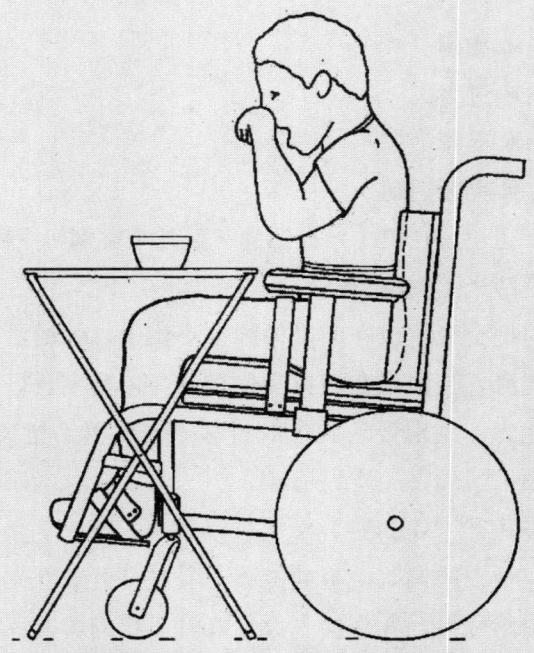

坐在模拟座位里,提高了稳定性,改善了功能

参考文献

1. Noon J. Personal communication. Fall 2008.
2. Bergen A. Information gathering through simulation. *Proceedings from the 21st International Seating Symposium*. 2005:71-4.
3. Waugh, K. Using a planar seating simulator as part of a comprehensive wheelchair seating assessment. *Proceedings from the 19th International Seating Symposium*. 2003:75-8.
4. Jones K, Bazata C. Simulation and molding: Understanding the differences and honing the skills. *Proceedings from the 22nd International Seating Symposium*. 2006:201-4.
5. Werner D. *Nothing About Us Without Us*. Palo Alto, CA: Healthwrights; 1998.

第 4 章　明确目标

统一此人的目标和座位系统的目标

现在我们开始确定更多关于座位/移动系统应该怎样为此人服务的明确而现实的目标。我们总结了此人的特定姿势和功能目标，并与座位/移动系统的目标相匹配。根据在模拟中获得的姿势和功能信息，我们可能会改变目标。此外，本节将包括与活动基础有关的座位系统的必需物品。例如，脊髓损伤四肢瘫痪的阿方索是这样明确目标的。

1. 阿方索的姿势和功能目标

（1）轮椅前进时舒适而平稳地坐着。
- **骨盆**：为了增加稳定性，需要在稍微后倾位能够向后滚动。
- **躯干**：为了稳定性，需要能够向前弯曲（脊柱后凸）。
- **肩胛带**：驱动轮椅时，需要留有肩胛骨活动的空间。

（2）当他用电脑工作时，把他的后背支撑在一个更直立的姿势。
- **骨盆**：为了让他的骨盆处于更加直立、中立的姿势（减少后倾），需要从后面给予支撑。不应该有过多的压力压在骶骨上，因为他的骶骨棘突很突出。
- **躯干**：需要在他的下胸腔、腰椎和胸椎给予适度的接触和支撑。

（3）让他的躯干靠在旁边，使他不需依靠手臂来支撑，使他能在 2～3 英寸（5.1～7.6 厘米）的范围内侧向移动躯干。把支撑物从上到下弯曲成与他胸腔相应的角度来支撑他的躯干。

（4）使他能够独立使用滑板移乘到床、坐便器和浴台上。

（5）避免在坐骨结节和骶骨处形成褥疮。

2. 座位/移动系统的目标

（1）在轮椅前进过程中，支撑阿方索的骨盆和躯干处于中立位。

- 靠背应接触并适应他的骨盆、脊椎、下部胸廓和背部的形状,并支撑他的姿势在中立位〔骨盆微微后倾、腰椎平坦、胸椎略向前弯曲(脊柱后凸)〕。它应该向上延伸到他的肩胛冈,并留有肩胛骨在各个方向活动的空间。
- 应把座位系统固定在轮椅里,他的肘关节应该能在肩后屈曲90°,以便他能有效地驱动轮椅。轮椅的轮轴应与肩关节在同一条垂线上。

(2) 当他在电脑前工作时,骨盆的后面和背部应提供更多的支撑。阿方索应该能够自己调节支撑物以适应不同的活动。当把他支撑在更直立的姿势时,靠背要抵住他的骨盆上部和腰部,但在骶骨的棘突处要有释放。

(3) 在侧面支撑他的躯干,但要允许躯干做2~3英寸(5.1~7.6厘米)的侧向运动。躯干的侧向(方)支撑物应在腋下4英寸(10.2厘米)、距离躯干侧面1英寸(2.5厘米)。它们应该有一只手那么宽[3英寸(7.6厘米)],并从上到下弯曲成与他的胸腔相应的角度。为了便于移乘,这个座位系统上的支撑物应该能翻转或者移动。

(4) 座面高度要与床、厕所和浴台的高度相同。为了便于移乘,要能拆掉上肢支撑物,翻转小腿支撑物。

(5) 设计好坐垫,防止坐骨结节和骶骨下面压力过大。坐垫应该为骨盆和大腿提供一个稳定的支持面。

其他的座位/移动系统目标

用模拟座位系统评定亚伦的功能后，我们意识到还有其他因素（除预模拟目标外）需要考虑。亚伦需要一个让他只用左手就能驱动轮椅的驱动装置。亚伦的座位高度必须足够低，以便他可以很容易地从轮椅上站起来。同时，座位系统和轮椅必须足够窄，以便他不用向左侧倾斜太多去够驱动轮。如果桌面接近他的胸部以支持他的右肘和前臂，他就能更好地控制自己的左手。

许多部件需要让亚伦自己来操纵，如姿势带、大腿内侧支撑物、可翻转的小腿支撑物和踝带。他的矫形医生担心，如果允许髋关节活动、内收，髋关节将来可能会半脱位。内上方的大腿支撑物应该阻止这种运动。亚伦的治疗师也担心他的脊柱后凸加剧。尽管他的躯干在模拟座位系统里仍然是后凸的，他的头在支持基础的上方平衡很好，我希望这不要加剧他的脊柱后凸。

为了使他用左臂驱动轮椅的效率达到最大，需要把座位系统放在轮椅上，使亚伦的肩关节在车轮轴的正上方活动。为了适应不同的活动和亚伦的成长，手臂支撑物的高度应该是可调的。如果手臂支撑物变短了，他可以更容易地接近桌子。把手的最佳高度为36英寸（91.4厘米），使他的父亲和母亲可以轻松地推轮椅。坐垫表面覆盖物要易于清洗，因为他总是掉很多食物在他的膝盖上。亚伦将需要两个座位系统：一个放在新的轮椅上，另一个放在旧轮椅上。由于在学校和家里，座位系统不需要从轮椅上拿下来，因此把座位系统和轮椅作为一个整体来运送，然而，那个用在旧轮椅上的座位系统需要拿下来，以便把轮椅折叠放在他父母的车里。

第2部分

座位系统的设计

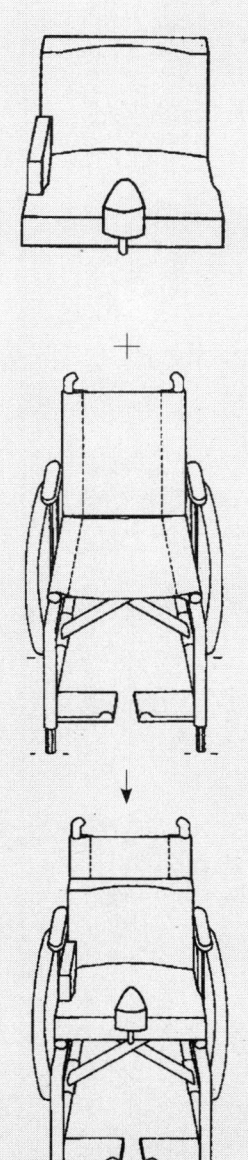

第 5 章 座位的一般准则

如果一个人使用的是普通轮椅或者没有座位系统的轮椅，那我们如何给他装配座位支撑物呢？普通的轮椅有悬吊带或松散吊床材料做的座位和靠背。随着时间的推移，吊带会变得松散并且中部下垂，通常与此人的身体结构一致，但这会造成不良的姿势。与此相反，座位系统是用坚固的材料设计、制作的，可提供更多的姿势支撑。在本书中，座位系统坚固并不意味着坚硬或完全不可弯曲，它是指表面有一些刚性的结构材料，使它不会随着时间的推移而明显缩小或过度伸展。其硬度是不同的，坚硬的表面材料有木材、塑料、瓦楞纸层、密实的半刚性泡沫等。坚固的表面上通常覆盖有更柔软、更易随人体形状变形的材料。基本的座位系统⊕都有坚固的靠背⊕和坐垫⊕。**姿势支撑装置**⊕（座位系统）是"一个连接到轮椅的结构，与人的身体有一个接触面，用于纠正或调节人的坐姿"。

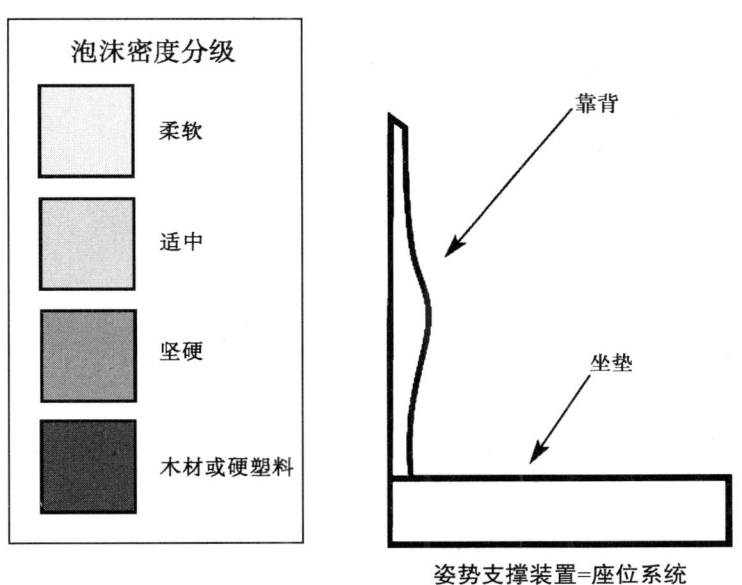

姿势支撑装置=座位系统

> 注意：当本书首次使用一个国际标准化座位／移动系统术语时，在它的右边加一个⊕符号。

一 靠背支撑

1. 靠背的用途

通过用手模拟，你应该知道靠背应该怎样发挥它的功能。如果把用手模拟获得的信息转化成语言，你应该能描述每个人使用靠背的目的。一般，靠背应该有如下用途：

- 在舒适的**中立位**支撑此人的骨盆、骶骨、腰椎和躯干。
- 与身体背部（骶骨、胸壁、脊柱胸腰椎段）的形状相适应，并留有臀部的释放空间。
- 分散压力，防止敏感的骨区（髂骨、髂后上棘、肋骨、腰椎棘突、骶骨、胸椎）压力过大。
- 可以让此人**变换姿势**进行各种功能活动。
- 不限制此人的功能。

2. 类型

如果骨盆和躯干是灵活的，靠背应该做成**坚固的**。吊带靠背⊕可促使骨盆向后滚动（骨盆后倾）和躯干向前弯曲（驼背）。如果使用吊带靠背，应该时常拉紧它，以防松解下垂。

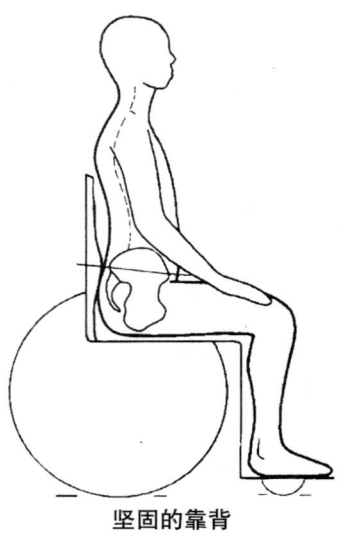

坚固的靠背

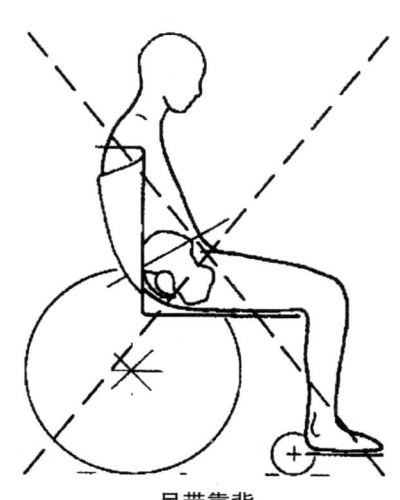

吊带靠背

3. 靠背的高度

靠背的高度取决于此人的躯干稳定性、控制性和功能要求。

（1）如果此人的**躯干控制能力和平衡能力不好**，靠背向上可延伸到**肩胛冈**。肩胛冈是肩胛骨上方的水平边缘，肩关节由此向前变圆，所以此人背部该点以上的部位将不能接触靠背。如果需要与靠背连体的**头托**，靠背应延伸到此人的头顶。

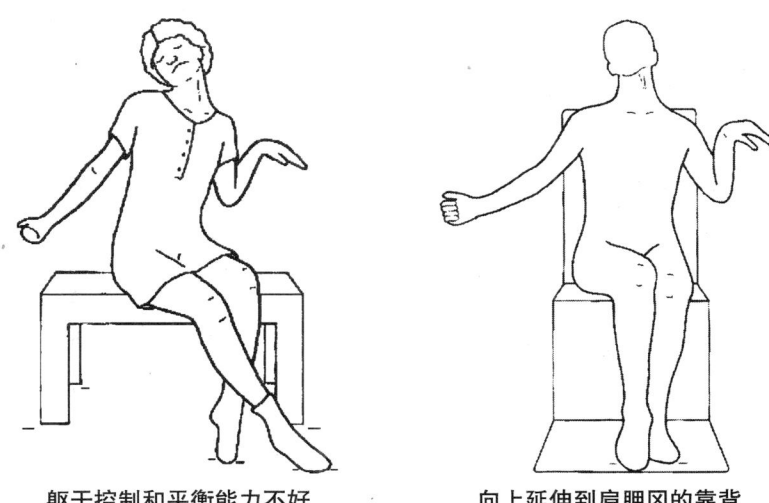

躯干控制和平衡能力不好　　　　　向上延伸到肩胛冈的靠背

（2）如果此人的**躯干控制和平衡能力尚可**，靠背上方可至**肩胛骨底部（肩胛骨下角）**下 1/2～1 英寸（1.3～2.5 厘米）。这样肩胛骨可以自由活动，这是她使用手臂时所必要的。

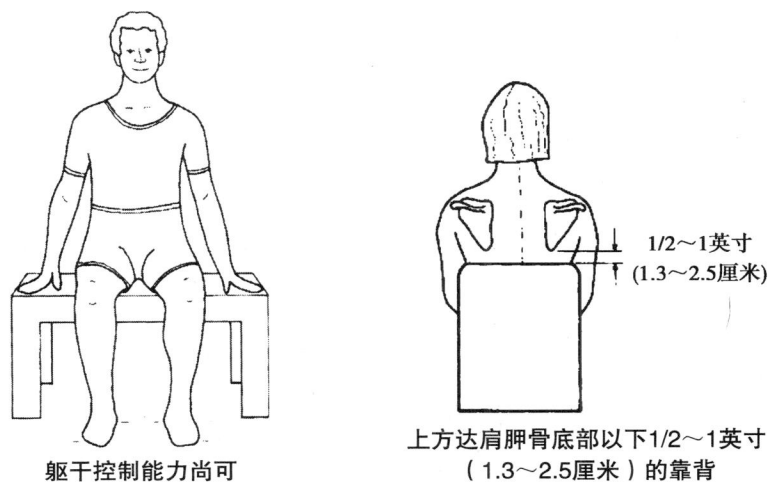

躯干控制能力尚可　　　　　上方达肩胛骨底部以下1/2～1英寸（1.3～2.5厘米）的靠背

（3）如果**靠背的高度高达肩胛冈并且此人要用到上肢**，应该**削剪或除掉**肩胛骨后的靠背区域，以使肩胛骨可自由活动。此外，可把靠背修剪得与肩胛骨的**形状相适应**，使肩胛骨能做全范围的自由活动。

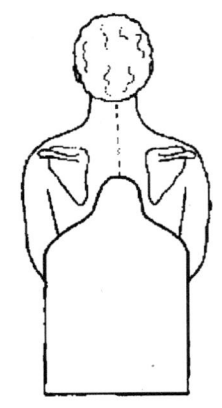
与肩胛骨形状相适应的靠背

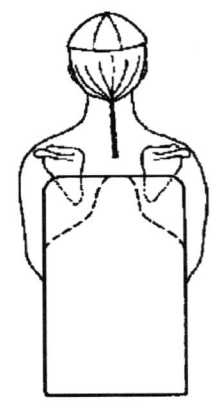
肩胛骨处削剪或释放

（4）如果此人具有**良好的躯干控制和平衡能力**，她也可以用上述高度的靠背［见(2)］。然而，如果此人是一个活跃的轮椅使用者，可用**更矮的靠背**，其上部到浮肋（11肋和12肋）可能就够了。

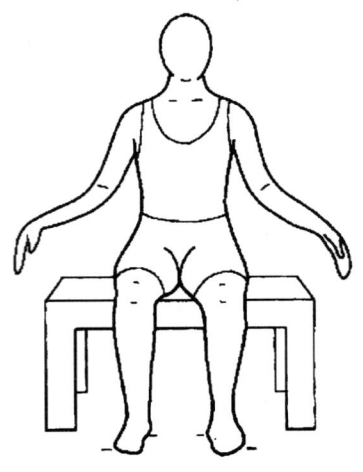
良好的躯干控制能力

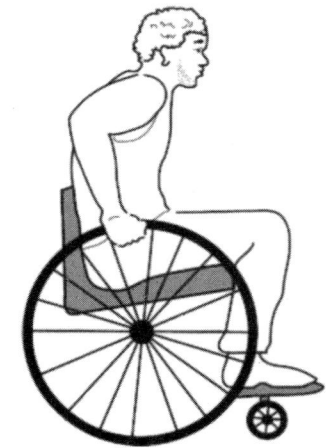
高度仅达浮肋的靠背

（5）此人的**躯干控制能力**可能会逐步提高，例如*张力过低*儿童，其躯干稳定能力是逐渐提高的。在这种情况下，此人起初可能需要一个高靠背，但是随着其躯干控制能力的提高，可以降低靠背的高度。

二 坐垫

1. 坐垫的用途

对每个人来说，坐垫的制作目标都是特定的，依她的需要而定。一般来说，一个坐垫应该：

- 为臀部和大腿提供稳定的支撑面。
- 对骨性隆起［包括骨盆（坐骨结节、耻骨）、骶骨、股骨大转子］下面有减压作用。坐骨结节是位于骨盆底部的骨性隆起，直径约为 1 英寸（2.5 厘米）。这些骨性隆起处的压力可能引起不适感，有时还会造成组织损伤，特别是体瘦的人。坐垫上应该留有坐骨结节沉入的空间，以使压力在坐骨结节和大腿下面分布得更均匀。给坐骨结节留有足够的空间，可防止骨盆在这些骨性隆起处过度摇晃。
- 适应髋关节的屈曲受限（见 P134）和（或）双腿不等长（见 P116）。

在姿势和活动方面，对不同的人，坐垫可能会发挥不同的功能。用手模拟的过程将会让你明白坐垫应该怎样给予支撑。

对某些人来说，坐垫应该允许变换姿势，允许活动和重量转移。

对于其他人，坐垫可能需要限制活动和姿势变换来帮助使用者控制肌肉的过度活动。

2. 样式

坐垫应该有一个坚固的支持基础，而不是松散的吊索座位。坐垫坚固的表面上通常覆盖着更柔软、更易变形的材料，以分散此人骨盆和大腿下面的压力。吊索座位可能引起骨盆向后滚动（骨盆后倾）及大腿向内转动。如果使用吊索座位，则需要时常把它收紧以防下垂。

图解特殊坐位与座位

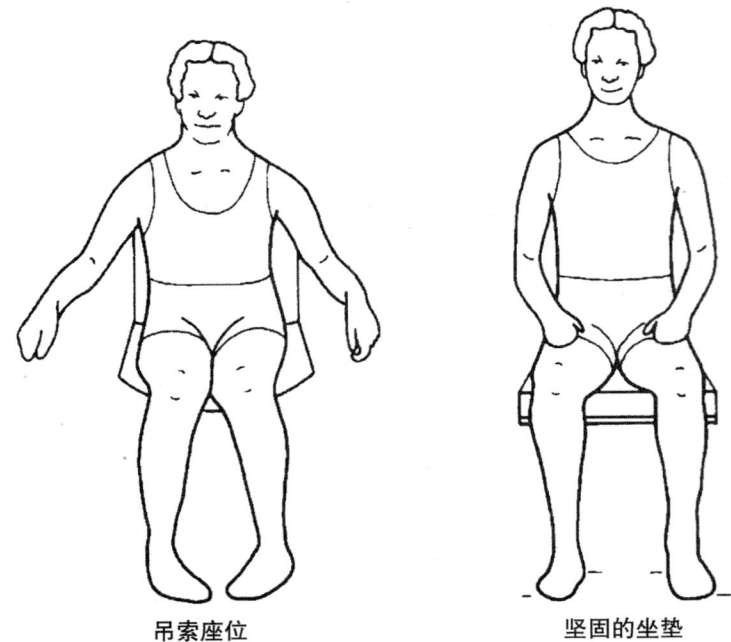

吊索座位　　　　　　　坚固的坐垫

3. 座位深度（座深）

座位应能支撑整条大腿，通常它的深度应为臀部背面到膝后 1/2 英寸（1.3 厘米）的距离。

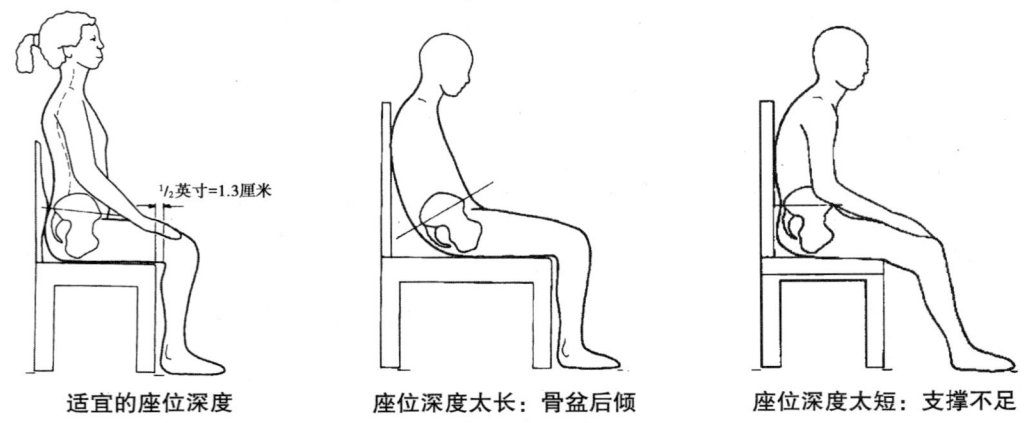

适宜的座位深度　　　　座位深度太长：骨盆后倾　　　　座位深度太短：支撑不足

如果**双腿不等长**，一条腿比另一条腿长 1 英寸（2.5 厘米）或更长，则需加深长腿下方的座位。对于短腿来说，座位太深，那么该侧的骨盆将被拉向前或旋转。

第5章 座位的一般准则

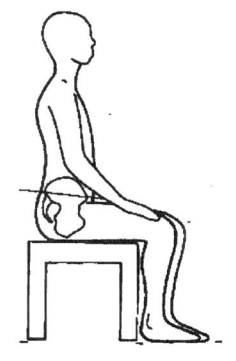
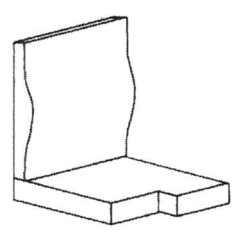

加深长腿下的座位深度

三 设计方案

怎么把座位系统与可动的基础装置（轮椅、手推车）组合起来？有许多可能。下面介绍四种情况。

1. 综合的姿势支撑装置⊕

可以改造轮椅。例如，可把覆盖有泡沫和布料的木材（姿势支撑装置）固定或嵌入轮椅框架，以使它不易移动。这种设计的轮椅是不能折叠的。

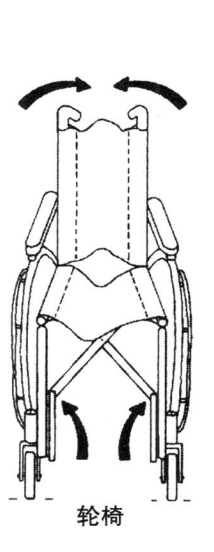
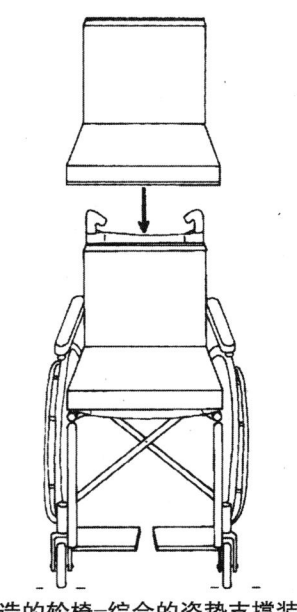

轮椅　　　　　改造的轮椅=综合的姿势支撑装置

2. 姿势支撑装置单元 ⊕

把有姿势支撑部件的座位系统做成既能与轮椅的框架相适应又易于从轮椅上取下来的形式。这可用木材、塑料或任何可用的材料来制作。

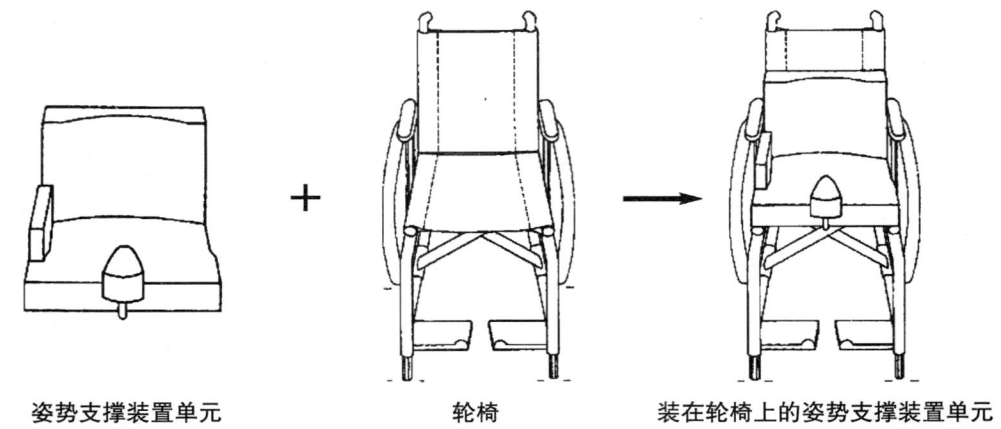

姿势支撑装置单元　　　　　轮椅　　　　　装在轮椅上的姿势支撑装置单元

3. 姿势支撑装置组件 ⊕

可用市场上销售的姿势支撑装置组件来满足此人的需要，并与座位系统和（或）轮椅的结构相适应。

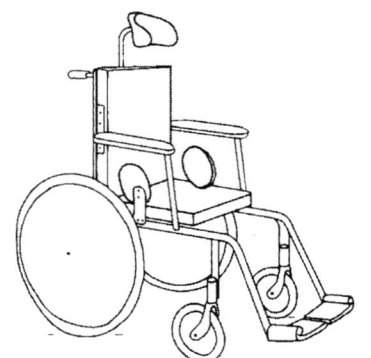

4. 座位系统：静态的与带轮的基架

座位系统可带或不带轮子。如果没有轮椅框架，它可以单独发挥功能。通常用木头或藤条来制作。这种座位系统在室外时可用大轮，在室内时可用小轮。该装置不能折叠运送。

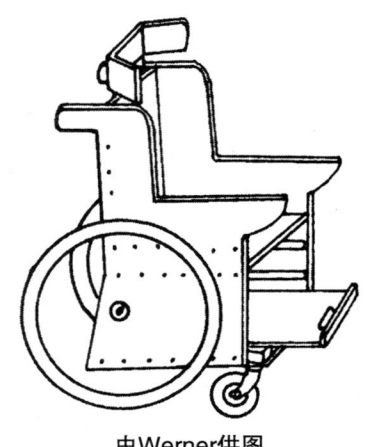

由Werner供图

参考文献

1. 2008 ISO Standards from RESNA (Inderdisciplinary Association for the Advancement of Rehabilitation and Assistive Technologies). RESNA Technical Standards Board.
2. Bergen A, Presperin J, Tallman T. *Positioning for Function: Wheelchairs and Other Assistive Technologies.* Valhalla, NY: Valhalla Rehabilitation Publications, Ltd.; 1990.
3. Trefler E, Hobson D, Taylor SJ, Monahan L, Shaw CG. *Seating and Mobility for Persons with Physical Disabilities.* Tucson, AZ: Therapy Skill Builders; 1993.
4. Ward D. *Prescriptive Seating for Wheeled Mobility.* Ft. Lauderdale, FL: HealthWealth International; 1994.
5. Presperin J. Interfacing techniques for posture control. *Proceedings from the 6th International Seating Symposium.* 1990:39-45.
6. Werner D. *Disabled Village Children.* Palo Alto, CA: Hesperian Foundation; 1987.

第3部分

针对特定姿势问题的座位支撑

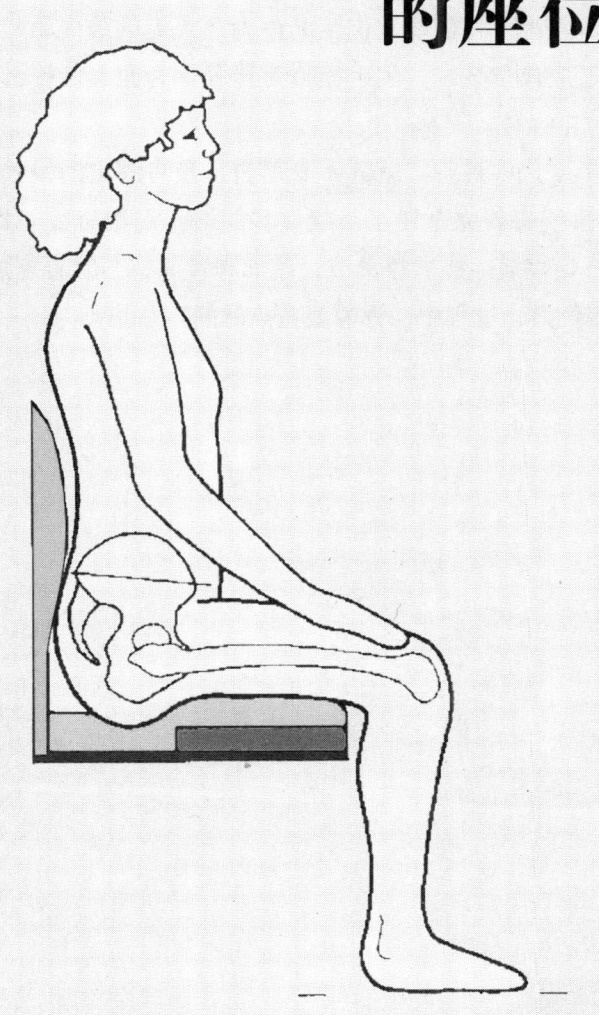

图解特殊坐位与座位

　　这一部分为制作特定的座位系统提出了一些系统化的建议，对于身体不同部位的姿势给予不同的座位支撑。这样，它就与第1部分——评定相关联了。本章也包括使用减压垫和轮椅的注意事项。在骨盆、臀部和下肢、踝关节和足、头和颈部、肩胛带和手臂处给予支撑。但要记住，**应该把人看成一个整体**。就如同评定时一样，应先将人作为一个整体来看待，然后专注于支撑和稳定特定的躯体部位。当支撑坐位时，应不断地进行再评定。它就如同舞蹈时，身体一些部位发挥支撑作用，此时观测、感觉身体其他部位的反应。舞蹈中舞步时而分开，时而靠近，也就是说评定时要将人看作一个整体，而有时注重身体的特定部位。

　　每个人的姿势选择、功能和健康需求都是独特的。用新颖、开放的思维——初学者的思维，即充满问题而不是答案，去接触每个人。不需要马上知道答案，不用担心，因为答案随后就会出现。留出自己的时间和空间去思考问题，尽可能地让自己的眼睛、耳朵、手、思维和直觉都活跃起来，因为你将需要它们帮助你为此人提供最佳的座位系统。**要让座位系统适应人而非人适应座位系统**。用手模拟可指导你为此人做什么样的姿势支撑物。

　　座位设计是一门艺术。它是一个变化的过程，就其本身而言，没有既定的模式存在。如果让一个人去适应一个座位系统那就完全错了，就像买的鞋不是很合脚一样。穿上这鞋，脚会不舒服，踝关节也开始疼痛，接着膝关节、髋部和背部都会跟着疼痛，以至于最后痛得无法下地走路。在座位设计过程中，你需要花点时间。

第 6 章　骨盆

我们的运动几乎都是从骨盆开始的。记住，坐位时，骨盆是支撑的基础，是基石。如果骨盆固定于特定的姿势，那么身体的其他部位可能也会固定。如果骨盆能够达到中立位姿势，那么身体的其他部位也很可能会达到中立位姿势，因此，如果骨盆的下部是灵活的，我们应该在此人直立的中立位姿势下支撑骨盆。根据评定，骨盆是否：

- 向后滚动（骨盆后倾），还是向前滑动？
- 向前滚动（骨盆前倾）？
- 向一侧倾斜（侧倾）？
- 向一侧转动（旋转）？

一　骨盆向后滚动或者向前滑动（骨盆后倾）

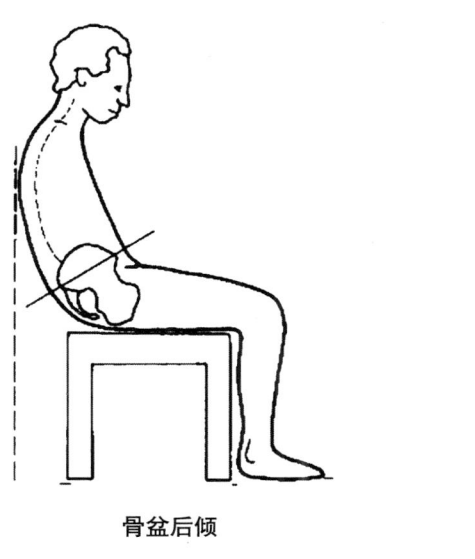
骨盆后倾

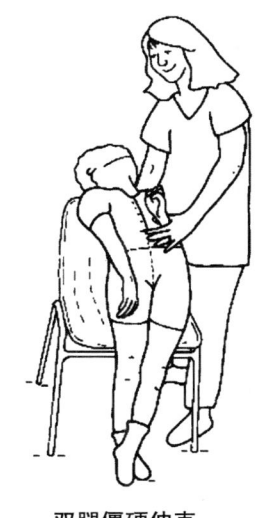
双腿僵硬伸直、骨盆向前滑动

如果此人的骨盆**向后滚动（后倾）**，或者坐位时**双腿僵硬伸直并且骨盆向前滑动**，应该考虑设计这些部分：靠背、坐垫、坐垫-下部靠背角度、骨盆前面（前方）支撑物、倾斜。要同时考虑上述五个部分，仅仅使用一两个部件可能不足以有效地支撑骨盆。

1. 靠背

由于靠背上下部分的作用不同，把靠背分为两个部分：上部靠背和下部靠背。下部靠背起始于坐垫向上延伸到骨盆顶部 / 骶骨的后面。用手模拟所获得的信息将指导你根据需要设计支撑物：

- 手应在**哪儿**支撑、矫正、稳定骨盆？
- 应该用**多大的力量**来"矫正"骨盆的姿势？
- 手向**哪个方向**给予支撑？

下部靠背应：

- 在此人舒适的**中立位**支撑骨盆、骶骨和腰椎。
- 适应此人躯干背部（骶骨和骨盆）的形状，给臀部留有空间。
- 应分散压力以避免敏感的骨性隆起部位——髂骨嵴、髂后上棘、骶骨棘突和腰椎承受过度的压力。

灵活的

下面是关于下部靠背的意见，适用于骨盆是灵活的（相对于腰椎），并且*髋关节屈曲角度*不小于 90°（更接近于直角）的人。记住为了提供比吊索靠背更多的支撑，开始时使用坚固的下部靠背。

下部靠背可选的方案

（1）**骶骨和（或）骨盆后侧支撑物**⊕。**支撑骨盆顶部和骶骨**以使骨盆保持竖直的中立位姿势。如果骶骨（骨盆）支撑物在侧方加宽并与骨盆的形状一致，它可以使骨盆呈杯状，也就能够给予更多的支撑。

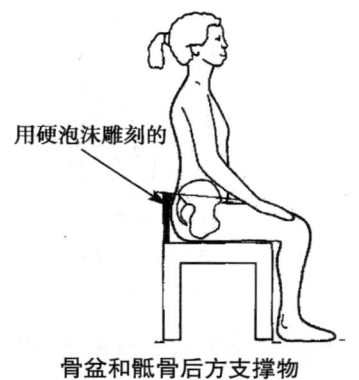

骨盆和骶骨后方支撑物

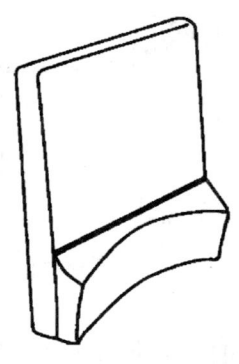

骶骨/骨盆支撑物使
骨盆呈杯状
–正面图–

（2）**改变下部靠背的角度和形状**，使它的最高点刚好接触骨盆顶部（髂嵴）的下方，并且使下部靠背与骶骨平行。

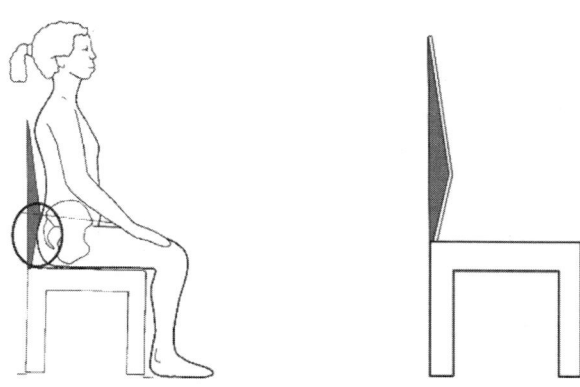

改变下部靠背的形状

（3）**放于吊索靠背后面的坚固支撑物**。如果此人要继续使用吊索靠背，则要在其后方增加一个坚固的支撑物以支撑此人的骨盆和骶骨。可用硬质成型泡沫、橡胶、塑料垫来做这种坚固的支撑物。在这个坚固的支撑物后面，装上一两条带子（如果可以，加个环扣），以便调节松紧度。

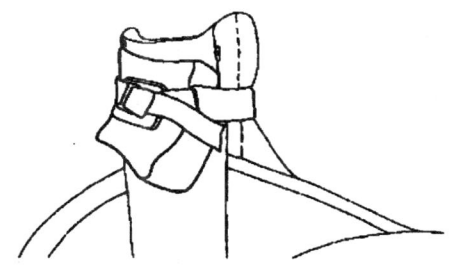

吊索靠背后面的坚固支撑物

设计挑战

适应性：

我们的首要姿势目标是把此人的骨盆支撑在中立位。下部靠背能否允许或支撑不同的姿势以便此人进行功能性活动？这可能意味着支撑骨盆使其向前滚动（此人做前面的活动时，比如桌面活动）而非在中立位姿势。或者此人有时可能想要其骨盆向后方滚动，例如推动轮椅下坡时为了安全需要。可调节的靠背可能是：

- 可以移动的。
- 可以改变形状或大小（充气垫，可调节的带子）。

你还有其他的想法吗？

固定的

如果骨盆向后方滚动（骨盆后倾）且在腰部（腰椎）固定：

（1）**不能采用为竖直骨盆、使其中立位而设计的下部靠背**，它可能会向前推动骨盆使其离开座位。相反，要用按骨盆和骶骨的形状塑形的下部靠背去支撑骨盆。可能要使座位系统向后倾斜和（或）加大坐垫－下部靠背角度。

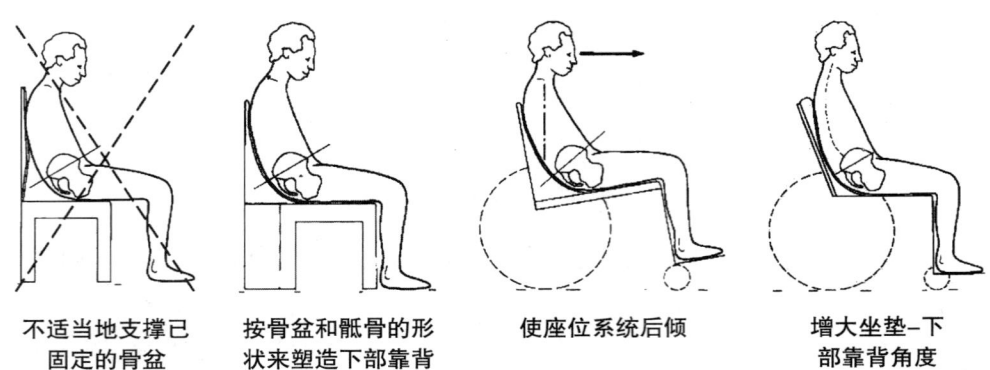

| 不适当地支撑已固定的骨盆 | 按骨盆和骶骨的形状来塑造下部靠背 | 使座位系统后倾 | 增大坐垫－下部靠背角度 |

（2）有时此人在一个姿势下坐久了，她的背部、头部、颈部会平衡地固定于这个姿势。你可能不想改变现有的靠背，但是，如果此人用的是带有吊索靠背的轮椅，你要考虑**用带子来加固吊索靠背**或者用可调节松紧的靠背来替换它，以免吊索靠背进一步松弛、伸长。

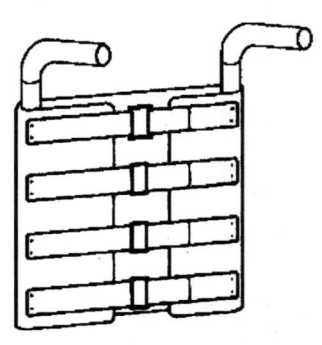

用带子来加固吊索靠背

注意：如果此人有诸如髋关节和脊柱的活动受限，那么她需要接受治疗或训练。建议进行手法治疗或采取其他姿势（例如支撑下站立、俯卧位）。

2. 坐垫

下部靠背是骨盆和骶骨后部的主要支撑物。应如何用坐垫来抑制骨盆过度向后滚动（骨盆后倾）呢？坐垫应该：

- 为骨盆和大腿提供一个稳定的支撑面。
- 在骨性隆起下方有压力释放区。
- 适用于髋关节屈曲受限和双腿长度不等的情况。

对于有些人，坐垫应该：

- 通过活动和重心转移来变换姿势。

对于另外一些人，坐垫可能：

- 由于肌肉过度活动，而要限制运动或姿势变换。

可选方案

（1）**波状垫**。坐垫应根据坐骨结节的形状来缓和地塑形，它要尽量少地控制骨盆活动，并且整块泡沫的硬度要一致。如果此人能够移动和转移重心，坐垫不能限制她做这些动作。当骨盆受到外力作用而形成后倾位或者双腿僵硬伸直、骨盆在座位上向前滑动时，坐垫的这种作用会减弱。

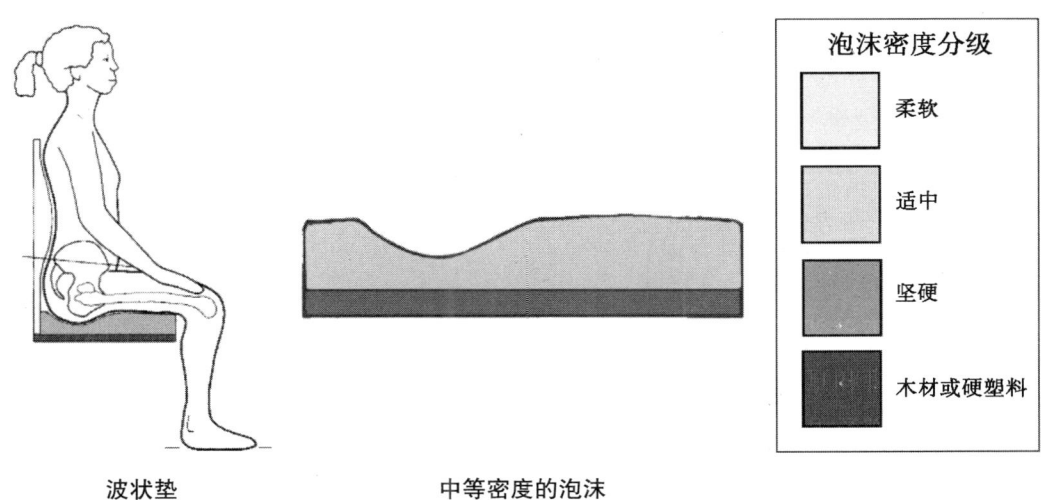

波状垫　　　　　　　中等密度的泡沫

> **注意**：在整本书中，我们用到了各种形状的靠背以及不同的坐垫 – 下部靠背角度，为什么呢？因此，你不要局限于任何一种观念。

（2）**不同密度的泡沫**使得骨盆能够在软泡沫材料中下沉。坐垫的前方和底部应该用硬泡沫，以进一步防止骨盆向后方滚动（后方倾斜）。这种坐垫与缓和塑形的波状垫相比，能更好地控制骨盆。

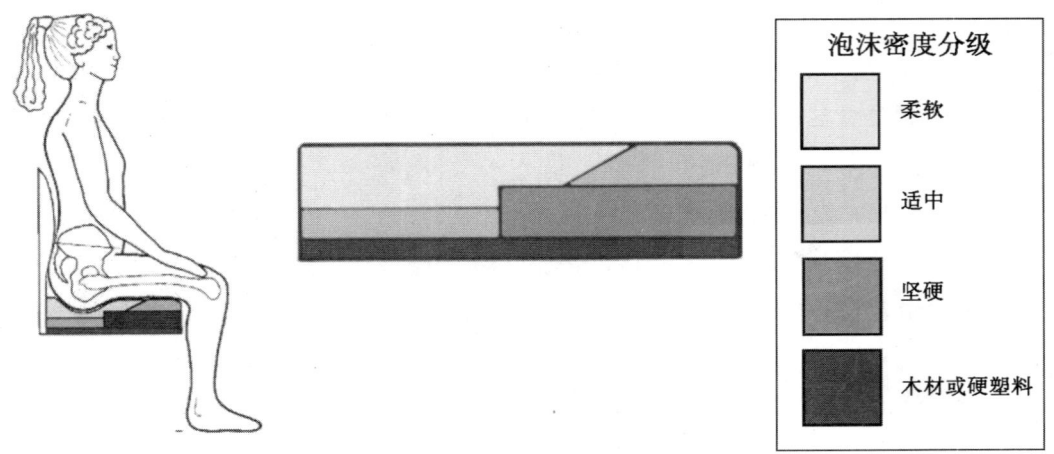

不同密度的泡沫

（3）抗强伸座位 上离坐骨结节大约1英寸（2.5厘米）处有一块儿硬泡沫垫（坐骨前撑垫），它的表面包了一层软泡沫。抗强伸座位与设计良好的靠背一起使用时，将比上述（1）、（2）方案更好地控制骨盆。当骨盆开始向后方滚动（后方倾斜）时，也会被动地向前滑动或推动，那么坐骨结节就会接触到泡沫垫，可以防止骨盆进一步向后倾斜。这个垫子必须用硬泡沫（例如，密度为28.8～35.2 kg/m^3 的硬聚乙烯泡沫）来做，因为软泡沫会压缩变形。当然，不要将泡沫垫的后沿削尖或改成楔形，因为这样坐骨结节就会移动。

泡沫垫一般放在坐垫深度的1/2～2/3处，但是最好通过触诊坐骨结节来确定泡沫垫的位置。泡沫垫的高度范围是3/4～2英寸（1.9～5.1厘米），根据此人的体形和体重确定，其表面应覆盖厚度不小于1英寸（2.5厘米）的软泡沫。如果此人有骨刺、疼痛、褥疮倾向或腘绳肌非常紧张，那么使用抗强伸座位时应该十分小心。

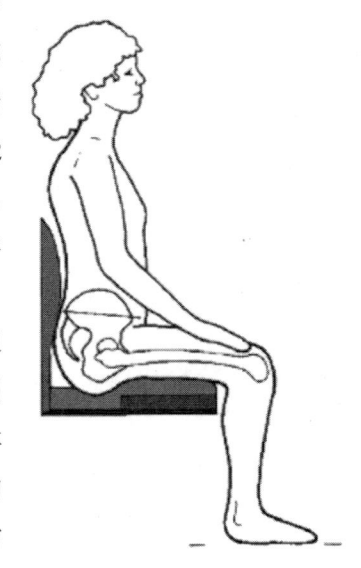

抗强伸座位

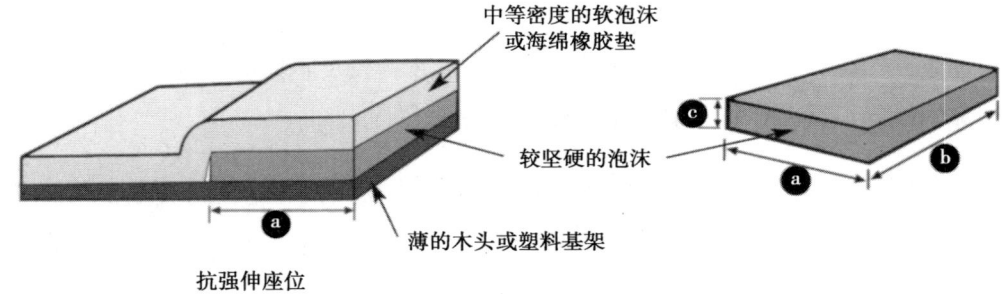

抗强伸座位

第6章 骨盆

ⓐ 硬泡沫的深度至关重要，它取决于坐骨结节的位置（见下面）。

ⓑ 硬泡沫的宽度等于座宽。

ⓒ 硬泡沫的高度取决于此人坐骨结节的高度，如果坐骨前撑垫做得太高，骨盆（及整体姿势）将会失去稳定性。

为制作坚硬的坐骨前撑垫（抗强伸撑垫）要做的测量：

❶ 检查骨盆是否处于竖直位。

❷ 测量坐骨结节前方到膝盖后方的距离。

❸ 除去软泡沫的厚度和释放空间。

❹ 除去膝盖后方的空隙。

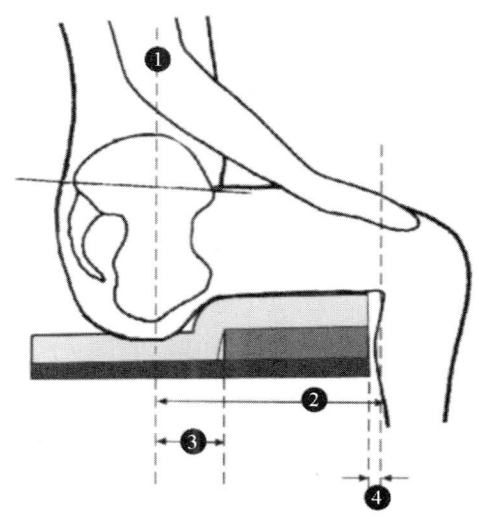

为制作坐骨前撑垫进行的测量

进一步改装抗强伸座位：

- **前方向下倾斜**。如果此人髋关节屈曲角度较大或者超过 90°，则抗强伸座位的前方可以适当向下倾斜。
- **前方成楔形**。如果此人下肢张力很高而僵直，那么可以将抗强伸座位的前方做成楔形。
- **双侧不齐**。如果此人的骨盆已经旋转固定（一侧向后旋转，另一侧向前旋转），就要把坐骨前撑垫做成双侧不齐的（前后方向上）。
- **切除**。如果两侧髋关节不能弯曲（屈曲）到同一角度（不同的髋关节屈曲角度），那么可把一侧的坐骨前撑垫切除一部分。

图解特殊坐位与座位

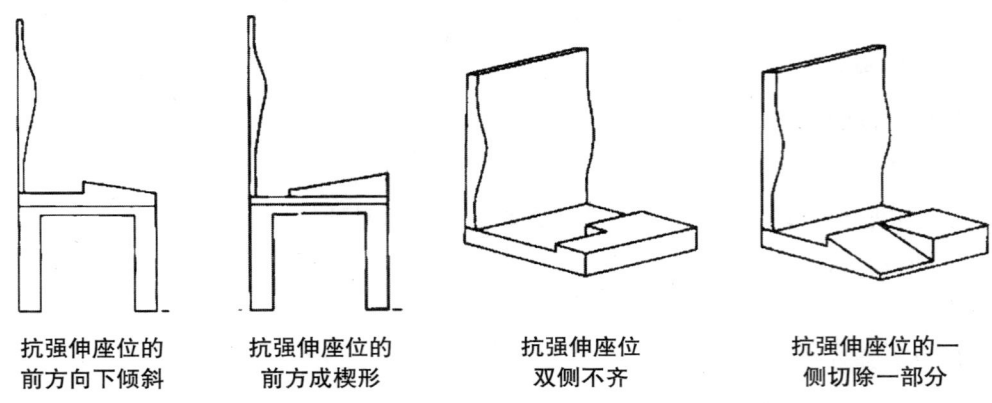

| 抗强伸座位的前方向下倾斜 | 抗强伸座位的前方成楔形 | 抗强伸座位双侧不齐 | 抗强伸座位的一侧切除一部分 |

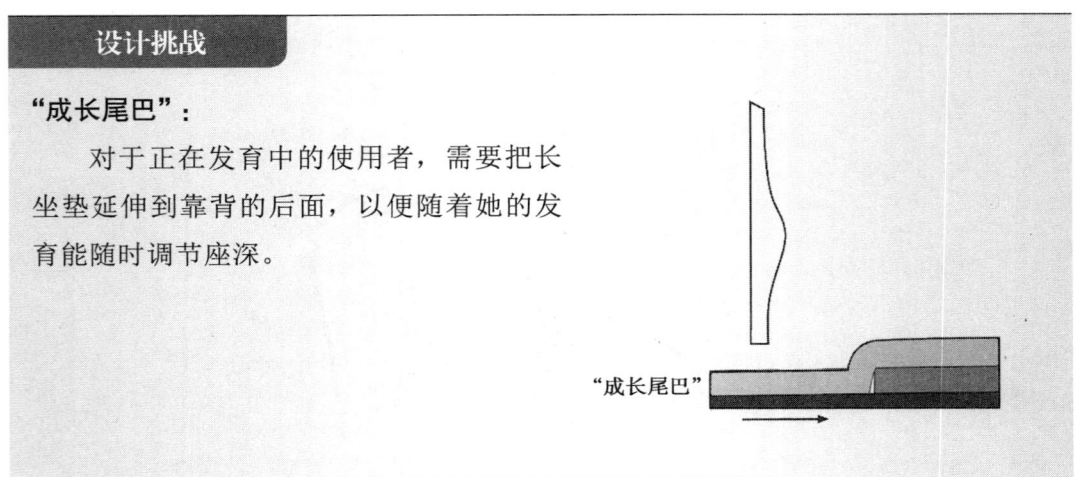

设计挑战

"成长尾巴"：
　　对于正在发育中的使用者，需要把长坐垫延伸到靠背的后面，以便随着她的发育能随时调节座深。

"成长尾巴"

3. 坐垫 – 下部靠背角度⊕

确定了靠背和坐垫的特点之后，要决定坐垫和靠背之间的角度。

适宜的坐垫 – 下部靠背角度应该：

- 使骨盆处于中立位。
- 考虑到髋关节和脊柱的灵活极限。
- 使头在骨盆上方姿势平衡、直立。

对于有些人，应该：

- 改善躯干的活动性与稳定性（例如肌无力的儿童）。

对于另外一些人，应该：

- 缓解痉挛，抑制异常的运动。

我们该如何决定坐垫 – 下部靠背角度呢？

首先，使坐垫-下部靠背角度与此人的髋关节屈曲角度相匹配。

接着，尝试不同角度并评定它们对以下因素的影响：

- 头的平衡。
- 躯干的控制。
- 痉挛和异常运动。

灵活的

如果骨盆是灵活的（在腰椎处），而且髋关节屈曲角度能达到90°或更大，那么：
（1）坐垫-下部靠背角度为90°～110°。

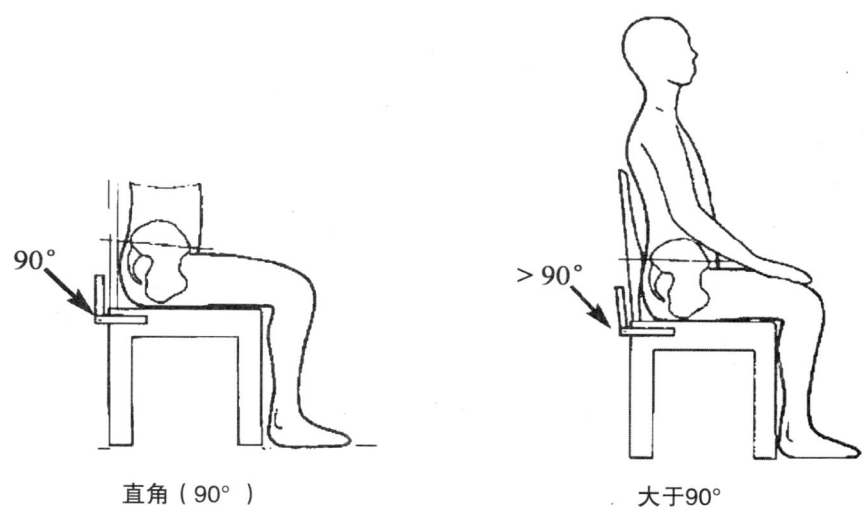

直角（90°）　　　　　　　　　　大于90°

> 记住，没有绝对的事情，也没有任何一种方法适用于所有人。一些人需要95°，一些人需要105°，等等。你必须尽可能地尝试不同的角度。
>
> 坐垫-下部靠背角度受靠背形状的影响，在本书里，上部靠背和下部靠背（见P124）是分开的，因为骨盆/骶骨和上背部对姿势支撑物的要求不同。然而，靠背的形状和角度（或者这两者之间的略微变化）是相互影响的。如果下部靠背是用在灵活的骨盆和脊柱上的，那么上部靠背就需要为背部的自然轮廓、肩胛骨、胸椎后曲留出更多的空间。更重要的是，头在骨盆上方必须是平衡的并且对线良好——此人的中立位姿势。如果整个靠背都是平坦的且坐垫-下部靠背角度是90°，此人觉得自己要向前倒，那么，坐垫-下部靠背角度应再增加到95°。

图解特殊坐位与座位

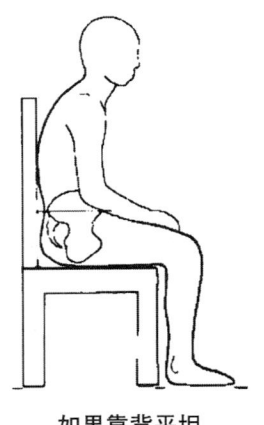
如果靠背平坦

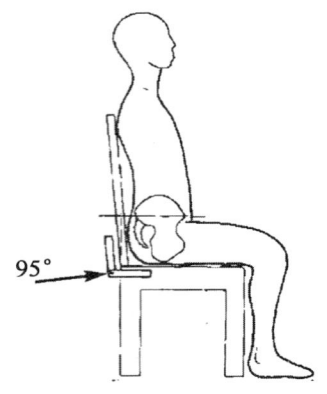
把坐垫-下部靠背角度增加到95°

（2）**通过向前下方倾斜坐垫来轻微增加坐垫-下部靠背角度**，以促使躯干竖直并处于中立位。这种方法适用于躯干力弱的人。在这种姿势下，儿童不得不努力坐直，而且躯干肌还要主动收缩来保持姿势。这种姿势只能短时使用，或者在特定的情况下（比如在膝上小桌上活动或者训练躯干控制能力时）使用。确保此人接下来能够在其他姿势下休息，以使维持直立姿势的肌肉不会过度劳累。可用抗强伸座位来辅助稳定骨盆并抑制骨盆前移和后倾。还可使用膝前挡板（见 P138）。

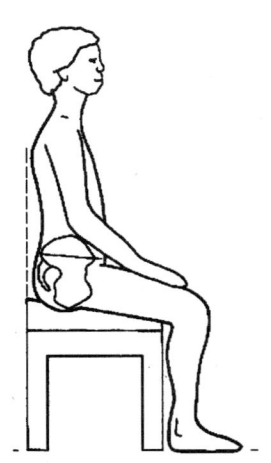
增加坐垫-下部靠背角度：
坐垫向前下方倾斜

（3）**鞍形座**可用于肌无力的儿童。他们倚靠鞍形座来稳定大腿、膝关节、小腿，因而增加了支撑的基础面。

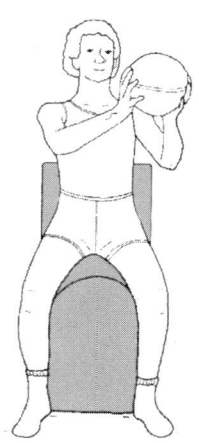

鞍形座

（4）**动态的坐垫－下部靠背角度**。有些人由于运动和表达的需要，要变成伸展的姿势。当她的身体伸展时，动态的座位可使坐垫－下部靠背角度和小腿与座位的角度变大，然后又可以使其回到中立位姿势。

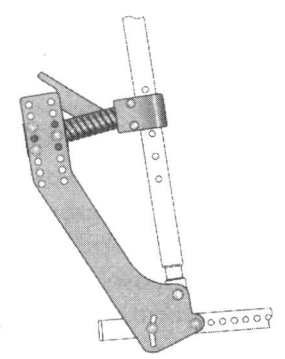 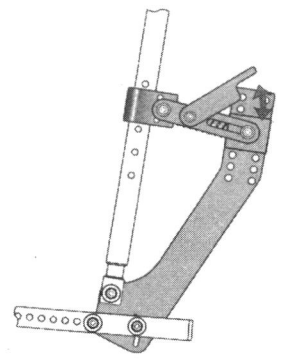

动态的坐垫－下部靠背角度　　　　　　　　　内面观

由桑尼·希尔（Sunny Hill）医院康复技术科的库柏·基恩斯（Cooper, M.Sc. Kines）为儿童设计的座位。

> **设计挑战**
>
> **可调节性：**
> 　　我们的首个姿势目标是把骨盆支撑在中立位，现在，此人能自己调节坐垫－下部靠背角度来满足不同的功能和健康需求吗？为了功能的需要，比如驱动轮椅下坡时，可能需要加大坐垫－下部靠背角度（大于90°）。为了健康的需要，比如由于头晕或呼吸问题而难以长时间保持直立位时，还要改变坐垫－下部靠背角度。

固定的

如果骨盆已固定（相对于腰椎）或者此人的髋关节屈曲角度小于或大于90°，那么坐垫－下部靠背角度应该：

（1）与此人的髋关节屈曲角度一致。

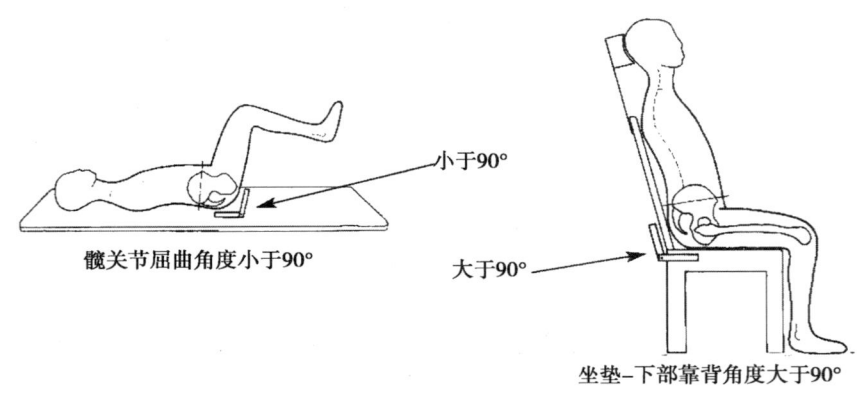

髋关节屈曲角度小于90°

坐垫－下部靠背角度大于90°

（2）在某些情况下，即使此人的髋关节屈曲角度明显小于90°，但**坐垫－下部靠背角度**需要小于她髋关节的屈曲角度，这种情况可见于痉挛严重的人或者长期保持这种姿势的人，她的髋关节、背部、头颈部已经很平衡地固定于这种姿势。在这两种情况下，坐垫－下部靠背角度都应该设法改善此人头和躯干的控制性、舒适性和功能，以及最大限度地减轻痉挛和异常运动所需的角度。

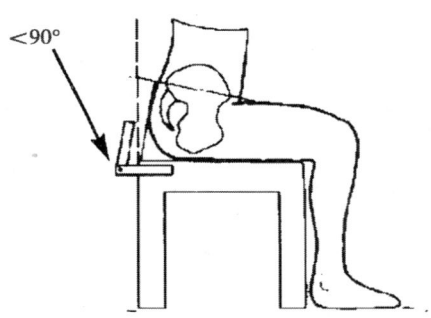

坐垫－下部靠背角度小于90°

4. 骨盆前面（前方）支撑物

除了要有设计良好的坐垫和靠背外，常常还需要在骨盆前方给以支撑。如果在前方没有支撑，骨盆仍然可能会向前滑动或脱出坐垫。怎么才能知道哪种才是最适于此人的骨盆前方支撑物呢？用手或材料模拟将会给你相应的指导。

你的双手放在她骨盆前面时，是在**哪个部位、往哪个方向**给以支撑的？

- 你用了**多大的力量**来增加稳定性、抑制异常运动？
- 用材料模拟时，尝试在**不同的部位和方向**使用绑带。如果你认为需要一个硬杆或者膝前挡板，做一个，试一试。

骨盆前方支撑物应该：

- 增加稳定性但不能限制功能性活动。
- 安全，紧急情况下易于去除。
- 不会刺激骨性隆起部位、腹腔内脏以及软组织。
- 与此人的身体形态结构一致。

可选的骨盆前方支撑装置：

（1）姿势带

45°～60°**带**。姿势带应以对角（45°～60°）的方向绑到坐垫上，以便它在髂前上棘（骨盆前方的骨性隆起）下方向下、向后牵拉骨盆。通常把它固定在离靠背与座位交界处1～2英寸（2.5～5.1厘米）的地方，使它在侧面包住并保护骨盆。如果此人在髋关节外侧使用了挡板，则在挡板的内下方安装姿势带。注意，如果姿势带与轮椅框架的夹角是45°，那就没必要使它与坐垫的夹角也呈45°了，它也可能离骨盆不够近，不足以提供足够的稳定性。

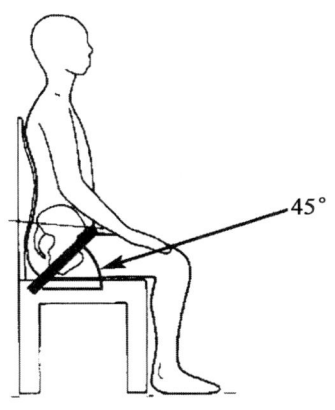
姿势带与坐垫的夹角为45°

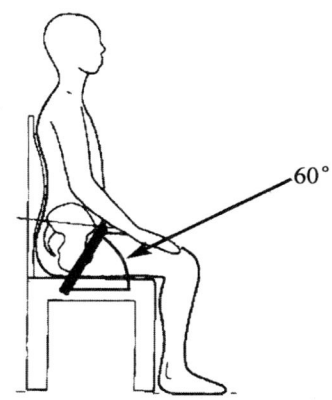
姿势带与坐垫的夹角为60°

图解特殊坐位与座位

90°带。它与坐垫的夹角是90°。这种姿势带从上方跨过大腿并竖直向下牵拉大腿，它允许此人向前移动骨盆以使骨盆前倾，适用于骨盆有部分主动控制能力的人。

四点姿势带。它向下同时向后牵拉骨盆以使之稳定，与轮椅有4个连接点。如果运动致使90°带移动，四点姿势带将起到限制过度运动的作用。使带子绷紧的力量主要来源于90°带，而后面的那条带子可辅助固定90°带。

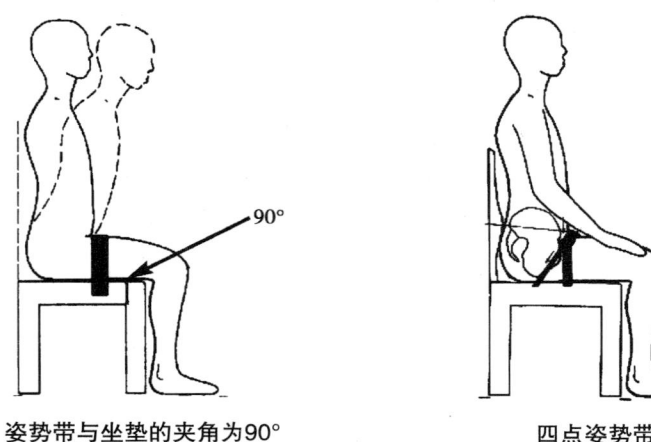

姿势带与坐垫的夹角为90°　　　　四点姿势带

带宽

所有姿势带的宽度都要依此人的体形而定。所用材料的大小及数量各不相同，这取决于此人对带子的压力。典型的带宽是：

- 座深小于12英寸（30.5厘米）时带宽为1英寸（2.5厘米）。
- 座深为12～16英寸（30.5～40.6厘米）时带宽为1.5英寸（3.8厘米）。
- 座深为16英寸（40.5厘米）时带宽为2英寸（5.1厘米）。

带扣的尺寸

带扣的尺寸应与带宽一致，要使用对此人功能最好的带扣。例如，独立生活的人要用便于她自己解开、扣上的带扣。

垫与填充物

垫垫子是为了防止带子陷入此人的身体里。

- 力量定位垫用于直接施加压力。例如，放在髂前上棘上的垫子可以限制骨盆旋转。
- 在双侧髂前上棘下方的带子下面放两个比较厚且结实的垫子，可以在骨盆骨上施加较大的压力，而在肠道和膀胱上的压力较小。

牵拉方式

- **双侧牵拉**。带扣位于中间，其两侧是绷紧的带子。带扣扣上以后，这两条带子就会绷紧，使骨盆两侧承受的压力分布均匀。这种带子特别适用于痉挛、不自主运动或伸肌张力高的人。

- **单侧牵拉**。带扣位于中间，其一侧的带子绷紧。这种带子通常用于肌无力或肌力弱的人。在髂前上棘处放一个力量定位垫，就可以用它限制骨盆旋转（见 P145）。

（2）**髂前上棘下坚硬横杆**。如果使用姿势带时，此人双腿僵直、身体从座位上滑出或者站在足踏板上，那么可以使用带垫子的坚硬横杆。横杆应放在髂前上棘下方，并且向下、向后施加压力。通常金属杆的外面要包上一层垫子，还要常常检查此人，看她是否有不舒服、摩擦或者皮肤破损的表现。由于硬杆要放在髂前上棘的下方，金属杆的直径要尽量小。横杆可以是弯的，也可以是直的，弯曲的横杆要与腹部的自然轮廓一致。横杆应易于开合以便于此人转移。

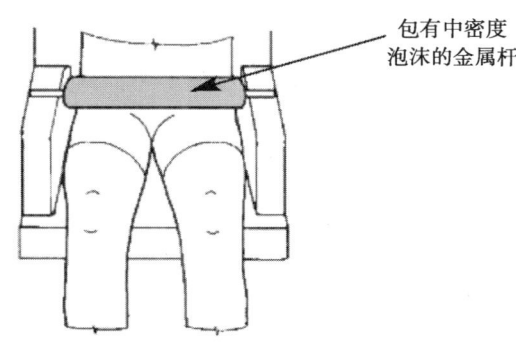

包有垫子的髂前上棘下坚硬横杆

（3）**动态的骨盆支撑物**。可用动态的、半坚硬的且可移动的装置支撑骶骨和骨盆侧面来抑制异常的活动。例如，它可以控制骨盆的后倾，同时允许骨盆前倾，还可以控制骨盆的侧倾与旋转。半坚硬的支撑物包绕骨盆，拥有连接到轮椅上的枢轴机械装置，这使它能允许和控制骨盆的前后倾斜。

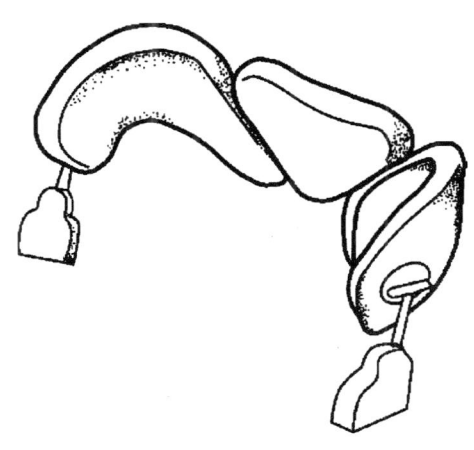

动态的骨盆支撑物

（4）**大腿绑带**。这种布带在大腿下面连接到座位上，并从两腿之间穿出，以对角线的方向（45°角）牵拉绕过大腿。要十分注意绑带的位置，以免刺激此人的生殖器。

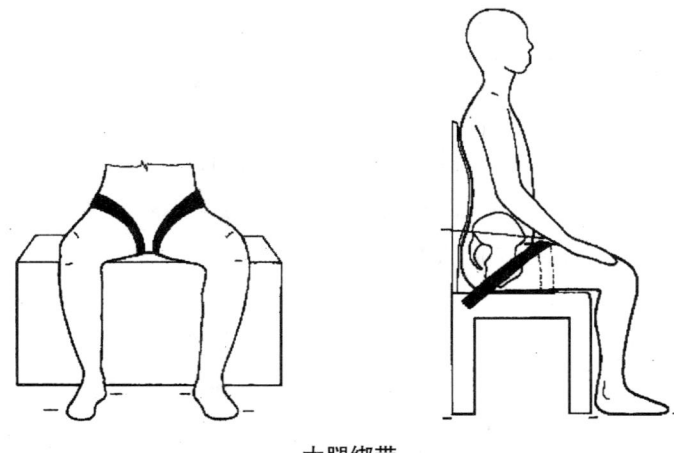

大腿绑带

（5）**膝关节前方支撑物（挡板）**。这种挡板对膝盖和小腿施加压力。如果一个人使用姿势带或硬横杆时有疼痛、皮肤发红和（或）褥疮时，则可以使用膝前挡板。当存在髋和（或）膝的问题时，如果没有医生的允许，不要使用膝前挡板。要确保在骨盆和骶骨后方的所有骨性隆起处多加垫子，因为膝前挡板施加的力量和运动的缺乏将会增加这些骨性隆起部位的压力。如果正在发育中的儿童使用这种挡板，应密切关注它们对于儿童身体的合适程度。挡板外面应该是易于去除的覆盖物，这样就可以根据需要来修改挡板了。

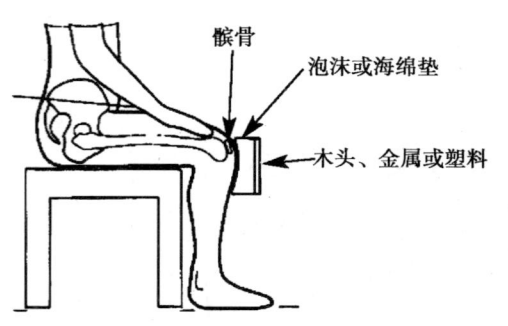 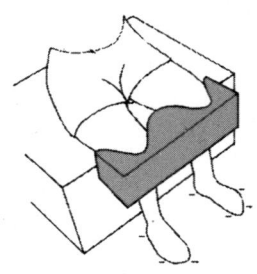

膝关节前方支撑物

5. 倾斜

确定了坐垫、靠背、坐垫-下部靠背角度和骨盆前方支撑物后，接下来考虑一下整个座位系统的角度。整个座位系统可能需要固定后倾，或者可调，以便在一天中能够根据头部控制、进食、休息等的需要来调节后倾角度。如果坐垫-下部靠背角度大于90°，那么座位系统可能需要向后倾斜来保证此人不会从座位系统中滑出。

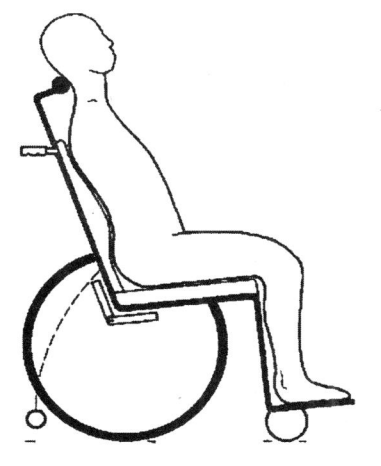

坐垫-下部靠背角度大于90°，座位系统后倾

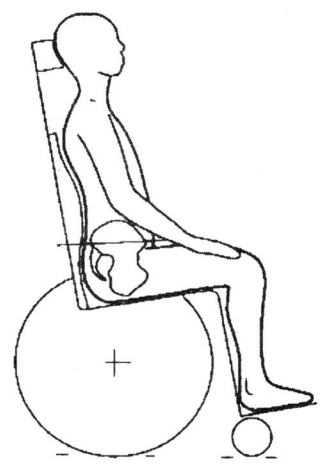

坐垫-下部靠背角度为90°，座位系统后倾

二 骨盆向前滚动（骨盆前倾）

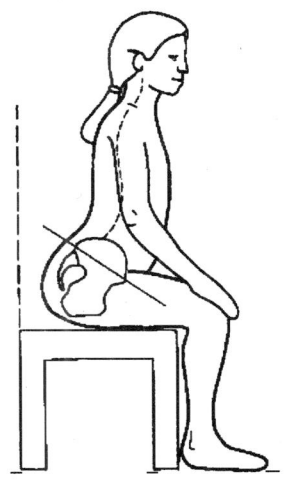

骨盆前倾

灵活的

如果骨盆在腰部（相对于腰椎）能灵活运动，我们是否应该考虑"减轻"或"矫正"骨盆的异常姿势使之恢复到中立位呢？这种向前滚动（前倾）的姿势是否会给此人带

来问题？比如：

- 此人是否疼痛？
- 此人会失去平衡并向前摔倒而不得不用手臂支撑吗？
- 此人的功能是否会受损？
- 如果不矫正这种姿势，是否会形成固定畸形？

如果你决定"矫正"这种异常姿势，用头的平衡姿势和功能来指导你确定在多大程度上"矫正"这种异常姿势。

可选方案

1. 使用**坚固的靠背**。

靠背（上、下部分）应该：

- 在此人舒适的**中立位姿势**下支撑骨盆、骶骨及腰椎。
- 顾及她身体背部的形状——骶骨、胸腔、胸腰椎，并为臀部留有活动空间。
- 适应背部的生理弯曲。

2. **将骨盆下方的坐垫做成楔形**，可能有助于骨盆恢复到中立位。楔形处应刚好位于坐骨结节（骨性隆起）下方，就如同一个斜坡，促进骨盆向中立位姿势倾斜。

坚固的靠背

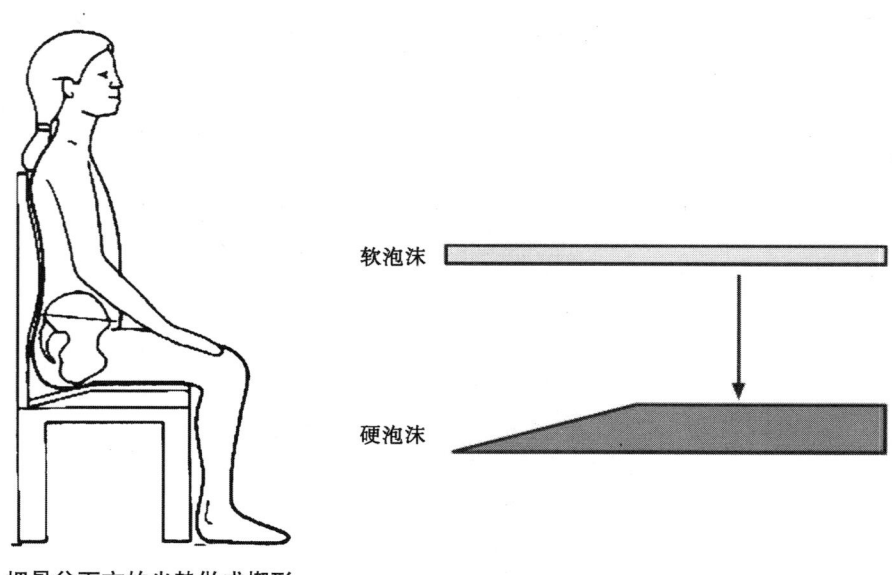

把骨盆下方的坐垫做成楔形

软泡沫

硬泡沫

3. 可用**两条姿势带**来"矫正"骨盆的姿势,一条在对角线的方向(45°角),另一条跨过髂前上棘[骨盆顶部(上方)的骨性隆起]连接到靠背上,需要同时使用这些姿势带以保证安全和使用效率。

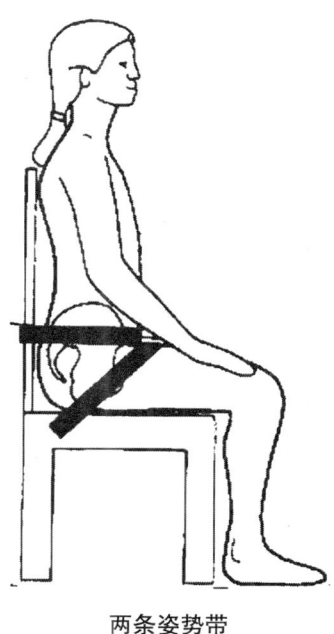

两条姿势带

4. 腹部前方支撑带能够支撑此人的身体,又具有弹性以便于她活动。在拉紧支撑带之前,应该矫正骨盆的前倾。在做支撑带进行测量时,应使此人的轮椅后倾以减少重力的影响。专家提示支撑带尽量不要覆盖肋骨。

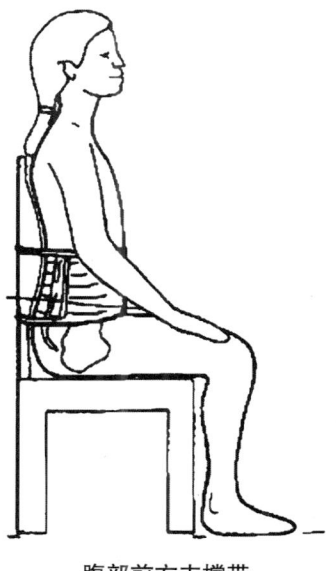

腹部前方支撑带

固定的

1. 如果骨盆前倾已经固定，此人可能**希望**也可能不希望支撑自己的身体弯曲。

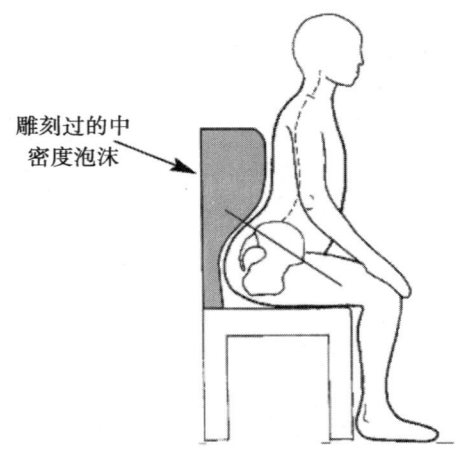

支撑已固定的身体弯曲

2. **躯干前侧（前方）的坚硬支撑物**。如果此人依靠手臂来支撑身体，用一个躯干前方支撑物支撑身体可以解放她的双上肢。躯干前方的支撑物包括有或无弹性的带子、马甲、装在膝上小桌上的坚硬支撑物。

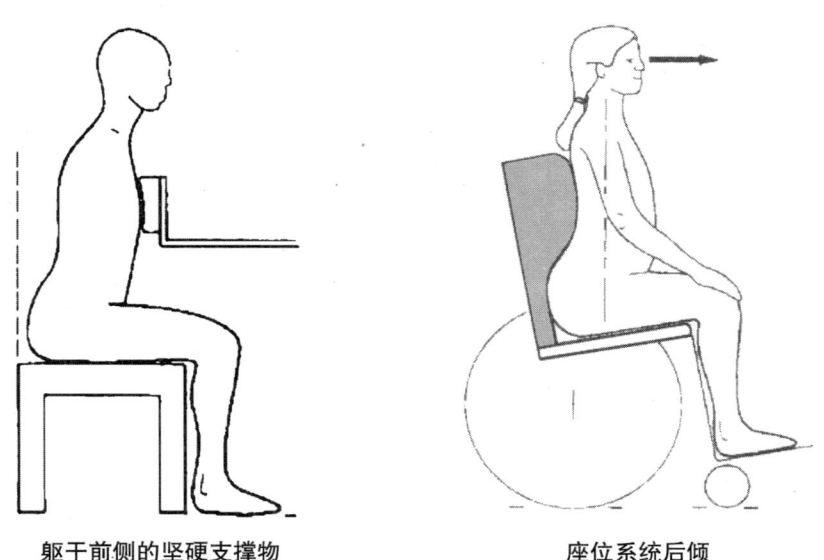

躯干前侧的坚硬支撑物　　　　　　　　座位系统后倾

3. **倾斜**。与其他方案相比，将座位系统向后倾斜对于休息时段是十分有利的，但是，座位系统必须能够恢复到直立姿势。

第6章　骨盆

三 骨盆向一侧倾斜（骨盆侧倾）

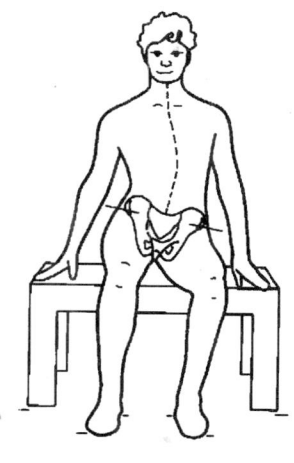

骨盆侧倾

灵活的

如果骨盆在腰部（相对于腰椎）可灵活活动，那么骨盆侧方的姿势支撑物（骨盆侧方支撑）可阻止骨盆向侧方倾斜。用你的双手帮助确定需要给予支撑的部位和支撑量。

- 双手与骨盆和大腿的**距离**？
- **最少需要多少支撑**？需要一只手都接触臀部侧面还是仅需要一个手指？

可选方案

1. 骨盆侧面支撑物（挡板）：如果此人需要大量的支撑和稳定，则在骨盆两侧使用挡板来稳定骨盆。骨盆和臀部侧面的大小和形状将决定挡板的高度和形状。挡板离臀部侧方越近，则骨盆越稳定。

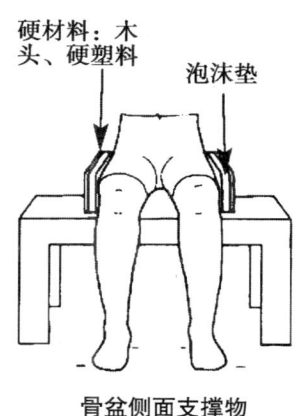

骨盆侧面支撑物

2. 如果此人只需少量的支撑阻止骨盆侧倾，可以使用曲度比较和缓的垫子。

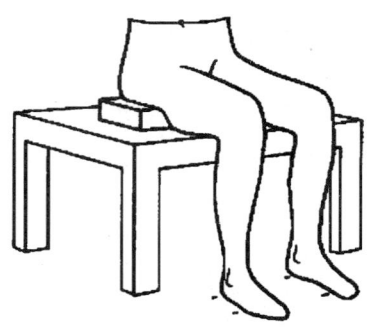

曲度和缓的垫子

> 注意：有些是此人需要而不影响运动和重心转移的姿势支撑物，有些是此人需要来限制过度运动和肌肉活动的支撑物。

3. **骨盆下方支撑物**。白天**可短时间**地在骨盆下方放一个小型平台以促进骨盆恢复到中立位姿势，在对侧髋关节的外侧应放一个骨盆侧方挡板以防止该侧髋关节侧移。

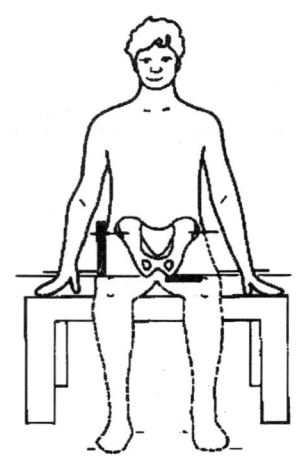

在骨盆下面放一个硬泡沫做的小平台

固定的

1. **首先摆好头的姿势**。如果骨盆侧倾已经固定，我们支撑侧的目的不再是矫正骨盆姿势到中立位，而是首先把头摆在中立、匀称的姿势，然后再调节、适应已固定的骨盆姿势。由于骨盆与脊柱相连，脊柱可能会呈现多种姿势来使头部保持直立。此人的脊柱可能形成"C"形或"S"形曲线，同时可能还有其他形式的弯曲。

2. 可能需要**抬高坐垫以接触骨盆**。由于此人的大部分体重落到一个坐骨结节上，要求坐垫在这个区域有压力释放,可以使用不同密度的泡沫或其他压力释放材料来达到这一要求。一种很好的设计是把双侧坐骨结节、大转子下方特定高度的垫子组合到一起,做一个稳定的基架,同时它还有良好的压力分配功能。不要在骨盆下方使用楔形垫子,因为它会使骨盆不稳定。

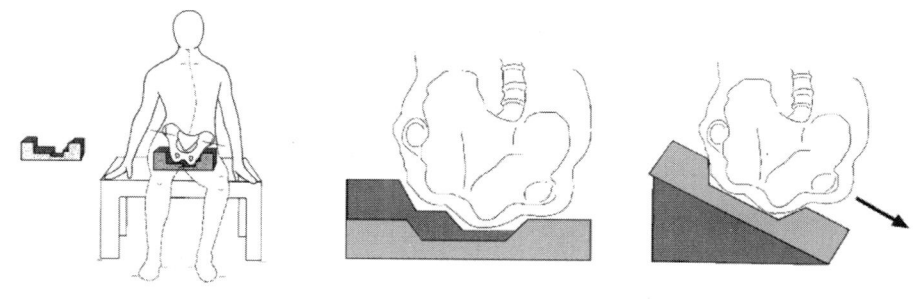

抬高坐垫以接触骨盆　　　　　　用水平的组合而非楔形的

四　骨盆旋转

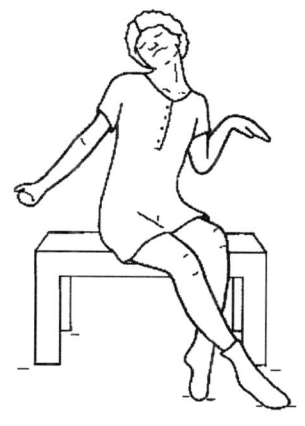

骨盆旋转

灵活的

　　如果骨盆的旋转是灵活的,这样就可以在腰部(相对于腰椎)把它矫正到中立位,使用的部件应能阻止或限制骨盆的旋转。回想用双手控制骨盆的方法,来确定所要使用部件的特点。

- 你将双手置于**何处**来控制骨盆旋转?
- 你在**哪个方向**支撑骨盆来阻止骨盆旋转?
- 即使骨盆的旋转是灵活的,此人仍有较强的旋转推力吗?如果是,你用手施加了**多大的压力**来控制骨盆旋转？

可选方案

1. **一定角度的姿势带**。把姿势带以一定的角度固定到座位上，它牵拉骨盆的前侧向后，着力点应在髂前上棘的下方。当它经过髂前上棘时，在姿势带的下方垫上垫子，使支撑的力量更加集中。

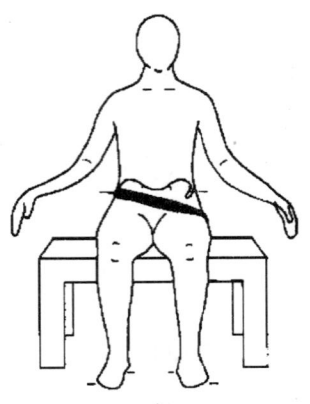

以一定的角度固定姿势带

2. **髂前上棘下横杆**。当姿势带不能阻止骨盆旋前时，常会用到带垫子的坚硬横杆。应该垫上垫子，并不时地检查此人，看是否有擦伤或皮肤破损。

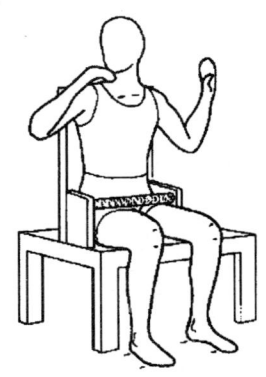

髂前上棘下横杆

3. **随风摆姿势的骨盆和下肢支撑物**。骨盆旋转常常伴随着双腿"随风摆"或转向一侧，骨盆旋前侧的腿前移并转向外（外展和外旋），对侧腿移动并转向内（内收和内旋）。可通过**阻止一条腿外旋、前移和另一条腿内旋**来控制骨盆的灵活旋转。可在髋关节侧方垫上块状支撑物（骨盆侧方支撑物）来减轻骨盆的移位。

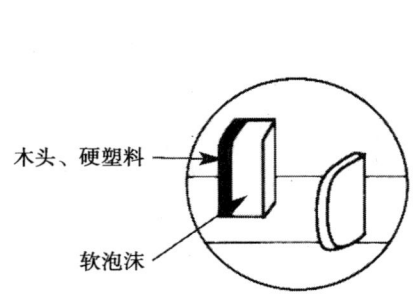

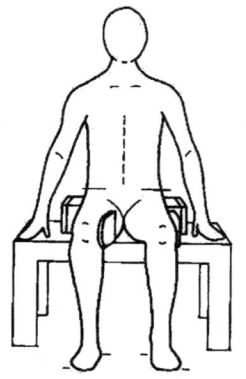

控制随风摆姿势的挡块

第6章 骨盆

4.为双腿做一副凹槽，这样就可以在中立位支撑骨盆，同时双腿又不会向侧方旋转。

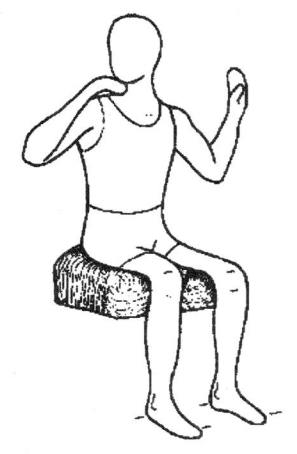

用硬泡沫雕刻凹槽，或者按照
此人的身体结构来模塑坐垫

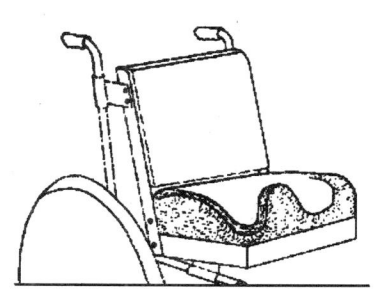

按照此人的身体结构来模塑坐垫

固定的

首先摆好头的姿势。如果骨盆旋转已经固定，像已固定的骨盆侧倾一样，我们支撑的目的不再是矫正骨盆的姿势到中立位，而是把头摆在中立、平衡的姿势。当骨盆旋转已固定时，头的姿势比骨盆的姿势更重要。首先摆好头的姿势，使双眼平视前方，并且让此人自己觉得头是平衡的。允许骨盆旋转，可以通过雕刻或者塑形使坐垫和靠背与骨盆和躯干的旋转姿势一致。

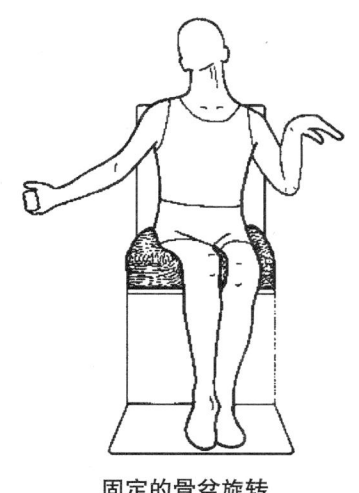

固定的骨盆旋转

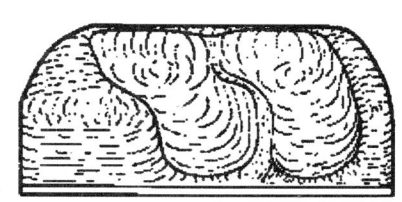

使靠背和坐垫与骨盆和
躯干的旋转姿势一致

注意：无论骨盆固定与否，都需要在其前面给以支撑（见 P134 ～ 138）。

塑形的优点：

- 增加接触面。
- 提供更多的感觉输入，让此人在座位上感觉更安全，并且可能会缓解痉挛。
- 增加座位的稳定点，加强姿势支撑效果。
- 抑制坐位时的过度活动。

塑形的缺点：

- 限制活动和重心转移。
- 难以根据身体的生长发育来调整，难以改变关节活动度。
- 紧密接触体表，塑形系统会过热。

参考文献

1. Bergen A, Presperin J, Tallman T. *Positioning for Function: Wheelchairs and Other Assistive Technologies.* Valhalla, NY: Valhalla Rehabilitation Publications, Ltd.; 1990.
2. Trefler E, Hobson D, Taylor SJ, Monahan L, Shaw CG. *Seating and Mobility for Persons with Physical Disabilities.* Tucson, AZ: Therapy Skill Builders; 1993.
3. Presperin J. Interfacing techniques for posture control. *Proceedings from the 6th International Seating Symposium.* 1990:39-45.
4. Ward D. *Prescriptive Seating for Wheeled Mobility.* Ft. Lauderdale, FL: HealthWealth International; 1994.
5. Monahan L, Shaw G, Taylor S. Pelvic positioning: Another option. *Proceedings from the 5th International Seating Symposium.* 1989:80-5.
6. Zacharow D. Problems with postural support. *Physical Therapy Forum.* 1990; IX(35):1-5.
7. Mulcahy CM, Poutney TE. The sacral pad—description of its clinical uses in seating. *Physiotherapy.* 1986 Sept;72(9):473-4.
8. Margolis S. Lumbar support issues. *Proceedings from the 8th International Seating Symposium.* 1992:19-22.
9. Margolis S. The biangular back revisited: Use, misuse and clinical potentials. *Proceedings from the 18th International Seating Symposium.* 2002.
10. Wengert ME, Margolis K, Kolar K. A design for the back of seated positioning orthoses that controls pelvic positioning and increases head control. *Proceedings from the 10th Annual RESNA Conference.* 1987:216-18.
11. Zollars J, Axelson P. The back support shaping system: an alternative for persons using wheelchairs with sling seat upholstery. *Proceedings of the 16th Annual RESNA Conference.* 1993:274-6.
12. May L, Butt S, Kolbinson K, Minor L. Back support options: Functional outcomes in SCI. *Proceedings from the 17th International Seating Symposium.* 2001:175-6.
13. Engstrom B. *Ergonomics Wheelchairs and Positioning.* Hasselby, Sweden: Bromma Tryck AB; 1993.
14. Wright D, Siekman A, McKone B, Hockridge T, Margolis S. Notes from Stanford Rehabilitation Engineering Center Seating Seminar. February 1990.
15. Siekman A, Flanagan K. The anti-thrust seat: A wheelchair insert for individuals with abnormal reflex patterns of other specialized problems. *Proceedings from the 6th Annual RESNA Conference.* 1983:203-5.
16. Siekman A. Seating hardware: New age solutions to age old problems: The antithrust seat. *Proceedings from the 5th International Seating Symposium.* 1989.
17. McKone B. Return to functional seated positioning and mobility. *Presentation at 11th Annual Heal Trauma Conference: Coma to Community.* Santa Clara Valley Medical Center, CA, 1988.
18. Siekman A. The anti-thrust seat: Proper implementation and use. *Proceedings from the 22nd International Seating Symposium.* 2006:193-4.
19. Noon J. Personal communication. Fall 2008.
20. Bergen A. Personal communication. Fall 2008.
21. Waugh K. Personal communication. Fall 2008.
22. Waugh K. Measuring the right angle. *Rehab Manag.* 2005 Jan-Feb;18(1):40:43-7.
23. Post K, Murphy TE. The use of forward sloping seats by individuals with disabilities. *Proceedings from the 5th International Seating Symposium.* 1989:54-60.
24. Myhr U, von Wendt L. Improvement of functional sitting position for children with cerebral palsy. *Dev Med Child Neurol.* 1991;33:246-56.
25. Dilger N, Ling W. The influence of inclined wedge sitting on infantile postural kyphosis. *Proceedings from the 3rd International Seating Symposium.* 1987:52-7.
26. Wright D, Siekman A, McKone B, Hockridge T, Margolis S. Notes from Stanford Rehabilitation Engineering Center Seating Seminar. February 1990.
27. Reid DT. The effects of the saddle seat on seated postural control and upper-extremity movement in children with cerebral palsy. *Dev Med Child Neurol.* 1996 Sep;38(9):805-15.

28. Cooper D, Dilabio M, Broughton G, Brown D. Dynamic seating components for the reduction of spastic activity and enhancement of function. *Proceedings from the 17th International Seating Symposium.* 2001:51-6.
29. Hahn M, Simkins S. Effects of dynamic wheelchair seating in children with cerebral palsy. *Proceedings from the 24th International Seating Symposium.* 2008:153-7.
30. Magnuson S, Dilabio M. Dynamic seating components: The best evidence and clinical experience. *Proceedings from the 19th International Seating Symposium.* 2003:109-11.
31. Connor PS. A bit of freedom for full-body extensor thrust: A non-static positioning approach. *Proceedings from the 13th International Seating Symposium.* 1997:185-7.
32. Nwaobi O, Hobson D, Trefler E. Hip angle and upper extremity movement time in children with cerebral palsy. *Proceedings from the 8th Annual RESNA Conference.* 1987:39-41.
33. Bergen A. A seat belt is a seat belt is a ....*Assist Technol.* 1989;1(1):77-9.
34. Margolis S. Jones R, Brown B. The Subasis bar: An effective approach to pelvic stabilization in seated positioning. *Proceedings from the 8th Annual RESNA Conference.* 1985:45-7.
35. Cooper D, Treadwell S, Roxborough L. The meru rigid pelvic stabilizer for postural control. *Proceedings from the 10th Annual RESNA Conference.* 1987:573-5.
36. Noon J, Chesney D, Axelson P. Development of a dynamic pelvic stabilization support. *Proceedings from the 19th Annual RESNA Conference.* 1998:209-11.
37. Cooper D. Biomechanics of selected posture control measures. *Proceedings from the 7th International Seating Symposium.* 1991:37-41.
38. McDonald R. Development of a method of measuring force through a kneeblock for children with cerebral palsy. *Proceedings from the 17th International Seating Symposium.* 2001:47-8.
39. Zacharow D. *Posture: Sitting, Standing, Chair Design and Exercise.* Springfield, IL: Charles Thomas; 1988.

第7章 躯干

支撑好骨盆和骶骨、调节好臀部和腿部的姿势后，我们将讨论躯干（腰/胸段脊柱、背部、胸部）的支撑物。我们意识到必须先支撑好双髋和双腿，再支撑躯干。

对下列姿势的躯干给出了支撑建议：

- 向前弯曲（驼背）。
- 向侧方弯曲（脊柱侧弯）。
- 向一侧旋转（旋转）。
- 向后成弓形（伸展）。

注意：一个人的姿势倾向或固定畸形可以是上述四种姿势的组合。

上部靠背的目的：

如前所述，**下部靠背**与**上部靠背**是相互独立的。上部靠背是靠背的一部分，在骨盆和骶骨上方，支撑胸腰椎脊柱、背部和胸廓。上部靠背应该：

- 支撑**此人的**躯干于中立位，使头部在骨盆上方保持良好平衡。
- 不限制功能所需的运动，例如中背部向后弯曲（伸展）、转身、向一侧倾斜、在靠背管周围屈曲肘关节，或自由活动双臂和肩胛带。
- 适应躯干和胸廓的生理曲线及一切骨性隆起（肋骨、椎骨的棘突、肩胛骨等）。

记住一般准则。开始时使用坚固的、支撑性的靠背。靠背的参考高度见 P113。

一 躯干向前弯曲（脊柱后凸）

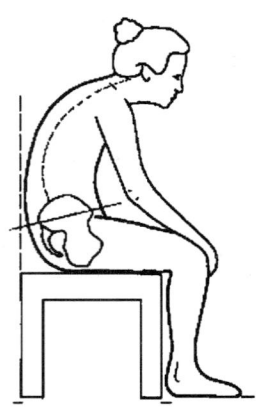

躯干向前弯曲（脊柱后凸）

如果**躯干**是向前弯曲（脊柱后凸）的，我们要观察：
- 上部靠背和上下部靠背之间的关系。
- 躯干前方（前面）支撑物。

1. 上部靠背和上下部靠背之间的关系

再次用你的手支撑此人，以确定怎样支撑她才能使她达到中立位姿势。
- 脊柱在骨盆上方保持什么姿势时，她的头部平衡感觉最好？
- 你的双手应在哪里支撑、矫正、稳定躯干？
- 为了防止躯干向前旋转需要多少支撑？
- 脊柱的哪个部位特别灵活而足够向后伸展？这些部位能够用作在骨盆上方平衡头部的支点吗？

灵活的

可选方案

（1）**坚固的波状上部靠背**。上部靠背能坚固地支撑此人脊柱的轮廓，使她的头部和躯干舒适地平衡在骨盆的正上方。参考测量得到的骨盆和躯干的偏移量来确定髂后上棘与胸曲顶点之间的水平距离。

（2）**调节上部靠背的角度**。可把上部靠背向后成角到超出此人的中立位平衡点的位置。这种方案可以向后弯曲（伸展）

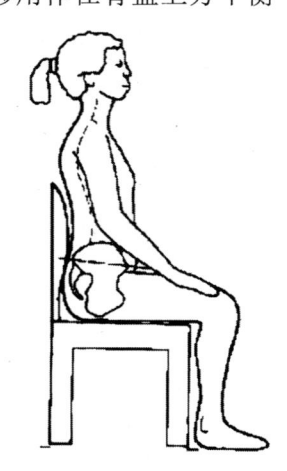

坚固的上部靠背

中背部。要确保没有过度矫正骨盆和躯干。

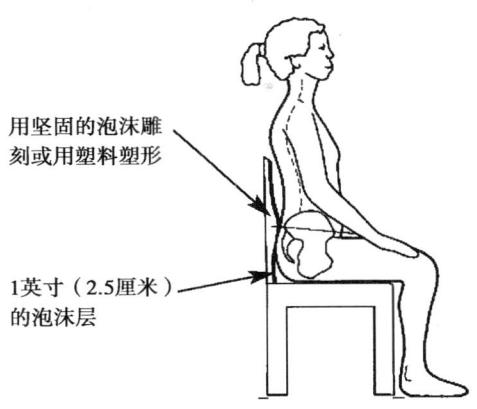

用坚固的泡沫雕刻或用塑料塑形

1英寸（2.5厘米）的泡沫层

使上部靠背向后成角

（3）**半固性支撑物**。如果此人继续使用轮椅的吊索靠背，可在吊索靠背后面用半固性但灵活的支撑物支撑此人的骨盆、脊柱和肋骨。请注意，上下靠背之间的角度应与此人的脊柱灵活性范围一致，这个角度允许上背部向后弯曲（伸展）。

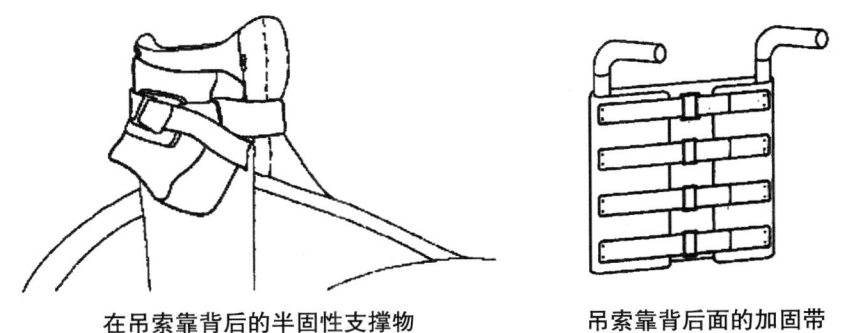

在吊索靠背后的半固性支撑物　　　　**吊索靠背后面的加固带**

（4）**倾斜**。向后倾斜座位系统和（或）轮椅，有可能防止头部和躯干向前滑落。

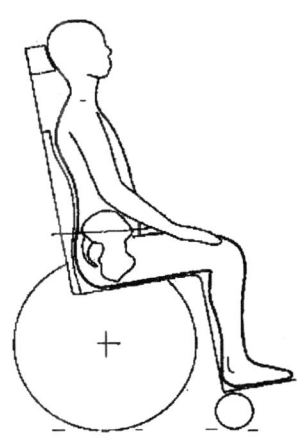

向后倾斜座位系统和（或）轮椅

（5）**加大坐垫－下部靠背角度**。正如灵活的骨盆后倾部分所介绍的那样（见 P132），有时可**通过向前下方倾斜坐垫来轻微增加坐垫－下部靠背角度**。记住，为了治疗性和功能性目的，短时间内使用这种方法不会使此人疲劳，如果时间较长，可使用膝前挡板（见 P138）。

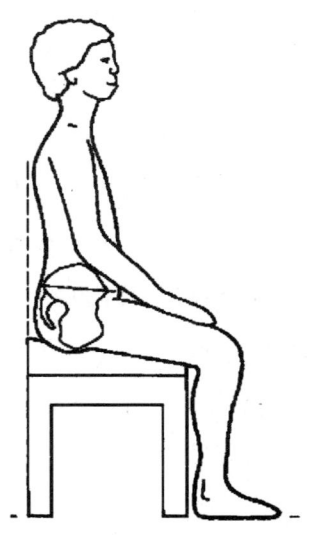

向前下方倾斜坐垫

（6）**做成波状**。把上部靠背做成**缓和的波状**，尤其是当此人不想使用躯干支撑物时。这不同于轮椅的吊索靠背。吊索的凹陷往往随着时间而加深，这可促使上背部弯曲。用坚固的材料做波状靠背，这样它的曲度不会随着时间而增加。

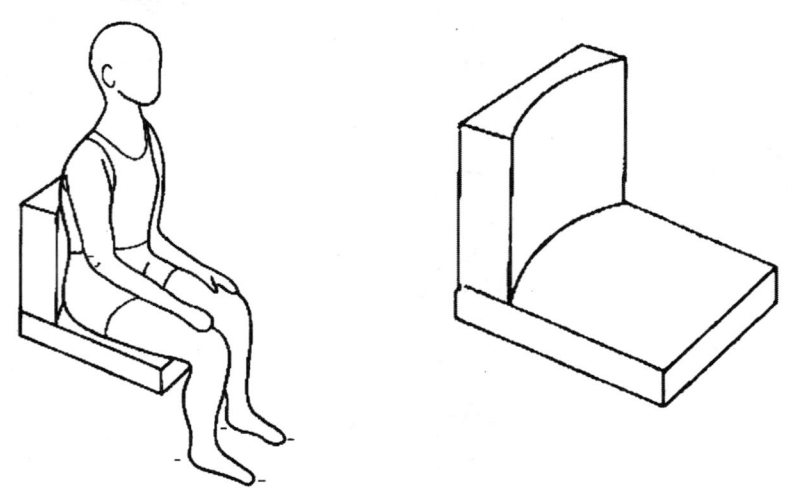

把上部靠背做成缓和的波状　　　　　坚固的泡沫或有型塑料

（7）**躯干侧方（面）波状支撑物**，置于躯干两侧，可能会引导此人并提供稳定性感觉，使她坐得更直、更中立。确保这些波状支撑物不会妨碍躯干功能所需的运动。

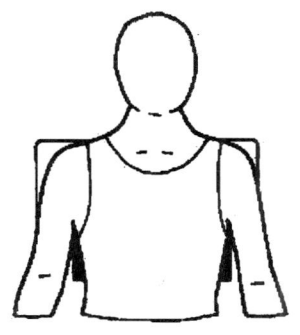
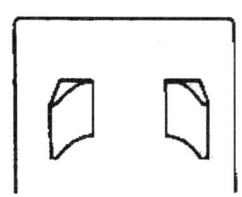

躯干侧方（侧面）波状支撑物

（8）**躯干侧方（侧面）支撑物**🌐。与侧方波状支撑物相比，这些可以提供更多的引导和稳定性。这些支撑应足够薄且高度可调以提供支撑，但不能从下面压迫腋窝。应该弯曲躯干支撑物，并使之与胸廓的形状相适应。这些支持可从靠背向前延伸到胸前来提供更多稳定性，如果需要较少的控制，可做得稍短。躯干侧方支撑物应该是薄的，但不应妨碍上肢的运动。在外面包上中等坚固的泡沫，确保底部不外露。如果此人仅仅在某些活动时需要侧方支撑物，当不使用时，应当易于拆卸、去除这些支撑物。

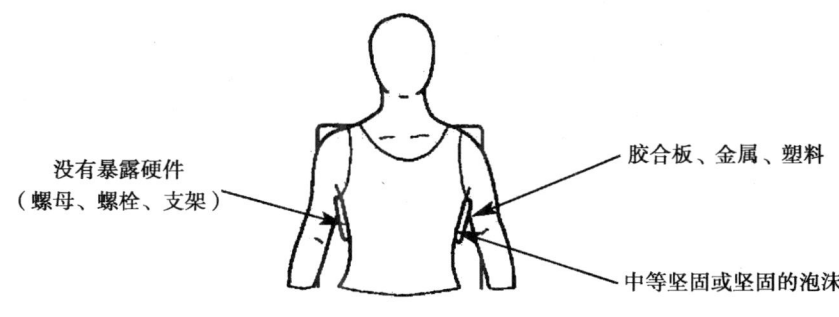

躯干侧方（侧面）支撑物

设计挑战

适应性

我们第一个姿势目标是在中立位支撑此人的躯干。是否可以调节上下部靠背之间的角度，以允许或支撑不同的姿势完成所需的功能性运动？它能让此人向后倾斜（伸展），但当她坐得更直的时候，还能支撑她的躯干吗？

固定的

如果**躯干前弯（脊柱后凸）**是固定的，使用靠背的目的是通过支撑后背使她的头

图解特殊坐位与座位

保持直立、平衡的姿势。脊柱后凸固定的躯干的主要问题是：**脊柱在骨盆上方**保持什么**姿势**时，头会觉得最平衡？

可选方案

（1）做一个**弧形**的靠背代替平坦的靠背以适应躯干的姿势。

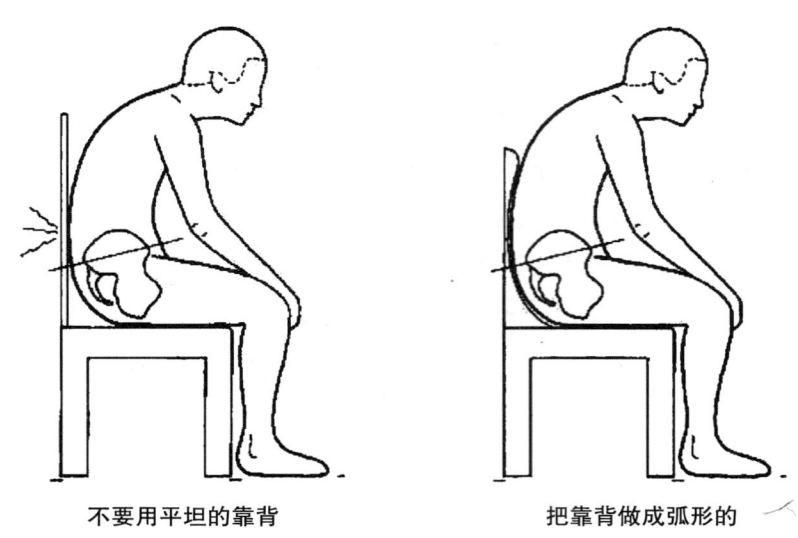

不要用平坦的靠背　　　　　把靠背做成弧形的

（2）**坐垫－下部靠背角度**可能需要**大于**90°，上下部靠背角度应能适应此人脊柱后凸的曲度，使她的头部能够保持直立、平衡的姿势。

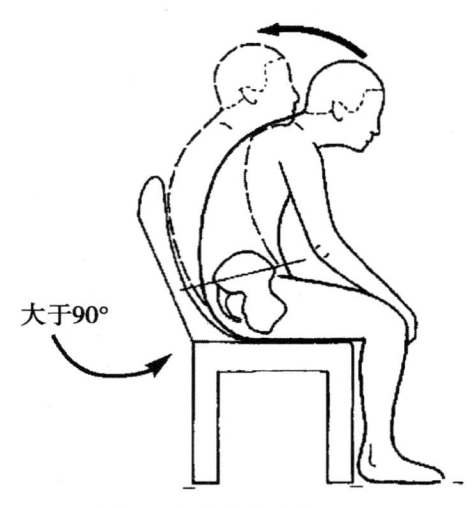

坐垫－下部靠背角度大于90°

（3）支撑好后凸的脊柱后，可以把座位系统整体**慢慢向后倾斜**，直到此人的头到达直立、平衡的位置。

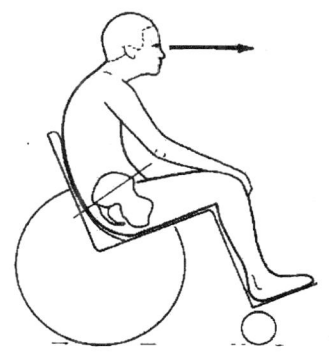

向后倾斜座位系统

（4）需要在靠背上骨性隆起的相应区域（通常是脊柱、肋骨、肩胛带处）做**削剪或释放**。

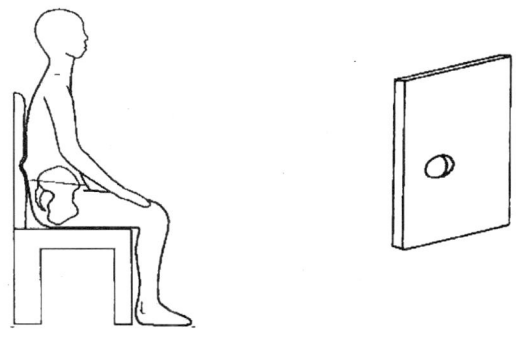

靠背上释放或削剪的区域

（5）如果此人已经用了很长时间，而且她的后背、头和颈在这个姿势下是固定的、平衡的，那么就没必要修改现有的靠背。然而，如果此人的轮椅上装的是吊索靠背，那么就需要用带子**加固吊索靠背**来阻止它进一步拉伸。

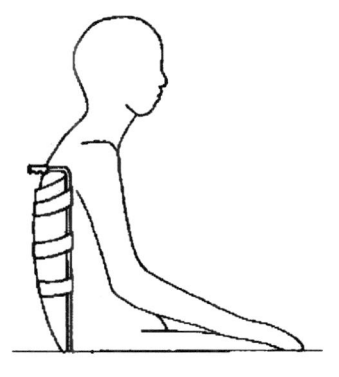

用带子加固吊索靠背

2. 躯干前面（方）支撑物

为了使此人坐直，可能还需要在她的前方给以支撑。在使用前方支撑物以前，应尝试使用不同的靠背形状、角度，尝试把座位系统倾斜到不同的角度，使头在骨盆上方是平衡的。即使装了前方支撑物，此人也不能整天使用它。如果一直把她固定在座位系统里，那么会更难改善她的躯干控制能力。无论躯干是灵活的还是固定的，都可以使用前方支撑物。

躯干前方支撑物应该：

- 能改善稳定性，但不限制功能性活动。
- 安全，不会限制呼吸或引起窒息，紧急情况下便于去除。
- 不会在骨性隆起处引起不适。
- 与此人的骨骼结构相适应。
- 垫有垫子使带子不会陷入软组织里。

用你的双手去探索该怎样使用躯干支撑物/带子，把不同类型的躯干支撑物/带子放在不同的角度来模拟怎样做是最好的。

- 你的双手应放到**哪里**来稳定躯干和肩胛带，应该在**哪里**施加力量来矫正躯干和肩胛带的姿势？
- 支撑物应提供多少**稳定性**？完全限制躯干向前方活动？允许做部分活动？
- 带子应该向**哪个方向牵拉**来改善躯干的稳定性？抑制异常的运动模式？

> **小心！**
>
> 　　如果骨盆前方支撑物不能适当地稳定骨盆，那么在躯干前方给以支撑是很危险的，甚至是致命的。当骨盆支撑不稳时，此人的身体会向下滑落，并使胸前方的支撑物压在颈部前方，这会导致呛咳、窒息甚至死亡。

躯干前方支撑物可选的方案

（1）**胸前躯干绑带**可防止躯干向前倒，使用这种带子后，上肢仍可向前方够取东西，肩胛带也可向前运动。如果一个人的躯干易于从绑带上方垂下来，那么这种方案不适合她。

第7章　躯干

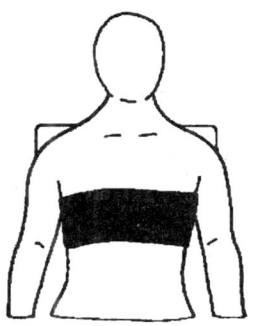

胸前躯干绑带

（2）**有弹性的躯干绑带**使躯干能做更多的活动，并会随呼吸而伸展。

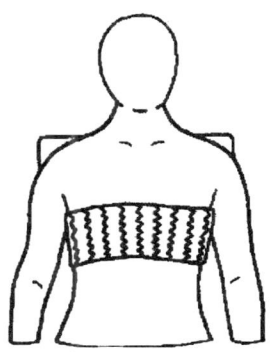

有弹性的躯干绑带

（3）**牵拉带**适用于易于向前方倾倒的人。把它的一端连接到此人躯干所依靠的支撑物的内侧，经过胸部拉到对侧躯干支撑物的外侧。如果此人一侧肩膀有外旋，可从对角线的方向牵拉。

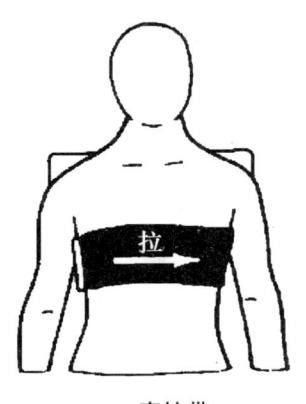
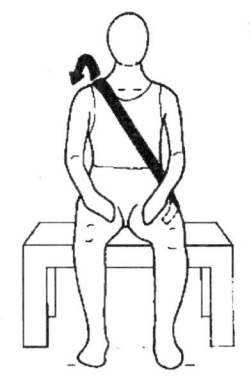
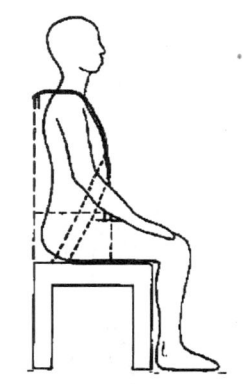

牵拉带　　　　　　　经过胸部的牵拉带　　　　牵拉带与靠背的连接处

（4）**H形带**要在肩部或稍下方连接到靠背上，在这个连接部位，带子可以包住肩关节，并防止它向前旋转。带子的扣环方便其穿脱、调节。

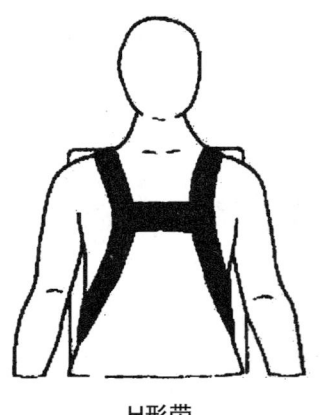

H形带　　　　　　　　　H形带与靠背的连接点

（5）**胸板**是用塑料或半固性材料做成的支撑物，把它压在胸骨上，放在胸骨顶端的下面以防呛咳或不适。

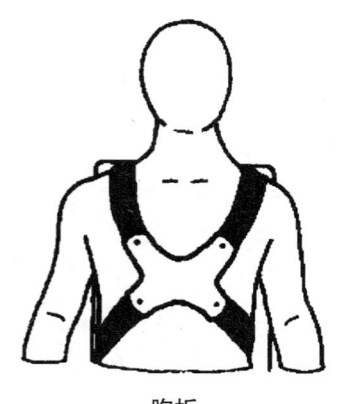

胸板

> **小心！与技术提示**
>
> 什么决定了躯干前方支撑物的危险因素？答案：下方的带子在上方的带子勒住喉咙之前勒住腋下的能力。所以使用胸板时要格外小心。无论是使用带子、马甲，还是胸板，都应使下方的带子与腋窝的距离小于上方的带子与喉咙的距离。

（6）可用坚韧的材料做一个**马甲**，它与此人的接触面比带子多。需要更多感觉刺激和固定的人更适合使用马甲。

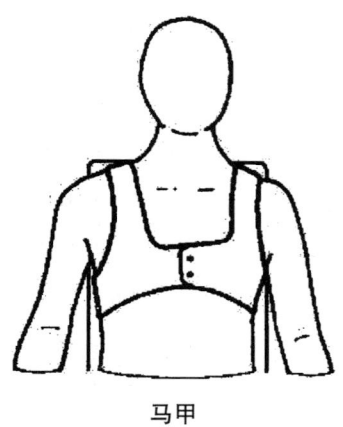
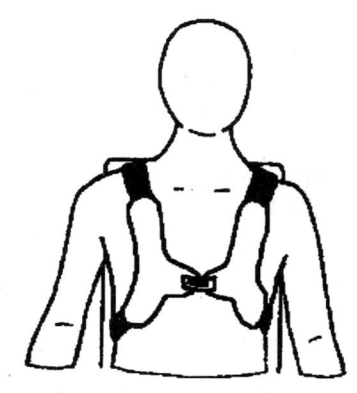

马甲　　　　　　　　　有扣带的马甲

（7）把**肩带固定到躯干支撑物上**，可以柔和地向后牵拉肩关节。由于这种带子不经过胸部，它对于女性来说特别适用。

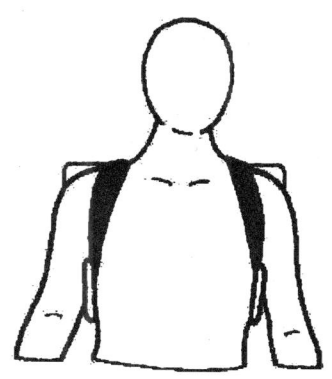

固定到躯干支撑物上的肩带

（8）**胸带和 H 形带**。这种设计在胸带的左右侧缝了很多环，胸带的中部有一个带扣，可根据需要把肩带穿过胸带上任意一个环儿，来固定她的躯干。

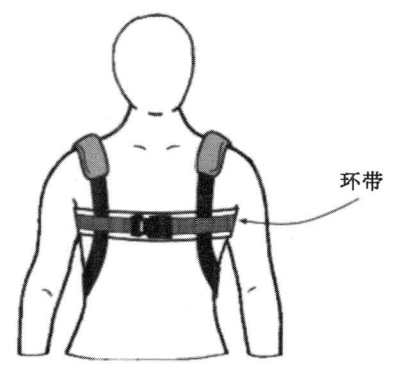

胸带和 H 形带

（9）**动态的躯干带**。在塑料带的上方用带子缝了很多环。这样躯干可做一些活动，同时环带也会控制这些活动。它可与躯干带或胸带同时使用。

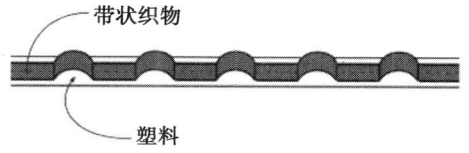

动态的躯干带

> **技术提示**
>
> 在靠背上装一个肩带引导带，可防止带子从肩上滑下来或向内勒住脖子。

图解特殊坐位与座位

二、躯干向一侧弯曲（脊柱侧弯）

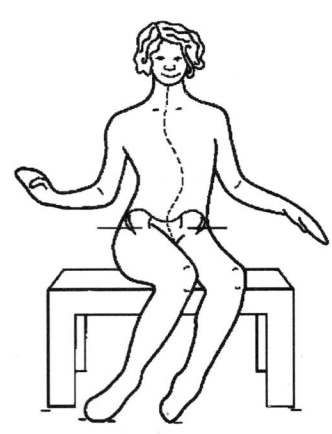

躯干向一侧弯曲（脊柱侧弯）

如果侧弯没有固定，那么可在躯干侧方给以支撑来阻止躯干向侧方弯曲或倾倒。记住，此时骨盆已经得到了良好的支撑，而且通常是在两侧都给以支撑的。

灵活的

依然要用你的双手来确定需要在哪里给她支撑以及给多大的支撑。

- 记住**头部在骨盆上方保持什么姿势**时，它的姿势最匀称？
- 你的双手在**哪儿，向什么方向**来支撑或"矫正"此人躯干的姿势，防止她向侧方弯曲？
- 应该给以**多大的稳定性**？完全限制所有侧方运动？允许做部分运动？
- 支撑和（或）控制躯干所需的**最小接触面积**是多少？一只手，一到两个手指？

可选方案

1. 等高的**躯干侧方支撑物**会给以足够的引导和稳定性。躯干支撑物的高度依姿势控制和稳定性而定，支撑物可紧挨此人的胸壁放置来限制运动，也可稍微远离胸壁以使她能做一些侧向运动。同样，如果需要较多的支撑，可使支撑物从靠背一直延伸到胸前，而如果仅需要较少的支撑，则可把它做得矮一些。若是仅在某些活动时需要躯干侧方支撑物，那么它要易于安装、拆卸。

第7章 躯干

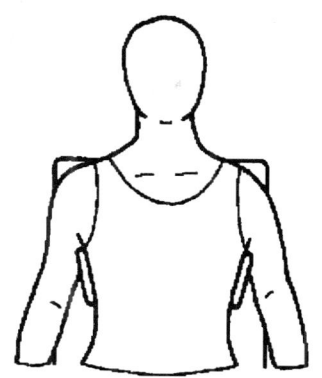

躯干侧面（方）支撑物

2. 三点控制。如果此人有躯干侧弯且需要较多的控制来抑制侧弯，应把躯干侧方支撑物放在不同的位置来提供三点压力支撑。在侧弯顶点的稍下方放一个支撑物（凸出侧 ⓐ），在其对侧（凹下侧 ⓑ 和 ⓒ）于弯曲的上下方分别放一个支撑物，支撑物应该是薄的，与此人的身体结构一致，且是可调节的。最高的支撑物应该足够高，但不能压着腋窝，最低的支撑物通常放在骨盆侧面。为了使矫正效果更明显，左右侧支撑物之间应相隔一到两根肋骨。

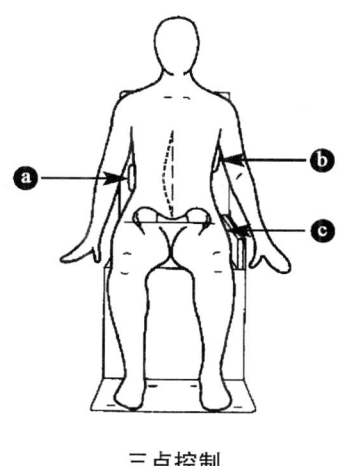

三点控制

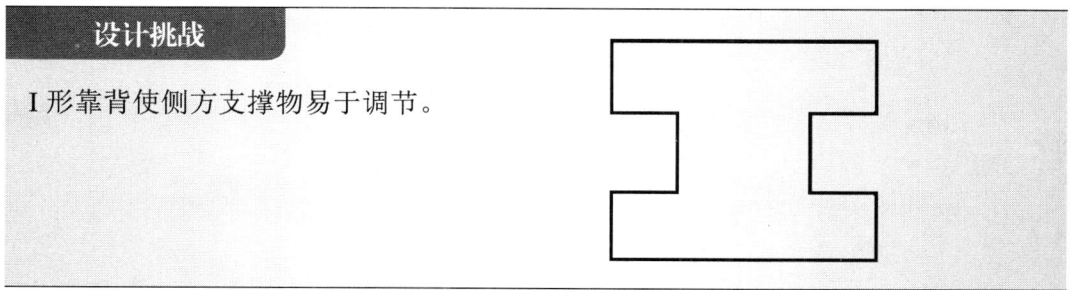

设计挑战

I 形靠背使侧方支撑物易于调节。

3. 躯干前方支撑物（见 P158～161）也可用以稳定躯干。

固定的

1. 按照此人固定的躯干畸形来塑造靠背的形状。 支撑侧弯的脊柱，但不要矫正它。靠背上在相应的骨性隆起（脊柱、肋骨）要有释放。与支撑固定的骨盆侧倾旋转一样，我们的目标不是把躯干矫正到中立位，而是首先**把头放到中立、平衡的位置**，然后再调试已固定的骨盆和躯干。侧弯可能是"C"形或"S"形，或者再有弯曲的"S"形。按照已固定的躯干的姿势来塑造靠背的形状。靠背可按此人的身体结构来塑形，也可用半固性材料如坚固的泡沫来雕刻成型。请看 P148 关于塑形的优缺点部分。

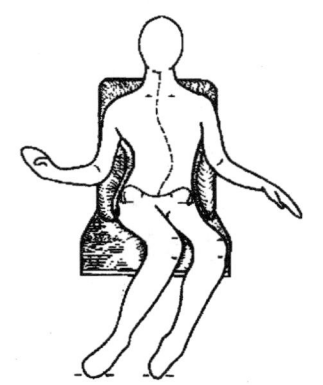

按已固定的躯干的姿势塑造靠背的形状

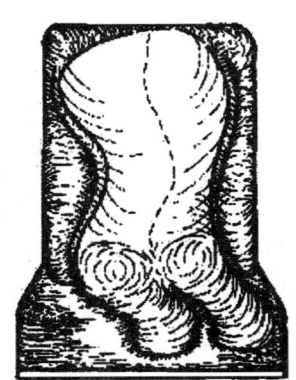

定做或雕刻的靠背

2. 躯干前方支撑物（见 P158～161）也可用以稳定躯干。

三 躯干旋转

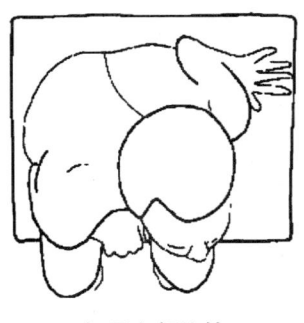

躯干上部旋转
-俯视图-

如果躯干的上部旋转但是是灵活的，支撑的目的是矫正或抑制过度的旋转。用双手模拟有助于你明白躯干支撑物/带子的形状，以及怎样使它们接触身体。

灵活的

- 你的手放在**哪里**来控制躯干上部和肩胛带的旋转？
- 支撑物应在**多大的角度**上稳定和控制旋转？限制躯干所有的旋前？允许部分旋转？
- 带子**最合适的牵拉方向**是什么？
- 记下上部躯干所需支撑的**形状和接触面**，注意骨性隆起的部位。

可选方案

1. 如果一侧肩关节向前转动，可用一条**牵拉带**以对角线的方向通过胸部，在肩部可放一个"力量定位垫"以使支撑的力量在肩部更加突出。

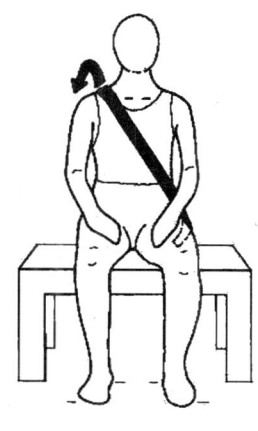

牵拉带

2. 把**躯干侧方支撑物沿躯干和胸壁向前弯曲**，可抑制躯干过度的旋转。它应该是可拆卸的或可旋开的，以便于此人转移。

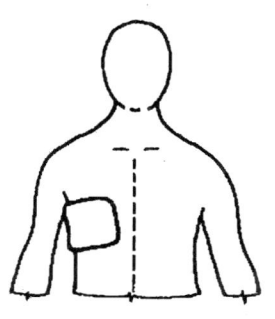

向前弯曲的侧方支撑物

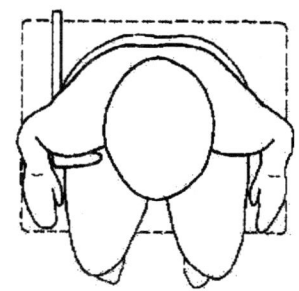

-俯视图-

3. 用坚韧材料做的**马甲**可抑制过度旋转，并且可使压力分布得更加均匀。

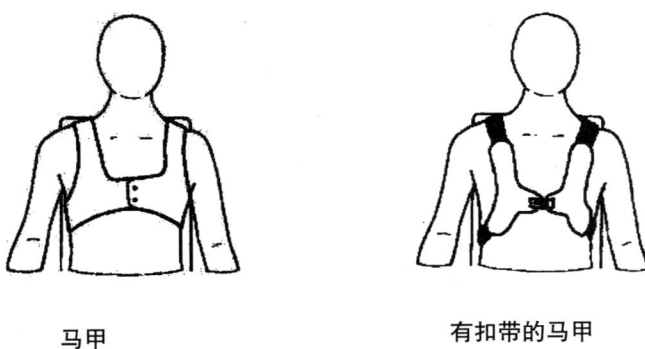

马甲　　　　　　　　　有扣带的马甲

4. **向后倾斜座位系统**也可抑制躯干从一侧过度向前旋转。

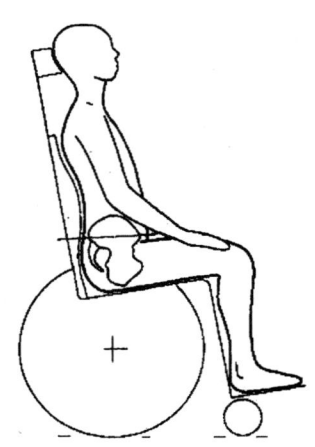

向后倾斜座位系统

固定的

如果**躯干旋转**已经固定，应该用头的姿势引导身体其他部位的姿势。请参考 P164 的指导方针。

四 躯干后弯（伸展）

躯干上部后弯（伸展）常常伴有肩胛带后拉和外旋。

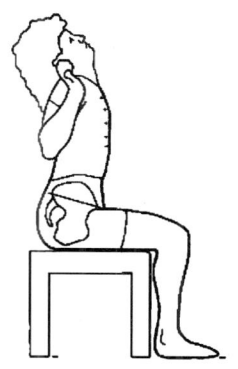

躯干上部后弯（伸展）

灵活的

如果躯干上部是灵活的，使用靠背的目的是减轻躯干上部的过度伸展和肩胛带的异常姿势。思考你该怎样用手来减轻伸展：

- 你的双手放在**哪儿**来控制躯干上部的弯曲？
- 记下背部和肩关节所需支撑的**形状和接触部位**，注意骨性隆起处。

可选方案

1. 首先是**坚固的靠背**，此人的上部躯干在中立位时，它应该能与背部的轮廓相适应。

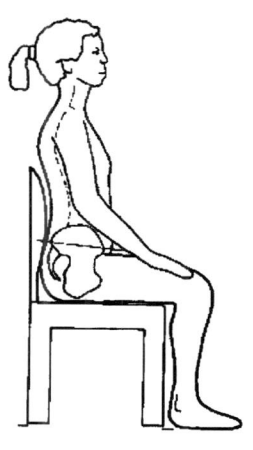

坚固的靠背

2. 可用**楔状支撑物**来辅助肩胛带前伸。

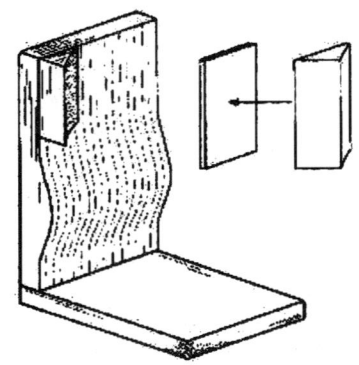

放在肩胛骨后面的楔状支撑物

3. 把靠背做成**缓和的波状**。

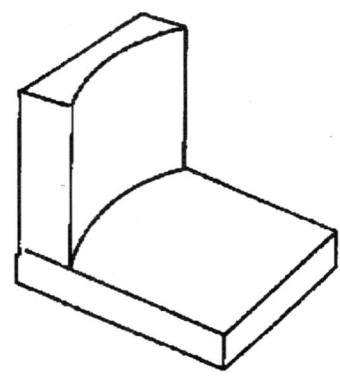

把靠背做成缓和的波状

4. **向后倾斜座位系统**。将整个座位系统后倾时,此人躯干上部的过度伸展可能会改善,也可能不会改善。

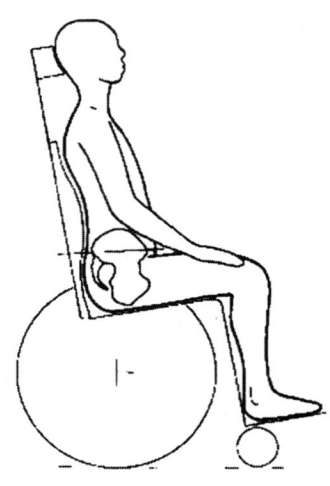

向后倾斜座位系统

第7章 躯干

5. **躯干前面（方）支撑物**（见 P158～161）也可以用以稳定躯干。

固定的

如果躯干上部的伸展畸形已经固定，使用**靠背**的目的是使此人更舒适、更好地行使功能，来支撑和调节她的躯干。

1. **支撑弯曲处**，但不要试着矫正它。有些人可能乐于用塑形材料来支撑弯曲，有些人可能不然。

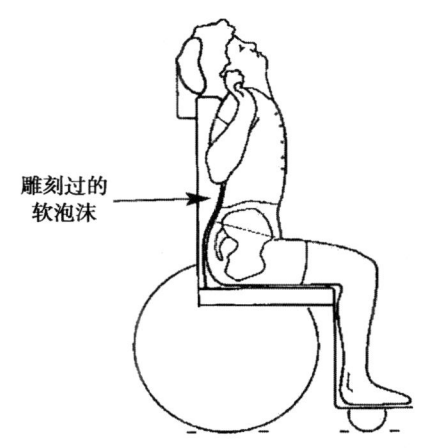

雕刻过的软泡沫

支撑已固定伸展的上部躯干

2. **躯干前面（方）支撑物**（见 P158～161）也可用以稳定躯干。

参考文献

1. Zollars JA, McKone B. Above and beyond the pelvis: Taking a closer look at the head and trunk. *Proceedings from the 9th International Seating Symposium.* 1993:87-93.
2. Bergen A, Presperin J, Tallman T. *Positioning for Function: Wheelchairs and Other Assistive Technologies.* Valhalla, NY: Valhalla Rehabilitation Publications, Ltd.; 1990.
3. Margolis S. Lumbar support issues. *Proceedings from the 8th International Seating Symposium.* 1992:19-22.
4. Margolis S. The biangular back revisited: Use, misuse and clinical potentials. *Proceedings from the 18th International Seating Symposium.* 2002.
5. Wengert ME, Margolis K, Kolar K. A design for the back of seated positioning orthoses that controls pelvic positioning and increases head control. *Proceedings from the 10th Annual RESNA Conference.* 1987:216-18.
6. Zollars JA, Axelson P. The back support shaping system: An alternative for persons using wheelchairs with sling seat upholstery. *Proceedings of the 16th Annual RESNA Conference.* 1993:274-6.
7. Presperin J. Deformity control. In *Spinal Cord Injury: A Guide to Functional Outcomes in Occupational Therapy.* Rockville: Aspen Publications; 1986.
8. Wright D, Siekman A, McKone B, Hockridge T, Margolis S. Notes from Stanford Rehabilitation Engineering Center Seating Seminar. February 1990.
9. Engstrom B. *Ergonomics Wheelchairs and Positioning.* Hasselby, Sweden: Bromma Tryck AB; 1993.
10. Trefler E, Angelo J. Comparison of anterior trunk supports for children with cerebral palsy. *Assist Technol.* 1997;9(1):15-21.
11. Presperin J. Interfacing techniques for posture control. *Proceedings from the 6th International Seating Symposium.* 1990:39-45.
12. Carlson JM, Lonstein J, Beck KO, Wilke DC. Seating for children and young adults with cerebral palsy. *Clin Prosthet Orthot.* 1987;11(3):176-98.
13. Noon J. Personal communication. Fall 2008.
14. Mao HF, Huang SL, Lu, HM, Wang YH, Wang TM. Effects of lateral trunk support on scoliotic spinal alignment in person with spinal cord injury: A radiographic study. *Arch Phys Med Rehabil.* 2006 Jun;87(6):764-71..
15. Trefler E, Hobson D, Taylor SJ, Monahan L, Shaw CG. *Seating and Mobility for Persons with Physical Disabilities.* Tucson, AZ: Therapy Skill Builders; 1993.

第8章　髋与下肢

下肢和骨盆应该为身体的灵活运动提供稳定的基础。如果下肢的肌肉紧张、短缩或者不自主运动，就会影响骨盆及其余身体部位的姿势。我们需要为髋和下肢及骨盆和躯干提供支撑。在这一部分中，我们将针对下列典型姿势和运动模式来设计支撑部件：

- 髋／下肢向内越过中线（内收）并向内旋转（内旋）。
- 髋／下肢向外打开（外展）并向外旋转（外旋）。
- 双下肢转向同一侧（随风摆）。
- 髋部过度弯曲（屈曲）。
- 下肢不停地运动。

用你的双手决定怎样使用支撑部件来提供支撑、改善稳定性。

- 你的双手需要在**哪里**、**向哪个方向**支撑髋和下肢？
- 你需要提供**多大的支撑**来改善稳定性，并阻止髋和下肢的过度运动？
- 为了改善髋和下肢的稳定性，**最小量的姿势支撑**是多少？
- 姿势支撑物与此人身体**接触面的性质**？包括形状、尺寸、软组织量以及骨性隆起。

骨盆及大腿的支撑物应该：

- 在活动范围内把此人的髋和下肢支撑在中立位。
- 与大腿的形状相适应。
- 如果需要移乘，应可以去除或翻转。

一　髋部向内越过中线（内收）并向内旋转（内旋）

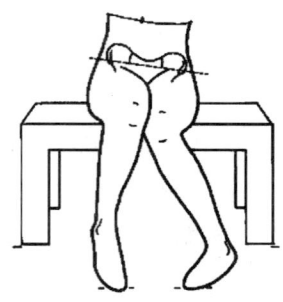

髋和下肢内收且内旋

灵活的

如果可以把髋 / 下肢移动到中立位，那么使用大腿内侧支撑物的目的是限制或阻止大腿向内侧移动。

大腿内侧支撑物的可选方案

1. 可用**轻度突起的波状支撑物**夹在两腿之间。如果她的双下肢只需要一个起提醒作用的东西或者一个小小的支撑物来保持分离，那么可以使用这种突起。

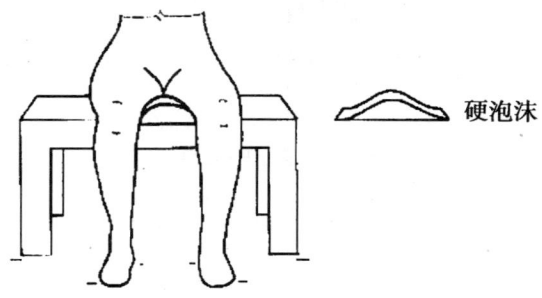

轻度突起的波状支撑物

2. **楔形木块**。如果需要更多的支撑或力量使两腿分开，则需在她的两膝间夹一个楔形的木块。这个木块可以从膝盖前端向里伸到大腿长度的 1/3 处。木块的深度及宽度取决于此人肌肉的紧张度和痉挛程度。如果肌肉很紧且痉挛很重，双腿可能会互相挨得很近。增大木块的面积，使压力在更大的面积上进行分配，木块的形状应该与此人的身体结构相适应，这是指应该在膝关节处把它加宽，在近骨盆处把它削窄。上厕所或移乘时应可以拿掉木块。当装在木块下方的小柱子滑到坐垫上的小孔里时，木块就可以拿下来了。木块如果可以拆卸，应把它拴在座位系统上，以防丢失。

第8章　髋与下肢

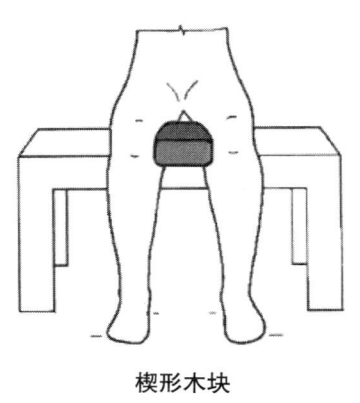

楔形木块

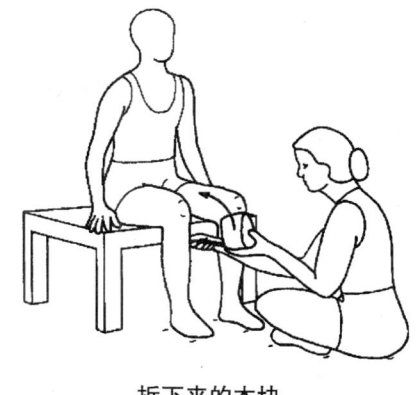

拆下来的木块

固定的

如果单侧或双侧的**髋/下肢向中线移动（即内收）并内旋**的姿势已经固定，那么在大腿内侧给予支撑的目的是防止内收过紧、挛缩及避免刺激引起膝关节周围皮肤的不适感。

在可动范围内，支撑髋部和小腿。

第一步：**髋部的姿势**。把一个小垫块放在双膝之间，但不要迫使髋和双腿向两侧撇。确保髋关节没有脱位或半脱位，并让医生来查证。对于有髋关节脱位或半脱位者，更不能迫使髋膝向两侧撇，因为那样会引起疼痛。

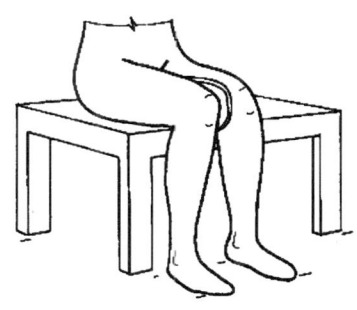

在两膝间放一个小垫块

第二步：**支撑小腿**。使用评定双髋/下肢的灵活性时所获得的信息，看两侧外展或外旋的角度是否相同。我们要考虑髋关节的旋转受限。

如果在这个体位下（内收位），髋关节不能外旋以使小腿和足部与膝盖在同一条垂线上，那么就要在这个位置上支撑小腿和足。千万不要把足扳向中线，这样可能会引起髋膝关节的疼痛及损伤，并造成骨盆脱位。

在用大腿内侧支撑物以前，使用骨盆侧方挡板来支撑骨盆和髋部。

二 髋部向外打开（外展）并向外旋转（外旋）

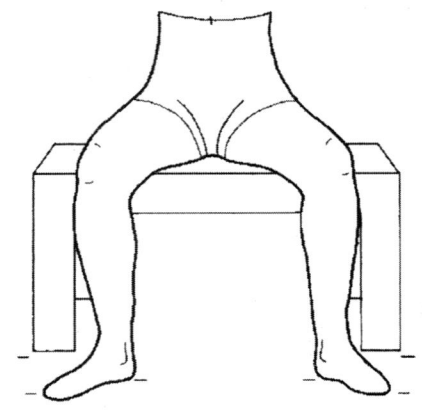

髋/下肢外展外旋

灵活的

如果单侧的或双侧的髋关节/下肢外展并外旋，但是能回到中立位（5°~8°的外展），使用骨盆和大腿的侧面（方）支撑物的目的是促使患髋达到更加标准的中立位。

骨盆和大腿侧面（方）支撑物的可选方案

把波状支撑物或木块放在骨盆和大腿外侧来支撑。此人需要的稳定性支撑的量（用双手来评测）将决定支撑物的高度和长度，此人腿的形状也将决定支撑物的形状。

1. **一些人仅需在骨盆处放置木块或波状支撑物。**如果此人需要更多的姿势控制能力和稳定性，那就要增加支撑物的高度。

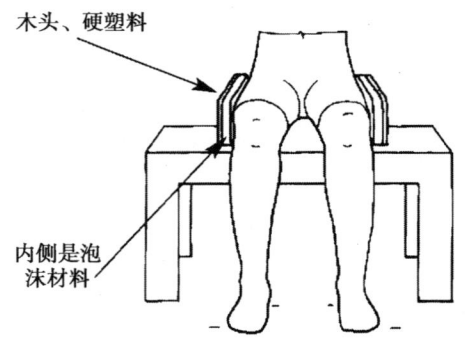

骨盆侧面（方）支撑块

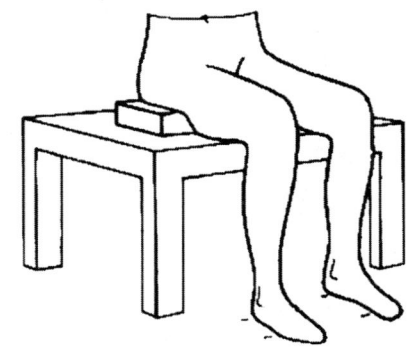

骨盆侧面（方）波状支撑物

2. 一些人需要把侧向支撑物**向前延伸超过膝关节**。

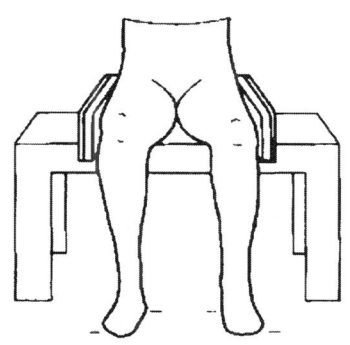

骨盆和膝的侧面（方）支撑物

固定的

如果髋部和腿的姿势是固定的，那么使用侧方支撑物的目的就是减轻紧张和挛缩。

支撑腿的一侧（有外展的一侧），来阻止进一步的旋转与外展。

第一步：髋部的姿势。在舒适的范围内向内（内收）支撑髋部和腿部。

第二步：支撑小腿。使用评定双髋/双腿的灵活性时所获得的信息，看两侧外展或外旋的角度是否相同。我们要考虑髋关节的旋转受限。

如果在这个体位下，髋关节不能内旋以使小腿和足部与膝盖在同一条垂线上，那么就要在这个位置上（蛙式位）支撑小腿和足。千万不要把足扳向中线，这样可能会引起髋膝关节的疼痛及损伤，并造成骨盆脱位。需要一个楔形足踏板来支撑全脚掌。

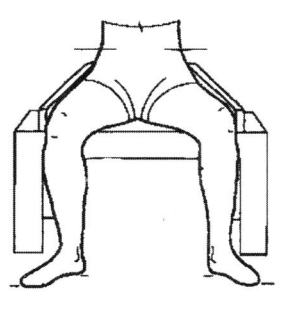

固定的姿势下支撑双腿

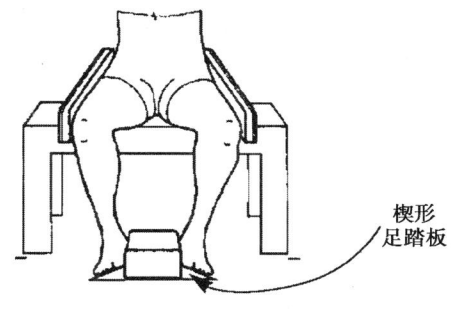

支撑小腿和双足

三 双髋向同一侧旋转（随风摆）

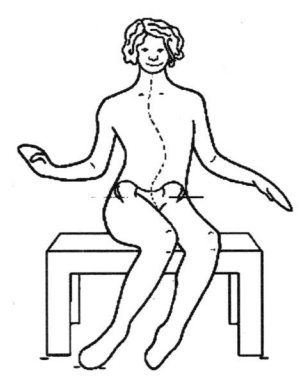

双髋向同一侧旋转（随风摆）

灵活的

如果双腿是灵活的，那么姿势支撑的目的就是把大腿支撑在髋部舒适的中立位。

双髋向同一侧旋转姿势下的骨盆和大腿的支撑。阻止双膝向同一侧旋转，并防止骨盆移动和旋转。此人需要的稳定性支撑量将决定支撑物的高度和长度，下肢的形状也将决定支撑物内侧与肢体接触面的形状。

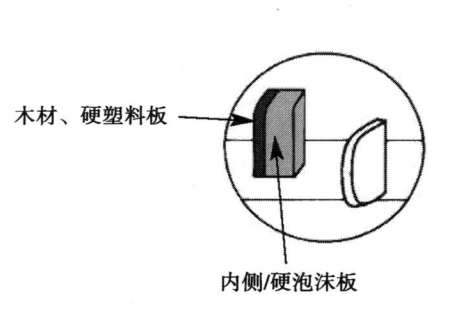

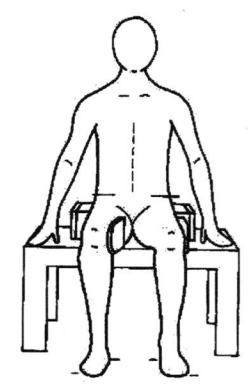

控制双下肢随风摆姿势的骨盆和大腿支撑物

固定的

允许髋转向同侧，以使骨盆保持直立的中立位。根据双腿的姿势、形状特点来制作坐垫。如果骨盆向侧方的倾斜、旋转已经固定和（或）脊柱侧突已经固定，使用座位系统的目的是通过支撑此人的姿势，使头在支持基础上方保持直立平衡的姿势。坐垫可以用半固性的泡沫经过削剪制成，或根据此人骨盆、腿的姿势塑形制成。

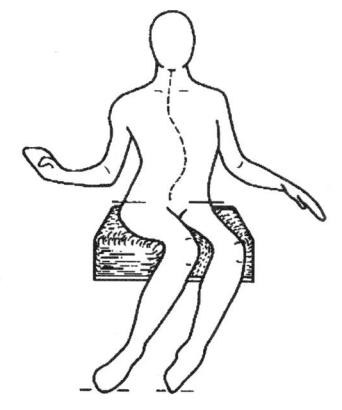
根据双下肢的姿势、形状特点来制作坐垫

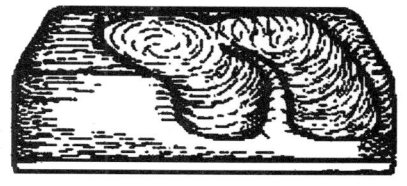
塑形或削剪半固性的泡沫

四 髋/下肢过度屈曲

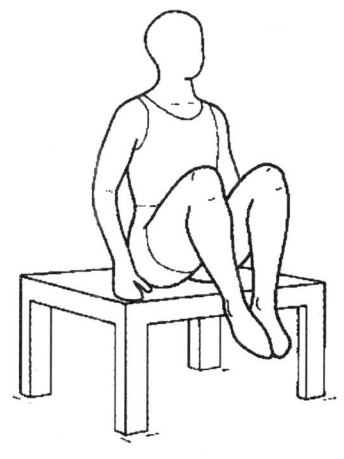
髋/下肢过度屈曲

灵活的

大腿上方支撑物⊕：在大腿上方用带子或者在膝上小桌下方用垫块来阻止双腿过度屈曲。

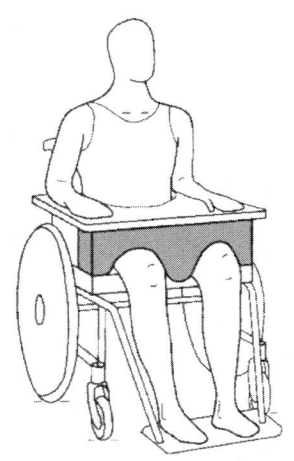

膝上小桌下的垫块

五 下肢不停地运动

如果此人的下肢不停地过度运动且无法控制，那么需要增加双下肢的稳定性。用你的双手尝试不同的支撑位置，不仅要限制或阻止运动，而且要使她双下肢的休息位建立接触面。通常，如果一个人的下肢活动过多，当与它们形状相适应的物体紧密接触时，它们易于停止或减少运动。评定她对不同形状、接触面、材质的支撑物的反应。

可选方案

1. 与此人下肢形状相适应的**槽状支撑物**，可使它们放松并休息。

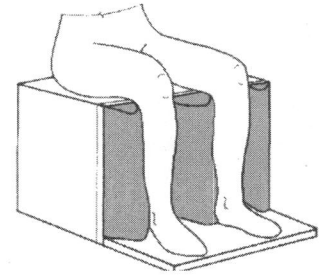

下肢槽

2. **小腿前部宽绑带**与双下肢紧密接触，可与座位表面一起限制下肢的过度运动，使此人感到更加安全与稳定。

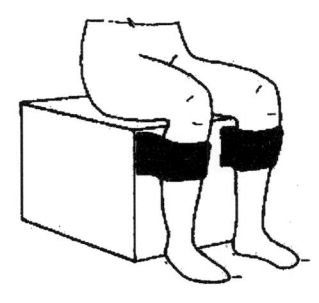

小腿前部宽绑带

参考文献

1. Bergen A, Presperin J, Tallman T. *Positioning for Function: Wheelchairs and Other Assistive Technologies*. Valhalla, NY: Valhalla Rehabilitation Publications, Ltd.; 1990.
2. Myhr U, von Wendt L. Improvement of functional sitting position for children with cerebral palsy. *Dev Med Child Neurol*. 1991;33:246-56.
3. Trefler E, Hobson D, Taylor SJ, Monahan L, Shaw CG. *Seating and Mobility for Persons with Physical Disabilities*. Tucson, AZ: Therapy Skill Builders; 1993.
4. Presperin J. Interfacing techniques for posture control. *Proceedings from the 6th International Seating Symposium*. 1990:39-45.
5. Cooper D. Biomechanics of selected posture control measures. *Proceedings from the 7th International Seating Symposium*. 1991:37-41.
6. Presperin J. Seating and mobility evaluation during rehabilitation. *Rehab Manag*. 1989 April-May.
7. Wright D, Siekman A, McKone B, Hockridge T, Margolis S. Notes from Stanford Rehabilitation Engineering Center Seating Seminar. Feb. 1990.
8. Monahan L, Shaw G, Taylor S. Pelvic positioning: Another option. *Proceedings from the 5th International Seating Symposium*. 1989:80-5.
9. Ward D. *Prescriptive Seating for Wheeled Mobility*. Ft. Lauderdale, FL: HealthWealth International; 1994.

第 9 章 膝关节

这一部分，我们要讨论**小腿与座位表面之间的角度**⊕以及下列典型姿势和活动：
- 膝关节弯曲（屈曲）。
- 膝关节伸直（伸展）。

如何确定**小腿与座位表面之间的角度**？它应该：
- 顾及此人膝关节活动的有限性和灵活性。
- 使此人能在合适的姿势下进行功能性活动。

对于一些人，可能需要：
- 由于肌肉活动过度而要限制运动。

一 膝关节弯曲（屈曲）

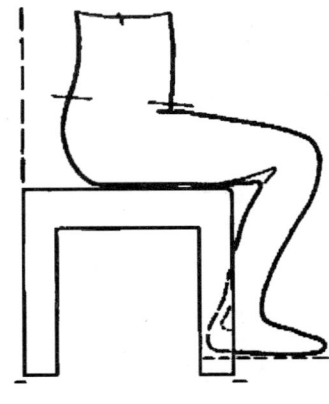

屈曲的膝关节

灵活的

如果膝关节屈曲，但灵活可动，那么它至少可以伸到 90°而不引起骨盆后倾。思考下面的问题。

第9章 膝关节

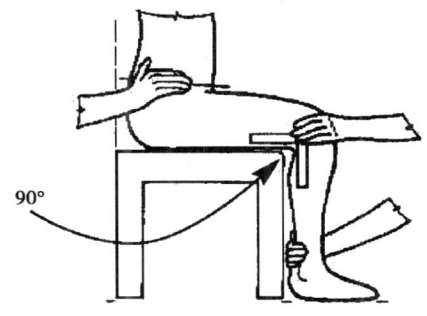

伸到90°的膝关节

可选方案

1. **小腿与座位表面之间的角度可设为90°**。这可能需要修改小腿支撑物和足踏板，因为标准轮椅的小腿与座位表面之间的角度都大于90°，还要调整小前轮的位置和型号。

如果**小腿与座位表面之间的角度大于90°**，此人在坐位时，其骨盆易于后倾。膝后的肌肉（腘绳肌）连接着骨盆和膝关节下方，因此，活动（伸展）膝关节将直接影响骨盆的姿势。

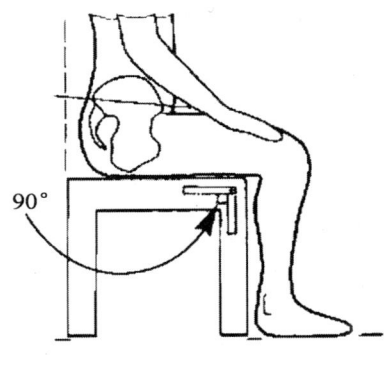

小腿与座位表面之间的角度为90°

2. 如果此人需要屈曲膝关节，那么**小腿与座位表面之间的角度可小于90°**，这样在做功能性活动时，她的脚就在身体下方了。并且，如果此人有明显的屈肌痉挛，这个角度也应该小于90°，使她可以屈曲膝关节坐在座位系统里。这种情况，还可以从下面削剪（底切）坐垫的前缘。

底切也适用于腓肠肌下方的支撑物，以减少腓肠肌上部与踝足矫形器之间的压力。柏尔根（Bergen）指出削剪坐垫前缘不会有坏处，不削才会有坏处。

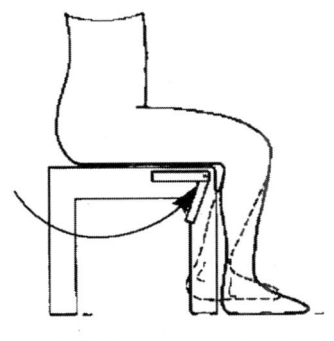

小腿与座位表面之间的角度小于90°

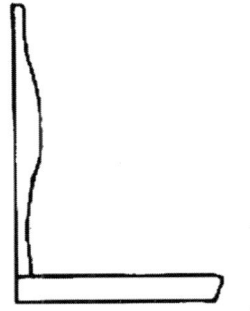

削剪坐垫的前缘

3. 足后的支撑物可阻止膝关节过度屈曲。可在足跟或小腿后面放一个**块状或带状的支撑物**。

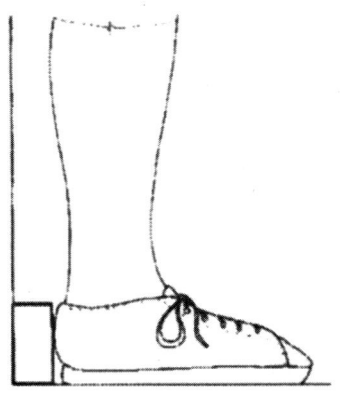

足跟后方的支撑块

> 注意：有些人需要调节小腿与座位表面之间的角度。例如，她可能需要抬高小腿来减轻由膝下石膏、膝下截肢和循环障碍引起的肿胀，这就要求小腿支撑物要按照小腿的形状来塑形并支撑小腿。

固定的

如果膝关节屈曲角度是固定的，腘绳肌紧张且膝关节屈曲角度小于90°。

削剪坐垫前缘，使小腿和双脚可屈曲到坐垫下方，而不引起骨盆向后滚动（后倾）。

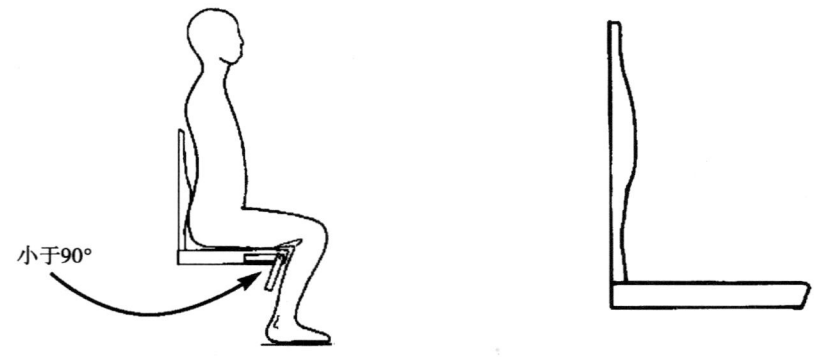

削剪坐垫的前缘

> 如果让一位膝关节屈曲角度小于90°的人坐到小腿与座位表面之间的角度为90°的椅子里，你想将会出现什么现象？

由于*腘绳肌*（大腿后面的肌群）的牵拉，骨盆将向后滚动（骨盆后倾）。

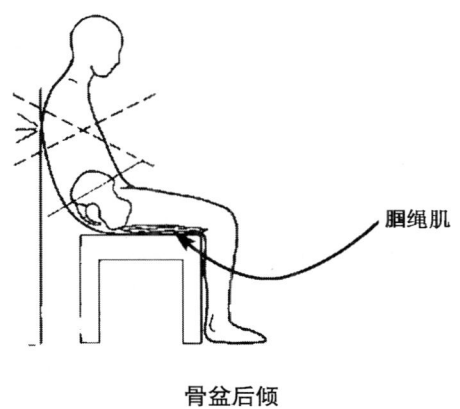

骨盆后倾

二、膝关节伸直（伸展）

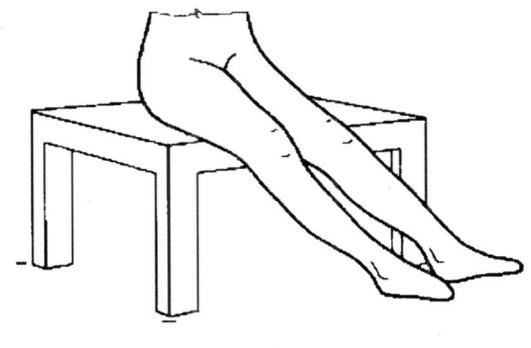

伸展的双膝

灵活的

当用手模拟时，记下：

- 你在**哪个部位**、向哪个方向支撑以屈曲、稳定此人的膝关节和小腿？
- 你需要施加**多大的力量**？

根据以上信息来确定控制膝关节过度伸展的支撑物，并且要思考控制膝关节伸展的目的，你是想完全限制膝关节伸展、允许做部分伸展还是做全范围的活动（屈和伸）？

图解特殊坐位与座位

小腿前部支撑物⊕**可选方案**

1. 宽带。

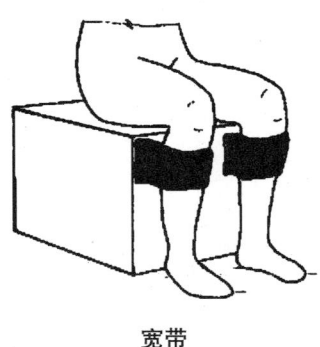

宽带

2. **膝前支撑块**。这些支撑块应该向膝关节和小腿施加压力，如果此人的髋关节、膝关节曾经有过异常，不要使用这种支撑块。

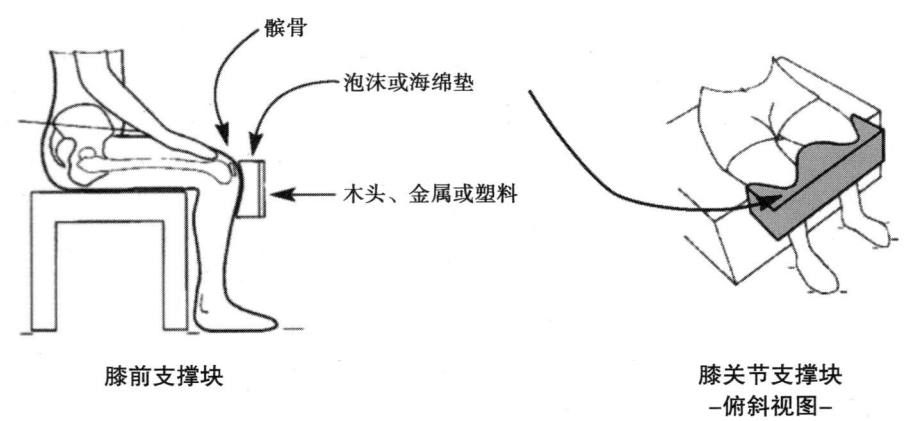

膝前支撑块

膝关节支撑块
-俯斜视图-

3. **环绕踝关节的支撑物 = 踝带。**

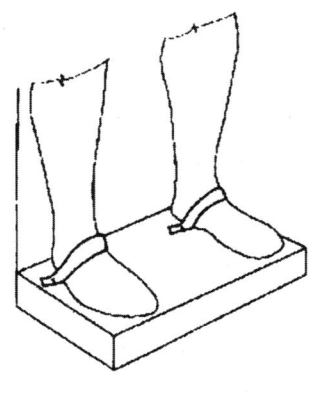

踝带

固定的

小腿后方支撑物⊕。在伸展位支撑小腿;不要用暴力使它们屈曲到 90°。记住,人们通常用的是平坦的小腿支撑物来抬高小腿,但这并没有顾及小腿与座位表面之间的正确角度或小腿支撑物的舒适度。经过削剪的支撑物将会与腓肠肌的形状更相合。

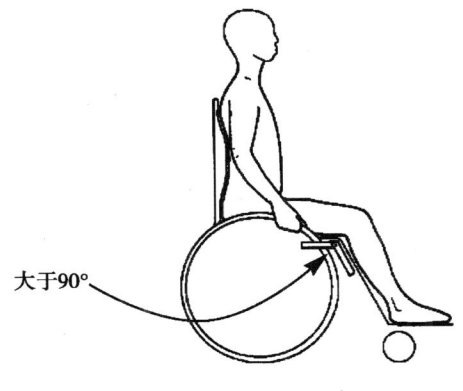

小腿后方支撑物

参考文献

1. Bergen A, Presperin J, Tallman T. *Positioning for Function: Wheelchairs and Other Assistive Technologies.* Valhalla, NY: Valhalla Rehabilitation Publications, Ltd.; 1990.
2. Ward D. *Prescriptive Seating for Wheeled Mobility.* Ft. Lauderdale, FL: HealthWealth International; 1994.
3. Kangas K. Clinical assessment and training strategies for the mastery of independent powered mobility. *Proceedings from the 9th International Seating Symposium.* 1993:121-6.
4. Engstrom B. *Ergonomics Wheelchairs and Positioning.* Hasselby, Sweden: Bromma Tryck AB; 1993.
5. Waugh K. Measuring the right angle. *Rehab Manag.* 2005 Jan-Feb;18(1):40:43-7.
6. Bergen A. Personal communication. Fall 2008.
7. McDonald R. Development of a method of measuring force through a kneeblock for children with cerebral palsy. *Proceedings from the 17th International Seating Symposium.* 2001:47-8.

第 10 章 踝与足

我们考虑使用骨盆、躯干、髋部和双腿的支撑物时，也会考虑使用踝和足的姿势支撑物。支撑小腿、踝和足姿势的目的是什么？

- 为足部提供一个稳定的支撑面，使身体可以在其上方活动。

对于一些人，他们应该：

- 使踝、足、小腿能够活动。

对于其他人，他们也许需要：

- 由于肌肉活动过度而限制运动。

一　足踏板与小腿之间的角度

应该固定足踏板与小腿之间的角度，使脚可完全支撑于足踏板或足托上。

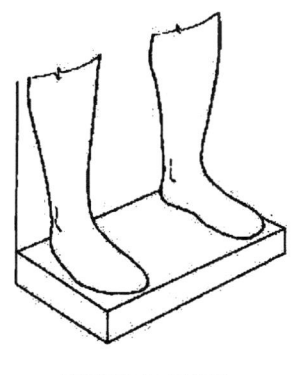

双脚完全支撑于
足踏板或足托上

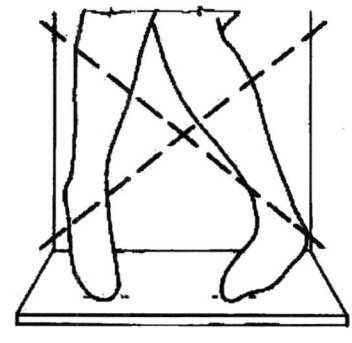

不充分的足部支撑

灵活的

如果踝关节很灵活，可摆到中立位姿势。可考虑下列情况之一。

可选方案

1. 足踏板与小腿之间的角度可为 90°。

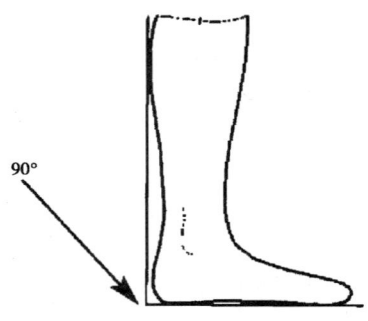

足踏板与小腿之间的角度 = 90°

2. **足踏板与小腿之间的角度可以小于 90°**。如果此人的双脚需要在膝关节下方向后移动以进行功能性活动，足踏板与小腿之间的角度应该允许这个范围的活动。

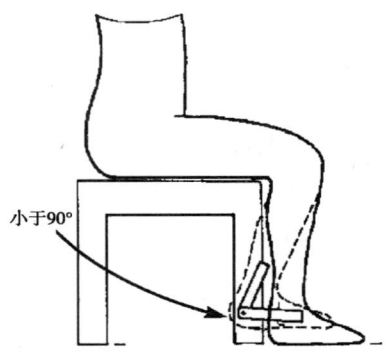

足踏板与小腿之间的角度小于90°

固定的

如果踝关节或足的姿势已经固定（跖屈、背屈、外翻、内翻或者是以上姿势的组合），就改变足踏板与小腿之间的角度来支撑足和踝关节的姿势。

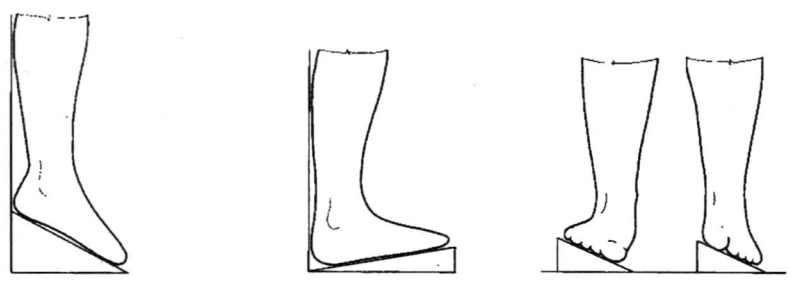

改变足踏板与小腿之间的角度来适应已固定的踝和足

第10章 踝与足

二、踝/足的支撑

由于踝与足部关节众多的特性，这些部位可能会出现许多动作与姿势的组合。同样，你的双手是确定踝/足支撑物应该如何支撑的最好向导。

- 你把手放在**哪里**来支撑或者"矫正"踝和足的姿势？
- 支撑物需要提供多少**稳定性**？完全限制踝/足的活动？允许做部分活动？哪些活动？
- 你向**哪个方向**施加力量来控制运动？
- 需要的**最少量的支撑**是多少？
- 为了移乘，小腿支撑物和（或）足踏板是否需要拆掉、翻转或甩开？

注意：如果此人穿着踝足矫形器（AFOs），这或许会影响踝/足支撑物的选择、小腿支撑物的长度、足踏板与小腿之间的角度。

踝/足周围支撑物的可选方案

1. **踝关节绑带**可以用来防止由肌肉过度活动而引起的不必要的动作。这个绑带应该倾斜45°来控制运动。为了更好地控制，踝关节绑带的两侧应该离脚近一些。绑带上应装有带扣或尼龙搭扣。将尼龙搭扣缝在一边的带子上，并将其穿过第二条带子末端的环。

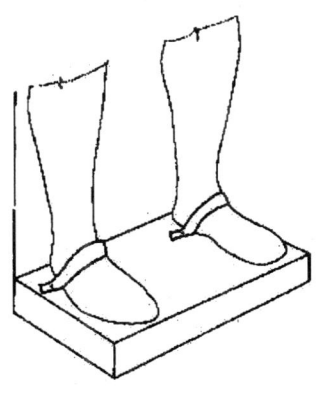

以45°方向固定在足
踏板上的踝关节绑带

2. 足前端的**脚趾绑带**可用于控制运动，尤其是不必要的足内翻或者外翻。脚趾绑带应该与踝关节绑带一起使用。单独使用脚趾绑带无法控制踝关节的运动。

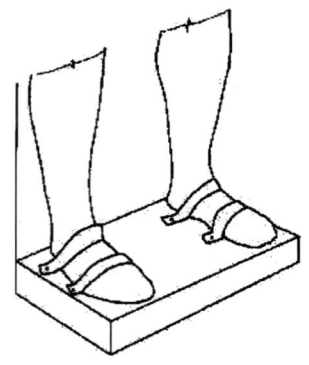

脚趾绑带与踝关节绑带一起使用

3. **动态的宽绑带**是用高强度的弹性材料制成的。这种带子可以防止过度的运动，但允许做一些正常的运动，并能给予踝/足一些感觉刺激。

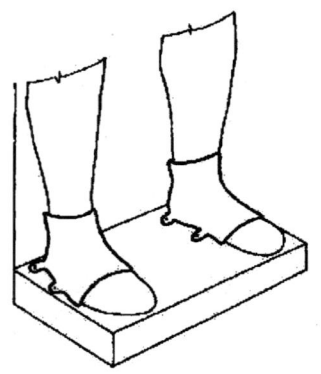

动态的宽绑带

4. **垂直加固的踝关节绑带**或由垂直绑带加固的踝关节周围支撑物，可以给踝和足提供一个安全的位置。记住，一些人需要用像宽带一样的广泛接触，提高他们在座位系统里的安全感。

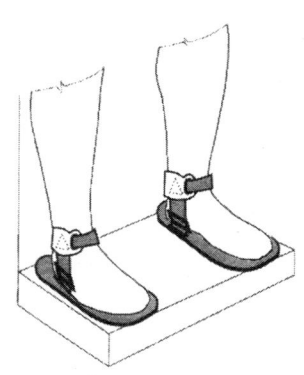

垂直加固的踝关节绑带

内外侧踝/足支撑物的可选方案

1. **木块或者鞋保持器**可以用来控制或者限制踝/足的内翻、内收、外翻及外展。木块的长度和高度取决于对控制能力和稳定性的需求量。

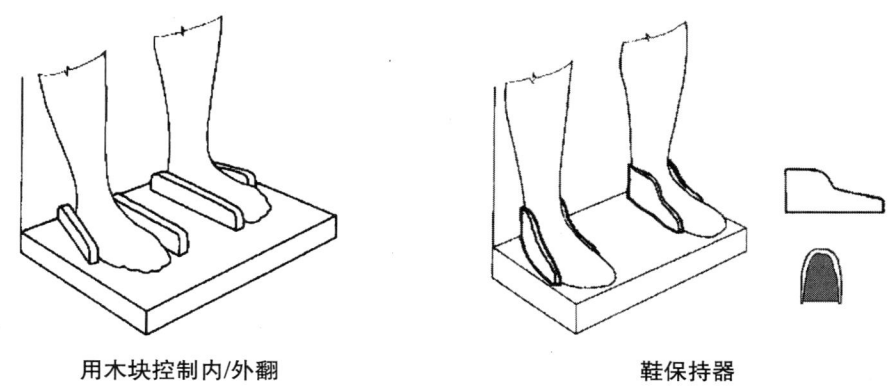

用木块控制内/外翻　　　　　鞋保持器

2. 对于皮肤或者骨骼脆弱的人，可用**足箱**来防止脚部受伤。

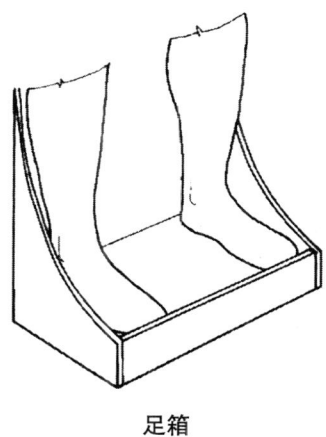

足箱

设计挑战

动态的足踏板

有时候理想的足踏板应该能随人的活动来改变支撑面。例如，一个伸肌张力高的人可能需要做伸膝的动作，但也需要一个力量促使膝关节屈曲。可使用装有弹簧的足踏板，它可以在此人活动腿时向下牵拉，然后在弹力的带动下促使此人屈曲下肢。

参考文献

1. Bergen A, Presperin J, Tallman T. *Positioning for Function: Wheelchairs and Other Assistive Technologies.* Valhalla, NY: Valhalla Rehabilitation Publications, Ltd.; 1990.
2. Presperin J. Interfacing techniques for posture control. *Proceedings from the 6th International Seating Symposium.* 1990:39-45.
3. Ward D. *Prescriptive Seating for Wheeled Mobility.* Ft. Lauderdale, FL: HealthWealth International; 1994.
4. Waugh K. Measuring the right angle. *Rehab Manag.* 2005 Jan-Feb;18(1):40:43-7.
5. Whitmeyer J. Dynamix in seating: Don't sit still for too long. *Proceedings from the 7th International Seating Symposium.* 1991:301-4.

第 11 章　头与颈

躯干的姿势及稳定对头部的平衡及控制有很大影响，因此，只有当骨盆、躯干、下肢，甚至还要包括肩、上肢得到足够的支撑后，才能考虑对头部进行支撑。由于头和颈可以在多个方向上进行活动，因此很难单独分离出一个运动或一个姿势。大多数的活动都是几个运动的组合。当我们讨论下面的姿势和活动时，要牢记这一点。头部：

- 向后仰或推仰（伸展）。
- 弯向一侧（侧屈），向一侧转动（旋转），或后仰并旋转（伸展并旋转）。
- 向前垂或前拉（屈曲）。
- 在各平面内过度运动，但难以保持中立位。
- 在较大范围活动。

头/颈部支撑物有什么特征？我们设法达到什么目的？

头/颈部支撑物应做到：

- 支撑头/颈部，使其保持自然体位。
- 按头/颈部的轮廓塑形。
- 允许头/颈部在其可控范围内进行活动。

对于一些人，支撑物应当：

- 可调节或可拆卸。

要找到此人头/颈部的自然体位，确定必要的支撑，需要考虑如下问题：

- **脊柱在什么姿势下**，头会觉得最为平衡？
- 当**改变头部与重力之间的关系**（倾斜座位系统）时，此人对头部的控制是会改善还是会恶化？
- 你的双手在**哪个部位**支撑头部？你用双手支撑时，此人会觉得舒服吗？还是抗拒你的手？
- 能通过**更好地支撑肩关节和上背部**来改变头的姿势吗？
- 此人坐位休息时**最少需要多少支撑**？
- 描述用手给予支撑的**接触面**（接触面的尺寸、部位和支撑方向）。

对于功能性活动中所用到的支撑物：

- 在进行功能性活动时，她是否需要**增加或者改变头托**？
- 此人是否可以独立**去除或调节**头托？

一 向后仰或推仰（伸展）

在将座位系统向不同的角度倾斜并找到头部与骨盆、重力间的最佳平衡点之后，如果头部仍易于呈现后仰或推仰，就要开始考虑使用头托了。

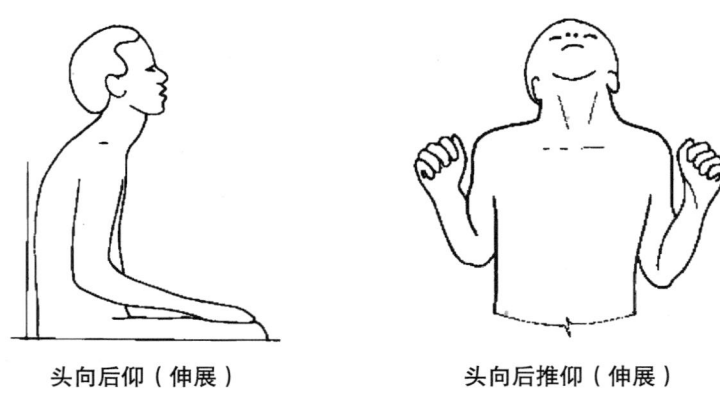

头向后仰（伸展） 　　　　　头向后推仰（伸展）

头部支撑⊕可选的方案

1. **曲度缓和的支撑物**。支撑物的大小依所需的支撑量而定，形状依此人头部的形状而定，放置位置依此人需要支撑及适合支撑的位置而定。例如，一个人可能需要在其头后的上部或者下部给予支撑，也有可能在上下部都需要支撑。

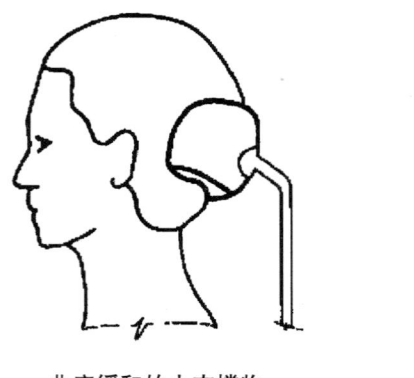

曲度缓和的小支撑物　　　　　曲度缓和的大支撑物

2. **颈部卷**可从后面放到头的下方。它能提供足够的支撑，使人可以倾斜下巴看到前方的物体。颈部卷的长度取决于此人的舒适度和侧面所需的控制量。如果颈部卷较长并有曲度，即使此人转头时也可以靠着它休息。颈部卷是用坚硬材料做成的，如金属杆，并覆以泡沫塑料。

有时颈部卷会使人感到不适，引起颈部疼痛，或者刺激颈部或脊柱使其后伸。在做最后的决定前，需进行尝试。

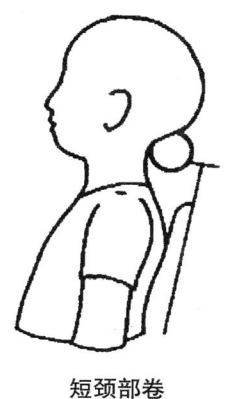
短颈部卷

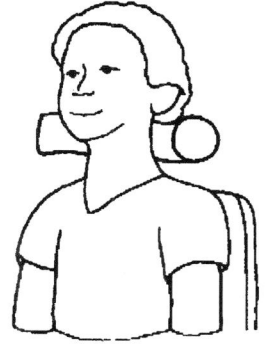
长且弯曲的颈部卷

二 弯向一侧（侧屈）或向一侧转动（旋转）

如果此人的头部**弯向或推向一侧（侧屈），向一侧旋转（旋转），或者后仰并旋转（伸展并旋转）**，首先应**在头后部给予支撑**（如上述"一"中所述），然后根据需要在**头/颈的侧面**给予支撑。对于这些组合的运动需要使用组合的头/颈部支撑物。根据用手模拟时所得到的信息设计合适的头/颈部支撑物。

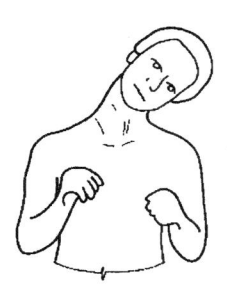
头弯向一侧（侧屈）

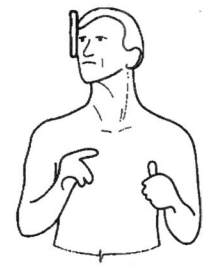
向一侧旋转（旋转）

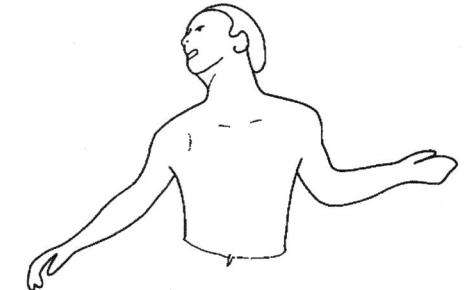
头后仰并旋转（伸展并旋转）

头部侧面及后面支撑物⊕可选的方案
1. 如果此人仅需少量的支撑，可用**曲度缓和的支撑物**。

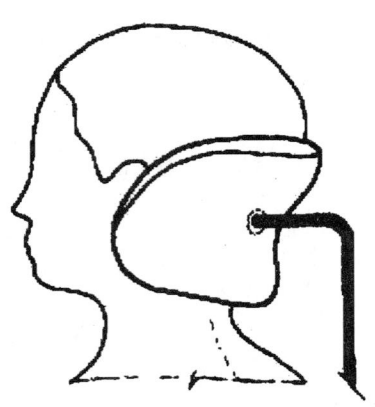

曲度缓和的支撑物

2. **头侧面（方）支撑物**会限制更多的活动。应该把它放在耳朵的上方，支撑物与头部的距离依所要限制或允许的活动量而定。

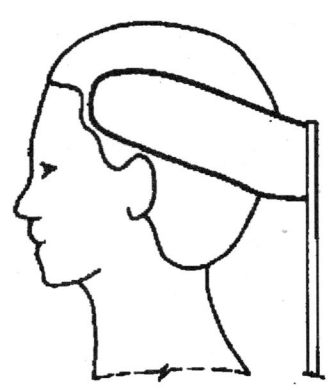

头侧面（方）支撑物

3. **颈圈**可以用来限制头向一侧弯曲或过度旋转。佩戴颈圈会出现一个问题：此人的头部可能会向前滑到颈圈前缘下面而被卡住。为了避免这一问题，颈圈的末端应做成分开的。

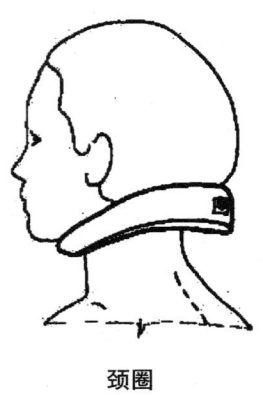

颈圈

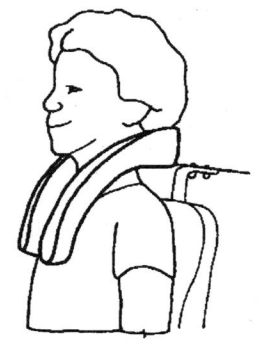

长颈圈

4.**头侧面（方）和下颌支撑物**。如果需要更多的控制，可以尝试在头和下颌两侧给予支撑。这种支撑物应在耳部有凹槽，使用时还需十分谨慎，因为它对下颌的压力可能会损伤下颌关节（颞下颌关节）。

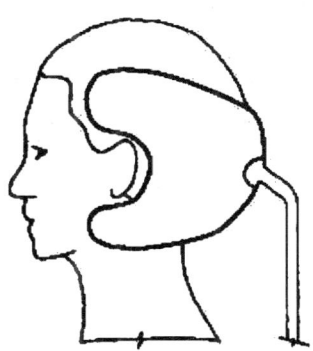

头侧面（方）和下颌支具

三 头部向前垂或前拉（屈曲）

当支撑好头后部和侧面并向后倾斜座位系统后，如果此人的**头部仍然向前垂或前拉（屈曲）**，你要再次评定她的骨盆和后背的姿势。是否有办法改变姿势支撑物，使头部不向前屈到骨盆的前方？再次尝试在支撑的基础上使头部恢复平衡。如果别无选择，尝试从前方控制头部。

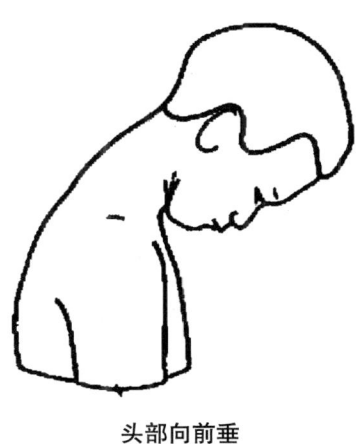

头部向前垂

头部前方支撑物⊕可选的方案

1.绕过前额的**头带和下颌带**可与颈部支撑物同时使用。可把带扣装在后方的带子上，用以调节头带。

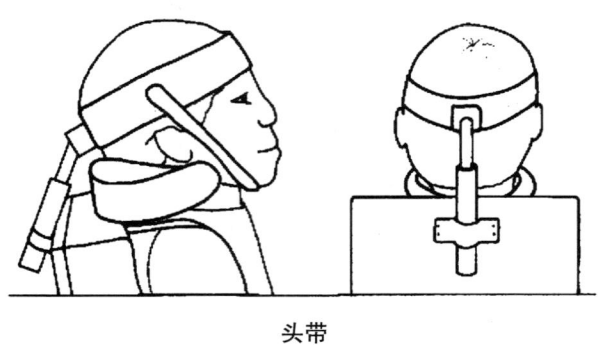

头带

警告！窒息危险。

2. **头盔/帽子**能为头部提供更多的控制。头盔后部的弹力带允许其做一些控制下的运动。

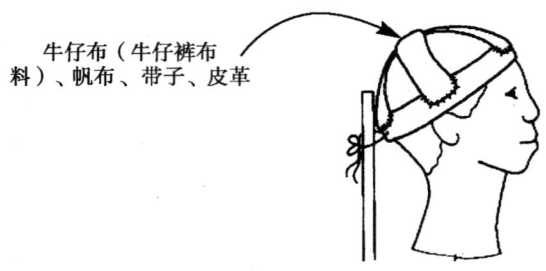

头盔/帽子

3. **下颌支撑物或软项圈**可以用来限制头向前的运动，但要确保这种支撑物不会使人呛咳或作呕。不要把下颌支撑物与座位连接在一起，而应该直接把它放到此人身上。

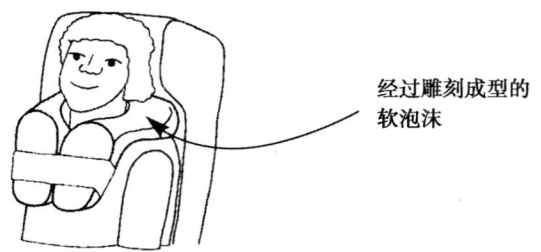

下颌支撑物或软项圈

小心

如果没有用前侧（方）支撑物控制好骨盆和躯干，直接使用下颌支撑物或下颌带将是十分危险的，甚至是致命的。如果骨盆和躯干没有得到很好的固定，此人的身体会从座位上滑下来或落下来，这时下颌支撑物或下颌带就会压迫颈前部，进而导致呛咳、窒息甚至死亡。

4. 系在头部前方的**动态头带**可以允许头部的旋转。可使头带穿过头托后方的导引或滑轮装置,使之可以自由滑动。这种头带需要与头/颈后方或两侧的弹性垫联合使用。

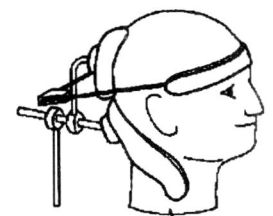 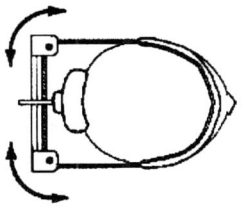

动态头带*

四 头部在各平面活动过度

如果此人的头部在各平面活动过度,但难以保持中立位,那么她可能需要多个支撑物组合使用。

可选方案

1. 在头后部使用**两个弯曲的支撑物**,可为此人的头部提供一个休息的中心、安全区域。

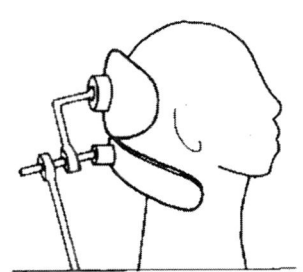

两个弯曲的支撑物

2. **既支撑头的下部又支撑两侧颈部的颈环**可以限制头部向前、后、左、右的过度运动。

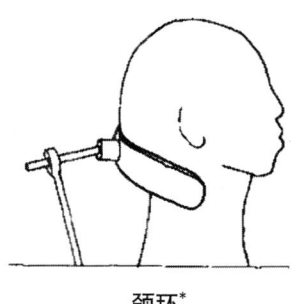

颈环*

---

* 经 Whitmeyer Biomechanics 授权使用。

五 头部大

如果此人的**头部过大**（脑积水、婴儿）：

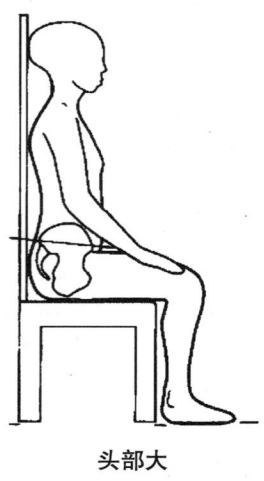

头部大

把头托做成凹状的，或修改后背和座深为头部提供更多的空间。

凹陷的头部支撑物或改造的背部支撑物和加深座位可为头部提供空间，请参考骨盆与躯干的偏移量和躯干与头的偏移量的测量。

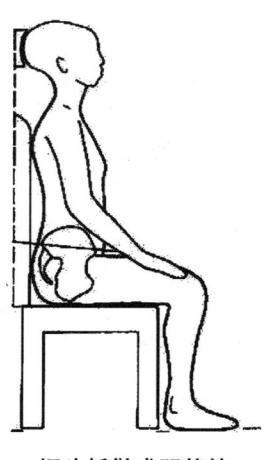

把头托做成凹状的

可调可变的头托：

阿齐姆（Azim）的故事

由杰米·努恩提供

阿齐姆一岁时开始使用特殊的座位，他的头控能力很差。在座位系统后倾25°的情况下，他的头部仍然往下垂，不能抬起来。他试图左右晃动头部，但没有足够的力量将头上抬达到直立位。

这种情况首先要考虑的是用头侧面支撑物控制阿齐姆的头部运动。然而，通过观察，小组成员了解到阿齐姆在用他自己能控制的身体部位——他的头，探索周围环境。在用手模拟过程中，小组成员发现放在头托侧面的手为他的头提供了一个斜面，使头可以从下垂位抬到直立位。我们就在他的头托上装了两个带垫子的塑料"翅膀"。两个星期以后，阿齐姆的头控能力提高了，把"翅膀"剪短了一些。又过了两个星期，"翅膀"又剪短了一些。两个月后，阿齐姆就可以独立、安全地随意移动头部了。他的老师注意到了他在互动和学习上的进步，这也与他支撑下的、独立的运动进步相一致。

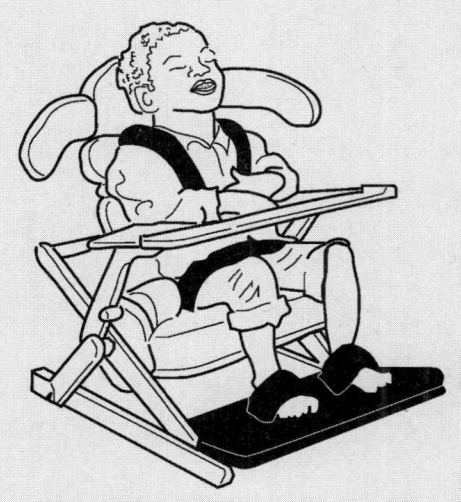

阿齐姆坐在座位系统中

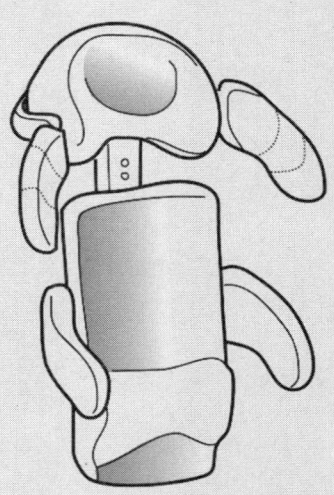

可变的头托

参考文献

1. Bergen A, Presperin J, Tallman T. *Positioning for Function: Wheelchairs and Other Assistive Technologies*. Valhalla, NY: Valhalla Rehabilitation Publications, Ltd.; 1990.
2. Cooper D. Head control: We're not there yet. *Proceedings from the 10th International Seating Symposium*. 1994:69-72.
3. Trefler E, Hobson D, Taylor SJ, Monahan L, Shaw CG. *Seating and Mobility for Persons with Physical Disabilities*. Tucson, AZ: Therapy Skill Builders; 1993.
4. Whitmeyer J. Dynamic head supports. Biomechanix, Inc. 1992.
5. Noon J. Personal communication. Fall 2008.

第 12 章　肩胛带

固定好骨盆、髋部、下肢和躯干以后，就可以集中精力支撑肩胛带（肩关节和肩胛骨）了。上背部、头部、颈部与肩胛带紧密连接并对其有重大影响。在本章，我们将会论述单侧或双侧肩部做如下运动时肩胛带的情况：

- 向上耸肩（抬肩）。
- 向前拉并向内旋转（前拉内旋）。
- 向后拉并向外旋转（后拉外旋）。

支撑肩胛带的目的通常是促使此人的肩部／肩胛骨处于一个更加中立的**姿势**（在灵活性范围内）。回想你是如何用手支撑该区域的姿势的。

- 你的手**在何处、向哪个方向**支撑或"矫正"此人肩胛带的姿势？
- 需要给予**多大的稳定性**？完全限制肩部的活动，还是允许有部分活动？
- 如果**增加骨盆和躯干的支撑物**是否会使此人感到更稳定、更安全，并影响肩胛带的姿势呢？
- 注意肩胛带和上背部支撑物的**形状和表面**，要避开骨性隆起。

一 向上耸肩（抬肩）

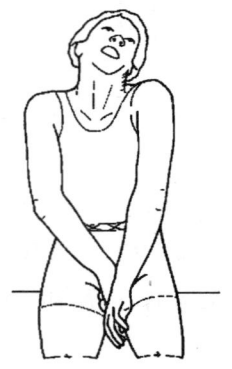

向上耸肩（抬肩）

可选方案

1. 在肩关节水平连接于靠背上的**绑带向下施加压力**，可能会为肩部提供必要的稳定性。

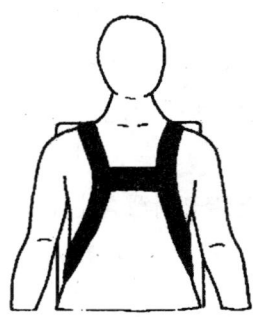

H形带

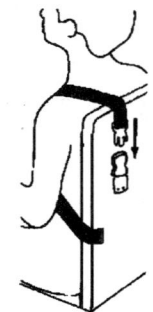

H形带与靠背的连接点

2. **膝上小桌**通过支撑前臂，可使肩部放松。

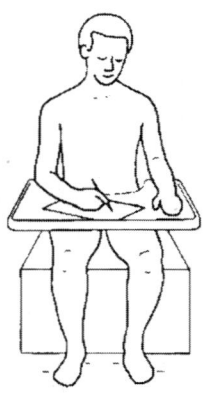

支撑前臂的膝上小桌

二 肩部向前拉并向内旋转（前拉内旋）

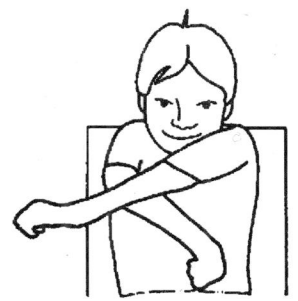

肩部向前拉并向内
旋转（前拉内旋）

可选方案

1. **躯干前方支撑物**，比如 H 形带或肩吊带，可促使肩胛骨后移并向外旋转（内收并外旋）至中立位。

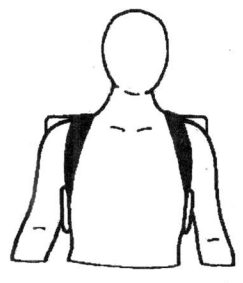

肩吊带

2. **带有前臂托的膝上小桌**可能会阻止一些异常的运动。

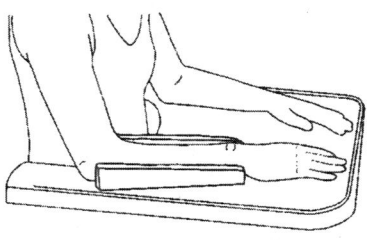

带有前臂托的膝上小桌

3. 向不同的角度**倾斜座位系统**，观察此人的姿势是否改变。有时该姿势是对重力的一种反应。

三 肩部向后拉并向外旋转（后拉外旋）

如果肩胛带向后拉并向外旋转（后拉外旋），记住该姿势与躯干的后弯有关系。支撑、稳定骨盆和躯干可以改善该姿势。

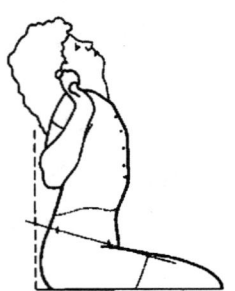

向后拉并向外旋转（后拉外旋）

可选方案

1. **肩胛带后方的楔状支撑物**可促使肩胛骨前移。

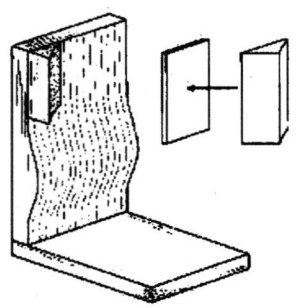

肩胛带后方的楔状支撑物

2. 把上部靠背做成**缓和的圆弧形**。

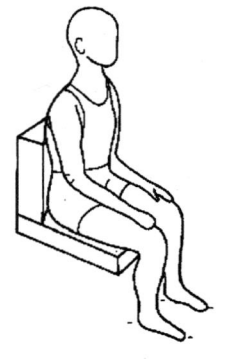

把上部靠背做成缓和的圆弧形

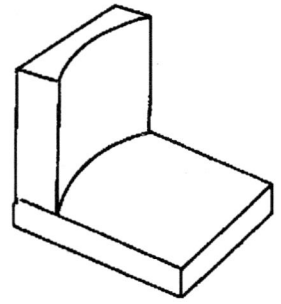

圆弧形上部靠背

3. **在肘关节后方使用支撑块**，可以装到靠背或膝上小桌上。它向前推动肘关节，间接影响肩胛带的姿势。

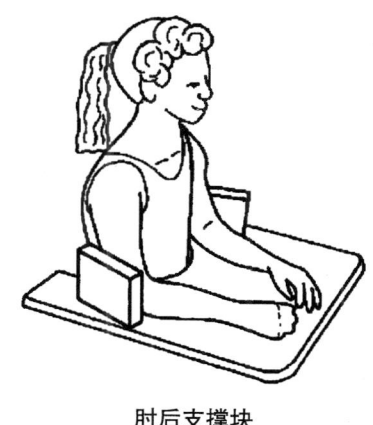

肘后支撑块

4. 应用**躯干前方支撑物**。如果发现给中胸部区域施加压力可减弱该姿势，可以尝试使用 P158～161 描述的躯干前方支撑物。

5. 向不同的角度**倾斜座位系统**，并观察不同的倾斜角度在重力的作用下是否可以影响姿势，将整个座位系统后倾可能会也可能不会改善肩胛带的姿势。

参考文献

1. Bergen A, Presperin J, Tallman T. *Positioning for Function: Wheelchairs and Other Assistive Technologies.* Valhalla, NY: Valhalla Rehabilitation Publications, Ltd.; 1990.
2. Presperin J. Interfacing techniques for posture control. *Proceedings from the 6th International Seating Symposium.* 1990:39-45.
3. Ward D. *Prescriptive Seating for Wheeled Mobility.* Ft. Lauderdale, FL: HealthWealth International; 1994.

第 13 章　上肢

事实上，将上肢与肩胛带分离开来论述是不可能的。要将这些部位一起论述，现在集中于上肢。请看下列上肢姿势：
- 一侧上肢僵直（伸展），另一侧上肢弯曲（屈曲）。
- 一侧上肢强壮，另一侧上肢虚弱或僵硬。
- 双侧上肢僵硬弯曲（屈曲）。
- 双侧上肢僵直（伸展）。
- 上肢不自主运动。
- 稳定一侧上肢以改善另一侧上肢的功能。
- 自伤行为。

上肢支撑的目的是什么？
- 在休息时或便于行使功能，将上肢和肩胛带支撑于中立位。
- 提供一个上肢和手可在上面行使功能的表面。

对一些人来说，目的是：
- 阻止或限制异常的运动。

思考下面的问题：
- 你的手**在何处、向哪个方向**支撑上肢，来抑制异常的运动模式、稳定姿势？
- 支撑肩部和上肢所需的**接触面的大小、形状**？
- 运送或进行不同活动时，是否需要**移除或翻转上肢**支撑物？
- 如果**增加骨盆和躯干支撑物**，是否会使此人感到更稳定、更安全，并改善上肢的姿势呢？

一、一侧上肢僵直（伸展），另一侧上肢弯曲（屈曲）

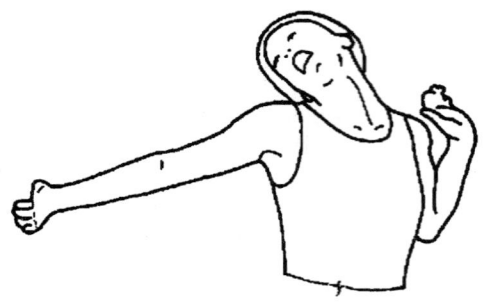

一侧上肢伸展，另一侧上肢屈曲

上臂后方支撑物⊕。装到靠背或膝上小桌上的肘后挡板可使双上肢置于体前并保持中立位。

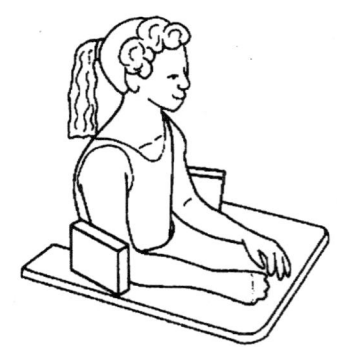

上臂后方支撑物

二、一侧上肢强壮，另一侧上肢虚弱

如果一侧上肢强壮，另一侧上肢虚弱或僵硬，可把虚弱的上肢**放到膝上小桌上、半侧膝上小桌上或装在上肢支撑槽内**。如果虚弱或僵直的上肢得到了支撑，那么它就可以作为姿势性的支撑物，使另一侧上肢发挥最佳功能。如果向后倾斜座位系统，支撑槽也应该支撑好肘后，使上肢不向下滑动。

第13章 上肢

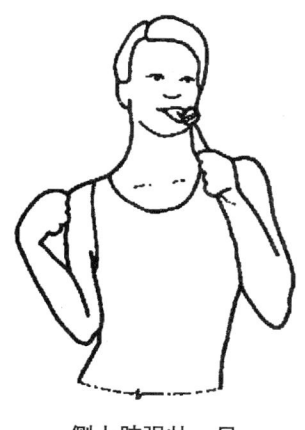

一侧上肢强壮，另一侧上肢虚弱或僵硬

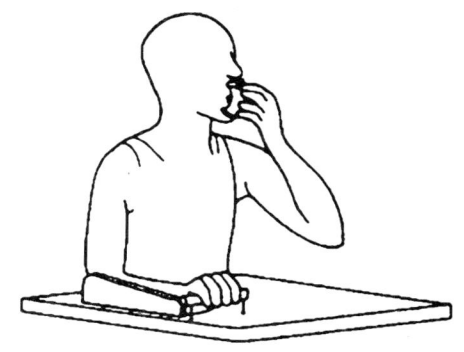

支撑虚弱或僵硬的上肢

三 双侧上肢僵硬弯曲（屈曲）

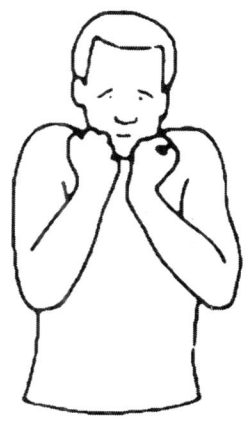

上肢弯曲（屈曲）

可选方案

1. **支撑肩胛带**可促使上肢放松并且保持更近于中立位姿势。

2. 用**膝上小桌支撑上臂**可能也会削弱上肢的屈曲姿势。膝上小桌的角度可能需要根据肘关节的屈曲角度作相应的调整。

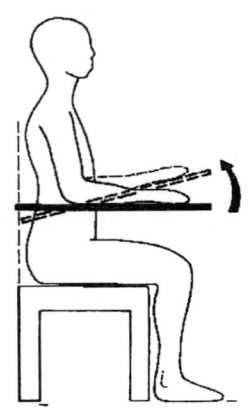

用膝上小桌支撑上臂

四 双侧上肢僵直（伸展）

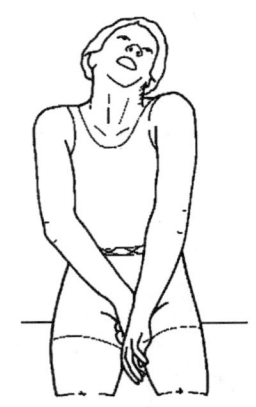

上肢伸直（伸展）

灵活的

如果肘部是灵活的，可以用**膝上小桌**支撑上肢。**支撑槽**（前臂管道）可使前臂放置于合适的位置，并削弱肌肉过度的活动。

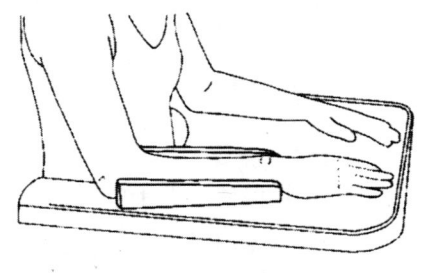

前臂槽状支撑物

固定的

如果肘关节**已经固定或者在伸展位**时功能更好,需要**调节膝上小桌的角度和高度**来支撑该侧上肢。如果此人的手有功能,她可能希望降低膝上小桌或桌面的高度以适应她的姿势。

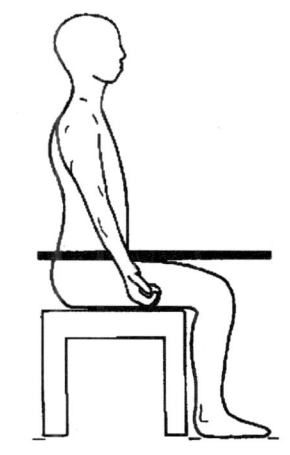

调节膝上小桌的角度和高度

五 上肢不自主运动

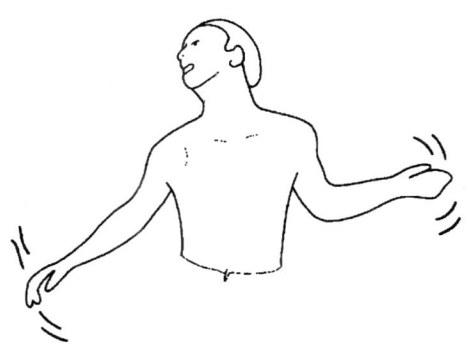

上肢不自主运动

如果此人的上肢有多余的或不自主的运动,他们可能是在寻求稳定。用手模拟会帮你确定需要在哪儿、给予什么样的支撑。此人很可能需要更多躯干、骨盆的中立位姿势的支撑。

1. 如果此人过度运动上肢,可用**不同接触面**的支撑物**密切接触**她的身体,评定她对不同形状、接触面和材质的支撑物的反应。

2. 按照此人上肢形状制作的**支撑槽**可能会给上肢一个稳定的、休息的地方。

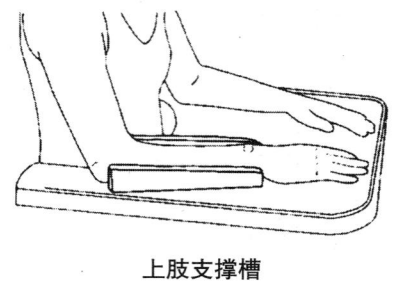

上肢支撑槽

六 稳定一侧上肢以改善另一侧上肢的功能

可选方案

1. 此人可握住安置于膝上小桌或桌面上的**手抓杆**。这种方案的一个好处是，此人可以决定何时使用支撑物。

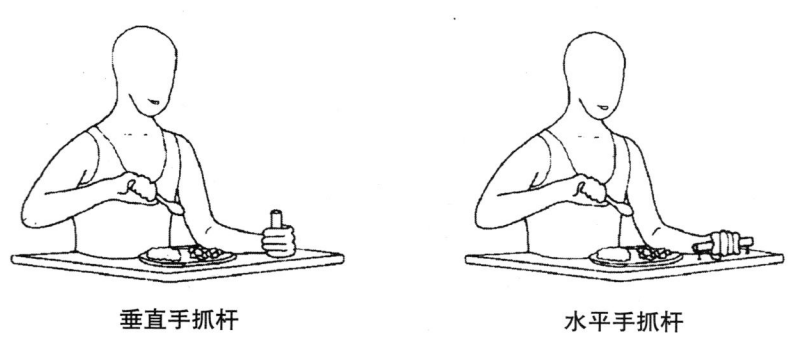

垂直手抓杆　　　　　　　　水平手抓杆

2. 一些人可能会想**用带子来限制过度的运动**。

牛仔（牛仔裤布料）、帆布、带子、皮革。如绕一个D环后，用带扣或尼龙搭扣固定住就更好了

上肢带子

七 自伤行为

如果此人存在可怕的运动或自伤行为，可以将其上肢**置于膝上小桌下**以保持稳定。膝上小桌的边缘必须垫上没有突出硬物的垫子，以免此人弄伤手部。扶手上的支撑物应防止膝上小桌压迫此人。

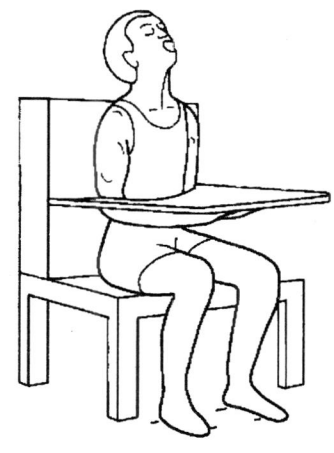

在轮椅桌下稳定上肢

参考文献

1. Bergen A, Presperin J, Tallman T. *Positioning for Function: Wheelchairs and Other Assistive Technologies*. Valhalla, NY: Valhalla Rehabilitation Publications, Ltd.; 1990.
2. Presperin J. Interfacing techniques for posture control. *Proceedings from the 6th International Seating Symposium*. 1990:39-45.
3. Ward D. *Prescriptive Seating for Wheeled Mobility*. Ft. Lauderdale, FL: HealthWealth International; 1994.
4. Trefler E, Hobson D, Taylor SJ, Monahan L, Shaw CG. *Seating and Mobility for Persons with Physical Disabilities*. Tucson, AZ: Therapy Skill Builders; 1993.

第 14 章　减压垫

感觉缺失的人（比如脊髓损伤或**脊柱裂**患者）、年长者和缺乏移动能力的人，必须用压力垫来防止组织破坏。

一　内因和外因

残疾人容易出现褥疮的内外因总结如下：

外因（人体外的因素）：

- **压力**：持续高压力导致组织细胞死亡。
- **高温**：温度上升致组织损伤加剧。
- **湿度**：汗液和水分使组织变得脆弱，降低了空气流通速度。
- **剪切力**：当此人移动的时候，骨与皮肤之间的组织会滑动、摩擦、剪切，限制血液流动，引起组织损伤。
- **摩擦力/创伤**：擦伤和挫伤会引发褥疮和（或）抑制褥疮的痊愈。

内因（人体内的因素）：

- **年龄**：年龄越大，皮肤弹性越差。
- **感觉**：如果感觉全部或部分缺失，那么此人就不会感觉到过度的压力而主动移动重心。
- **健康状况**：一些疾病会让人处于危险状况，如糖尿病。
- **以前褥疮留下的瘢痕组织**：这些区域往往更易于再发褥疮。
- **姿势**：如果此人坐位时骨盆后倾，脊柱呈圆弧形，那么坐骨结节及骶骨所承受的压力就会增加。如果此人坐位时骨盆侧倾，那么就会有更多的压力集中于坐骨结节下部及大转子。
- **活动水平和运动**：为了保持健康，此人需要运动。运动会促进血液和其他体液的流动，也会改善器官的健康状况。
- **承诺遵守减压规程**。
- **吸烟**：可增加褥疮发生的危险，减缓褥疮的愈合速度。

二、压力

坐在用帆布、尼龙、塑料或木头做的椅子上会引起褥疮,因为会有过多的压力集中于骨性隆起(坐骨结节、尾椎骨、耻骨、骶骨和股骨大转子)。

不同材质座位表面的风险度:

座位表面引起的高压力风险部位(见 P83 图)包括:

- **坐骨结节**(坐骨):通常是最易发生褥疮的部位。
- **尾椎骨**(尾骨):受到的保护少,然而通常不直接与垫子接触,除非骨盆极度后倾。有时尾椎骨处出现褥疮是因为转移方式不合理或卫生间设备差。
- **骶骨**:骶骨处褥疮通常是因为床上的不良姿势。像尾椎骨一样,骶骨通常不直接与垫子接触,除非此人坐位时骨盆极度后倾。
- **大转子**(股骨):发生褥疮的风险比坐骨结节小,但也要注意,尤其是不恰当地使用订制的垫子来减少中央区域的压力时。
- **股骨的上半部**:承受压力的最佳部位,然而过多的压力和(或)剪切力会导致该处组织的破坏,特别是使用订制的硬质垫的时候。

三、保持组织健全的技巧

压力图和"晃动试验"(见 P83)用于评定高压力部位都是非常有用的。
此人不仅要使用坐垫,还应该:

- 移动,就是说,将重心从臀部骨头处移开。可以依靠上肢支撑将重心提高、前倾、侧倾、斜靠在靠背上,将轮椅倾斜在床上(或其他表面上),或者躺下,不便移动的人必须依赖他人的帮助来改变体位,或者利用可以倾斜的轮椅和(或)可以斜靠的靠背以缓解压力。
- 检查受压部位的皮肤。
- 保持皮肤清洁、干燥。
- 健康饮食。
- 不吸烟,不服用尼古丁产品。

四 坐垫质量

坐垫应当：

- **分散压力**以缓解脆弱的骨性隆起所承受的压力。
- 为骨盆和大腿提供**稳定的支撑面**。
- **在不同气候下均能发挥有效功能**（既不会存留太多热量，也不会在寒冷天气中凝固变硬）。
- **散热散湿**，不积聚过多的热气、湿气。
- **轻便**，特别是对于能够独立移乘的人。
- **耐用**。

坐垫的种类包括液体的、凝胶的和泡沫的。每种类型的坐垫都有其优缺点。在专业人士的帮助下，每个人都应该根据身体状况、居住环境和职业来确定最适合自己的坐垫。没有一款坐垫对每个人都是最合适的。保证坐垫不会"被压透"是很重要的，被压透的意思是臀部的骨头穿过坐垫压入轮椅衬垫内或座位表面。

五 坐垫套

坐垫的衬套要宽松、有弹性，且能够吸汗和尿。如果衬套没有弹性，那就会影响坐垫的作用。例如，没有弹性的衬套会带来"吊床效应"，束缚着坐垫，使其不能分散压力。运动衫类型的织物是良好的坐垫套选择。坐垫的衬套应易于拆洗。塑料防水套便于保持清洁，但对于某些人来说，也会引起严重的问题，因为此材料厚重、无弹性、不吸水。防水套的表面长时间保持潮湿，这可能会引起附近皮肤组织的损伤。

六 坐垫的种类

1. 流体

气垫和水垫。这些坐垫能适应臀部的形状，并通过分散流质使压力分布均匀。这两种坐垫都可能会渗漏，所以可能需要维修。流质坐垫最好是分段的，也就是说，用独立的间隔组成，那样会提供更强的姿势稳定性。水垫通常比较重。

图解特殊坐位与座位

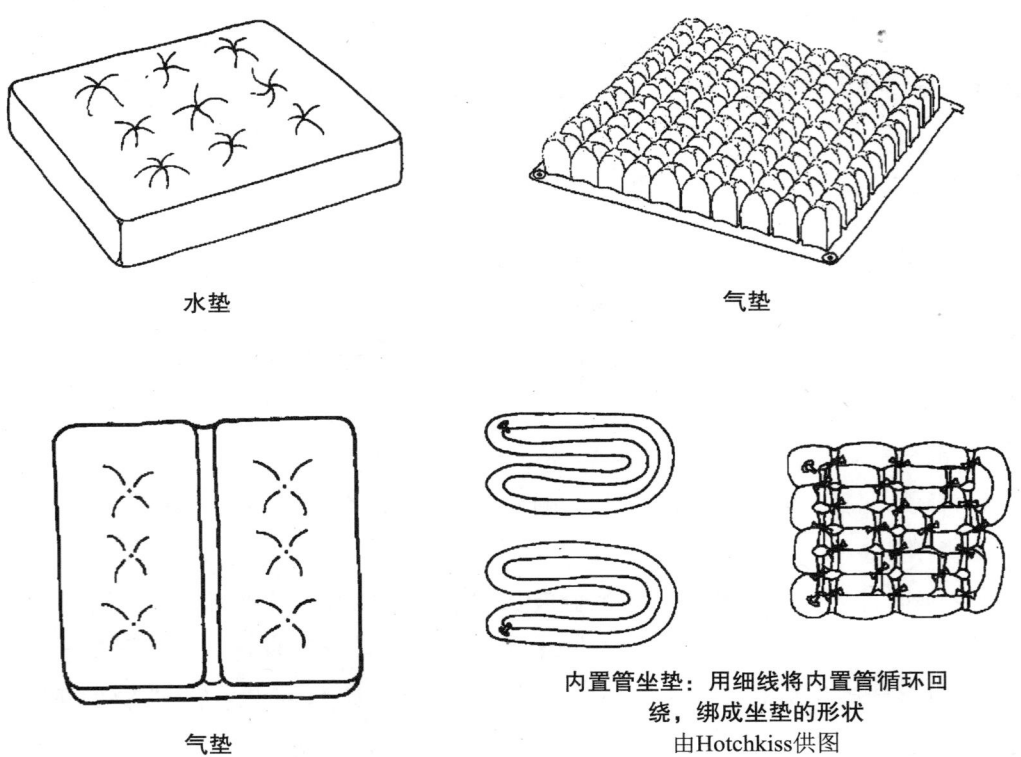

水垫　　　　　　　　　　气垫

气垫　　　　　内置管坐垫：用细线将内置管循环回
　　　　　　　　绕，绑成坐垫的形状
　　　　　　　　　　由Hotchkiss供图

2. 胶质

胶质坐垫能够像流质坐垫那样流动，但是扩散性差，却能提供更强的稳定性。胶质能使压力均匀分布。很多胶质很重，并会在高温环境下变软。

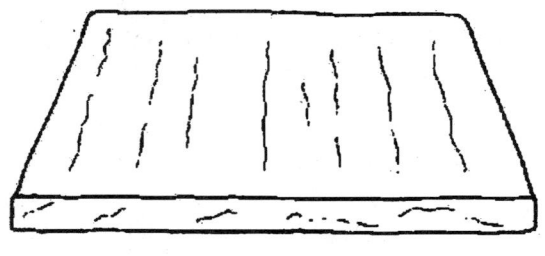

胶质坐垫

3. 泡沫

泡沫坐垫依赖其压缩性而能提供更强的稳定性。如果使用不同密度的泡沫或成型泡沫，还会起到良好的缓解压力的效果，但泡沫不能从人体中吸收热量，并且6个月内就可能会损坏。

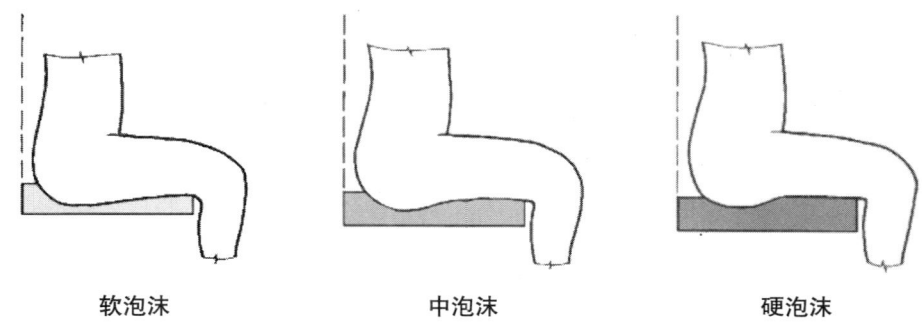

软泡沫　　　　　　中泡沫　　　　　　硬泡沫

4. 模塑

坐垫可按此人臀部的形状来塑形。那么，就可以有针对性地缓解危险部位的压力。此人每次坐到坐垫上时，必须采取同样的坐姿，如果不这样的话，受损的骨性区域就要承受压力和（或）剪切力。

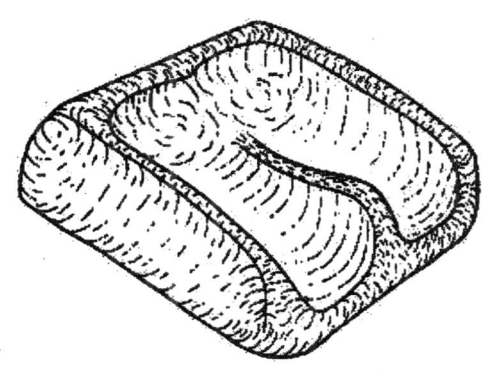

横塑坐垫

5. 波状垫

这种坐垫将压力施加于安全部位，并缓解易受损部位的压力。这种坐垫的基础由硬质泡沫雕刻而成，然后覆盖一层可压缩的、类似海绵的表面泡沫材料。这是一种低成本的有支撑作用的解压垫，已经在多个国家应用。硬质泡沫目前是用压缩的椰子纤维、压缩的破碎泡沫等材料来制作的。

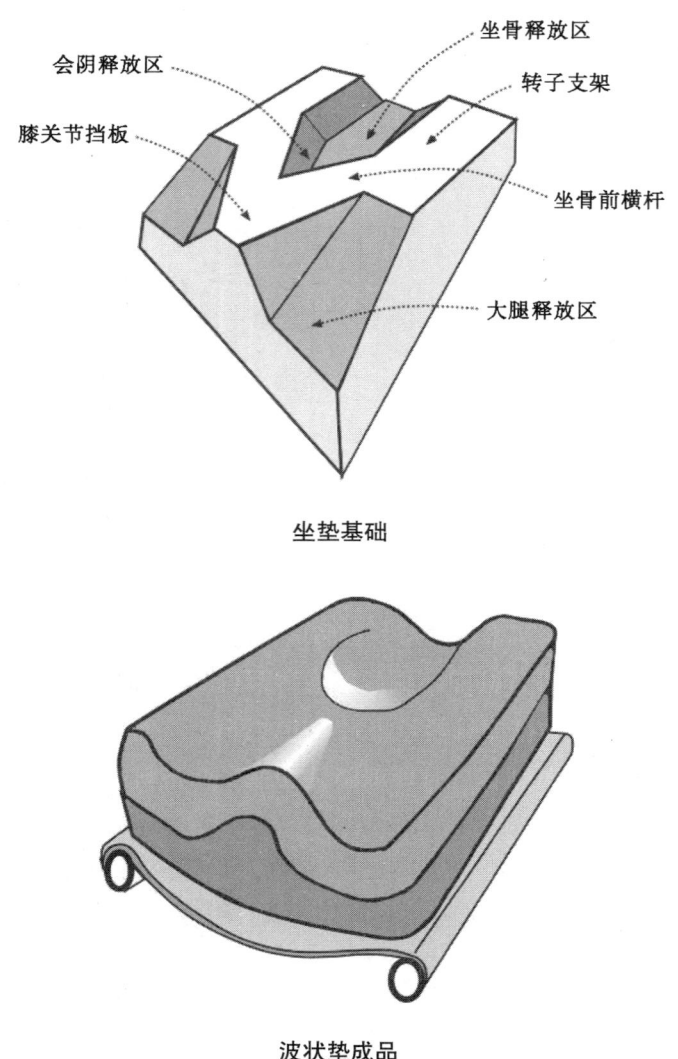

坐垫基础

波状垫成品

> **注意**：尽管使用模塑坐垫和波状垫的目的是减轻易受损区域（比如坐骨结节、骶骨、尾椎骨、大转子）的压力，并使大腿上部承担压力，但是如果使用不当，就会损伤大腿下部组织。

泡沫坐垫的波状基础可用多层波状纸板粘贴而成。将硬纸板的表层打湿，让人坐在上面，使其骨性隆起在上面留下凹陷。可以把这些骨性隆起的相应区域切掉以减轻过多的压力。把坐垫吹干，并在上面刷一层清漆，用 6 英寸（15.2 厘米）厚的高密度泡沫覆盖坐垫表面。

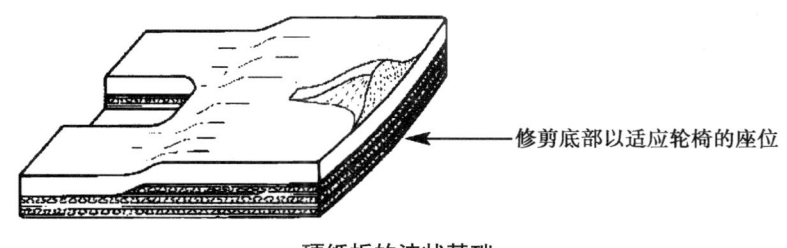

硬纸板的波状基础
由Hotchkiss供图

6. 复合材料

复合材料坐垫是由多种坐垫材料组合而成。这种坐垫用坚固的波状基础支撑骨盆，上面覆盖流质、黏性流体凝胶或泡沫。复合材料坐垫可由不同硬度和密度的泡沫合成。这种坐垫既能分散压力，又能稳定姿势。

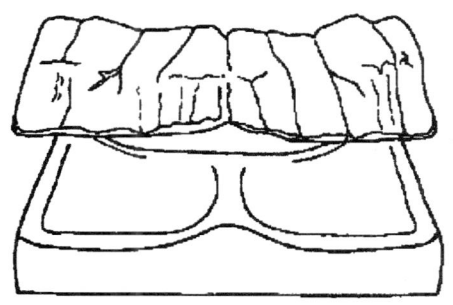

复合材料坐垫

参考文献

1. Ferguson-Pell M. Seat cushion selection. *J Rehabil Res Dev (Clinical Supp 2)*. 1990:49-73.
2. Noon J. Personal communication. Fall 2008.
3. Zacharow D. *Posture: Sitting, Standing, Chair Design and Exercise*. Springfield, IL: Charles Thomas: 1988.
4. Bar CA. Predicting ischaemia from an analysis of dynamic pressure records. *Proceedings from the 5th International Seating Symposium*. 1989:145-52.
5. Ferguson-Pell M, Wilkie IC, Reswick JB, Barbenel JC. Pressure sore prevention for the wheelchair-bound spinal injury patient. *Paraplegia*. 1980;18:42-51.
6. Kosiak M, Fisher SV, Szymke TE, Apte S. Wheelchair cushion on skin temperature. *Arch Phys Med Rehabil*. 1978; 59:68-72.
7. Ferguson-Pell M, Minkel J. Tissue trauma: Understanding it and preventing it. (Notes from course). *15th Annual RESNA Conference*. 1992.
8. Siekman A. Testing the heat and water vapor transmission characteristics of wheelchair cushions. *Proceedings from the 24th International Seating Symposium*. 2008:59-62.
9. Kokate JY, et al. Temperature-modulated pressure ulcers: A porcine model. *Arch Phys Med Rehabil*. 1995;76:666-73.
10. O'Neill H. Tissue trauma: Postural stability, pelvic position and pressure sore prevention. *Proceedings from the 4th International Seating Symposium*. 1988:71-5.
11. Hobson D, Comparative effects of seated postural change on seat surface shear. *Proceedings from the 12th Annual RESNA Conference*. 1989:83-4.
12. Hobson D. Contributions of posture and deformity to the body-seat interface variables of a person with spinal cord injuries. *Proceedings from the 5th International Seating Symposium*. 1989:153-71.
13. Drummond DS, Narechania RG, Greed AL, Lange TA. The relationship of unbalanced sitting and decubitus ulceration to spine deformity in paraplegic patients. *Proceedings of the 17th Annual Meeting of the Scoliosis Research Society*. Milwaukee, WI: Scoliosis Research Society; 1982:94.
14. Hobson DA, Tooms RE. Seated lumbar/pelvic alignment: a comparison between spinal cord injured and non-injured groups. *Spine*. 1992;17:293-8.
15. Sprigle S, Schuch JZ. Using seat contour measurements during seating evaluations of individuals with SCI. *Assist Technol*. 1993;5(1):24-35.
16. Barral JP, Mercier P. *Visceral Manipulation*. Seattle, WA: Eastland Press; 1988.
17. Henderson JL, Price SH, Brandstater ME, Mandac BR. Efficacy of three measures to relieve pressure in seated persons with spinal cord injury. *Arch Phys Med Rehabil*. 1994;75:535-9.
18. Lamid S, El Ghatit AZ. Smoking, spasticity and pressure sores in spinal cord injured patients. *Am J Phys Med*. 1983 Dec;62(6):300-6.
19. Pratt S. Selecting the appropriate seat cushion: Is it really that much of a challenge? *Proceedings from the 24th International Seating Symposium*. 2008:242-3.
20. Aissaoui R, Boucher C, Bourbonnais D, Lacoste M, Danseareau J. Effect of seat cushion on dynamic stability in sitting during a reaching task in wheelchair users with paraplegia. *Arch Phys Med Rehabil*. 2001 Feb;82(2):274-81.
21. Sprigle S, Wooten M, Sawacha Z, Thielman G. Relationships among cushion type, backrest height, seated posture, and reach of wheelchair users with spinal cord injury. *J Spinal Cord Med*. 2003 Fall;(3):236-43.
22. Garber SL, Krouskop TA, Carter RE. System for clinically evaluating wheelchair pressure relief cushions. *Am J Occup Ther*. 1978;32(9):565-70.
23. Garber SL, Krouskop TA. Wheelchair cushions for spinal-cord injured individuals. *Am J Occup Ther*. 1985;39(11):722-5.
24. Garber SI, Dyerly LR. Wheelchair cushions for persons with spinal cord injury: An update. *Am J Occup Ther*. 1991;45(6):550-4.
25. Gilsdorf P, Patterson R, Fisher S, Appel N. Sitting forces and wheelchair mechanics. *J Rehabil Res Dev*. 1990;27(3):239-46.

26. Iizaka S, Nakagami G, Urasaki M, Sanada H. Influence of the "hammock effect" in wheelchair cushion cover on mechanical loading over the ischial tuberosity in an artificial buttocks model. *J Tissue Viability*. 2009 May; 18(2): 47-54.
27. Guimaraes E, Mann WC. Evaluation of pressure and durability of a low-cost wheelchair cushion designed for developing countries. *Int J Rehabil Res*. 2003 Jun;26(2):141-3.
28. Hotchkiss R. *Independence through Mobility: A Guide to the Manufacture of the ATI-Hotchkiss Wheelchair*. Washington, DC: Appropriate Technology International; 1985.
29. Takechi H, Tokuhiro A. Evaluation of wheelchair cushions by means of pressure distribution mapping. *Acta Med Okayama*. 1998 Oct;52(5):245-54.
30. Perkash I, O'Neill H, Politi-Meeks D, Beets CL. Development and evaluation of a universal contoured cushion. *Paraplegia*. 1984 Dec;22(6):358-65.

第 15 章　轮椅注意事项

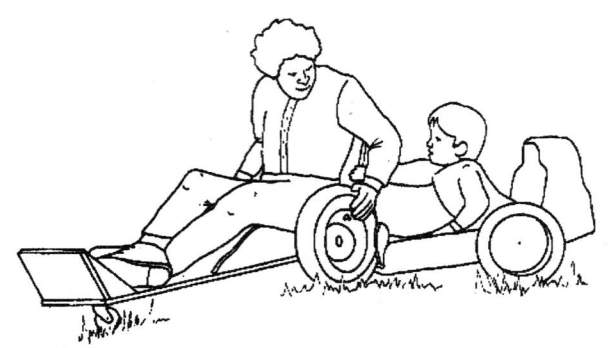

在制作座位系统、将部件装配到轮椅上或购买轮椅的时候，要考虑哪些因素？

一　座位前缘表面的高度

要参考多个因素来决定座位的高度，即从坐垫的上表面到地面的距离。在决定座位的高度时，不要忘记加上坐垫的厚度。踏脚板至少要高出地面 2 英寸（5.1 厘米）以便越过障碍物。如果此人的腿较短，她或许需要把足踏板放得更高。当改变座位的高低时，需要调整足踏板。座位的高度应该是：

1. **足够低**，以便于：
- 此人的膝部能够进到桌子、柜台和水池的下面。
- 尽可能安全而简单地运送。
- 如果此人自己驱动轮椅，使驱动越容易、越有效越好。
- 使座位/移动系统稳定。如果此人以及座位系统都太高，会不稳定。
- 此人坐在轮椅内，要能够使用交通工具（例如能适应公共汽车、面包车等的升降系统）。
- 如果此人用脚驱动轮椅，她的脚底必须能够接触到地面。

第15章 轮椅注意事项

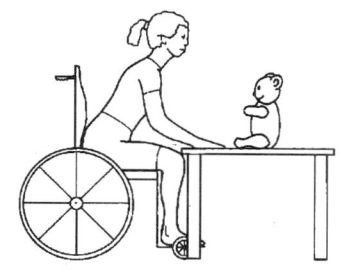

座位表面高度：过高

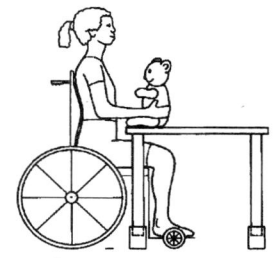

座位表面高度：合适

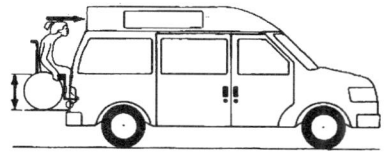

座位表面高度：过高

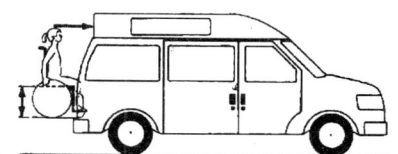

座位表面高度：合适

2. **足够高**，以便于此人：
- 坐在合适的平面上做各种活动。
- 能看见他人，并与他人进行交流。
- 能够让护理人员帮忙上下轮椅。如果此人需要别人把她抬起来或抱起来，座位高一些，护理人员会更容易把她抱起来。

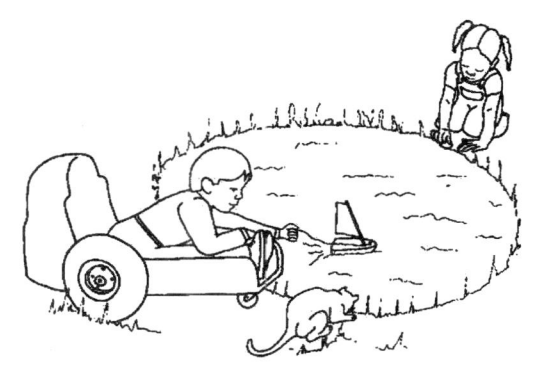

坐在合适的平面上做各种活动

3. 要达到**最佳的驱动效果**，需要考虑：
- 使座位后面的高度低于前面的高度（坡度），以便此人在驱动和刹车时更稳定。
- 设定好座位后面的高度，使得手抓住驱动轮的顶部时肘关节恰好屈曲 90°～100°（有人认为是 100°～120°）。座位后面较低时更稳定，但是如果太低，肩关节就会旋内，并有可能会受伤。

- 身材高大的人应使用较大的后轮［例如26英寸（66厘米）］，而身材矮小的人应使用较小的后轮［例如20～24英寸（51～61厘米）］，以避免极端的坡度角。

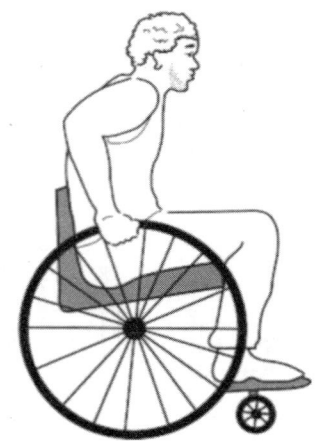

降低后部的高度（坡度）以使
肘关节屈曲90°～100°

二 轮椅/移动系统的宽度

1. 轮椅/移动系统必须**足够窄**，以便**穿过**门道或在家具之间活动。

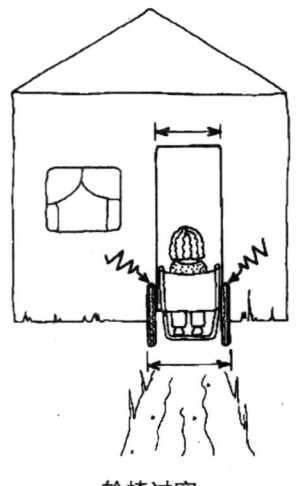

轮椅过宽

2. 如果此人自己驱动轮椅，轮椅应**足够窄，使轮椅驱动尽可能简单**。理想的是，驱动轮要尽可能地靠近身体，但很多轮椅都过宽了。

第15章　轮椅注意事项

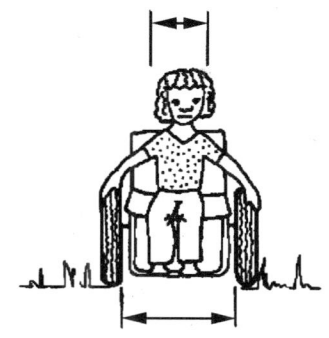

轮椅过宽影响驱动

3. 轮椅应当足够宽，以提供良好的**侧向**稳定性。为了这个目的，有时候可以**使轮子斜一些**：让轮子的上方向座位系统或活动架倾斜一些（*斜角轮*）。增加轮子的倾斜度使驱动轮更靠近此人的身体，并能在靠墙行驶或穿过门道时保护手。然而，增加轮子的倾斜度将增加轮椅的整体宽度，这也会降低可用性。对于普通使用者，倾斜度应该设置到最小（0～3°）。运动轮椅可增加到3°以上，以便增加稳定性，并保证此人迅速反应时的安全性。

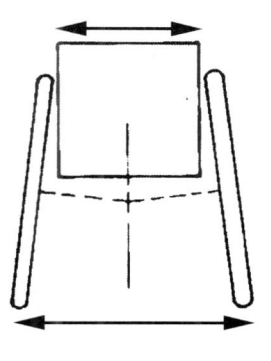

斜轮

4. **靠背**应足够宽，以便支撑躯干，但是如果**过高或过宽将会影响轮椅的驱动**。驱动轮椅时，此人的肘部应在肩关节后方。

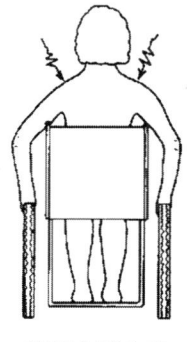

背部支撑太宽

> 建议：
> 如果此人需要躯干支撑物，可使用I形靠背或者把靠背的上端做得窄一些。调节后轮轴的位置，可使此人更容易握到驱动轮。

三 座位系统在移动系统中的位置

后轮轴的位置：有些轮椅可以垂直（上下）和水平（前后）的调节。增高轮轴可降低座位，降低轮轴可增高座位，前移轮轴使座位相对于轮椅后移，后移轮轴使座位前移。

1. **驱动效率**。如果此人自行驱动轮椅，后轮轴⊕（后轮的轴线）应该放在承受此人大部分体重（80%～90%）的位置。通常认为，为了驱动得最有效，后轮轴就必须和她的肩膀在一条线上，或稍微靠前。但是，这会增加轮椅倾倒的风险，并且使她易于后仰。通过练习，人可以学会平衡一个车轴比靠背管朝前的轮椅，但是如果此人需要更强的稳定性，就要把后轮向后移。在任何时候，我们都要在稳定性和更有效地驱动之间做出权衡。

如果此人舒服地坐在易倾倒的轮椅上练习，那么她会在每日的轮椅驱动中更有优势，因为大多数的重量都在后轮的上方，易倾倒的轮椅会更容易驱动；后轮会在轮椅下斜坡时抵抗这种趋势，易倾倒的轮椅更容易在斜坡上驱动；小脚轮⊕只承担少量的重量，易倾倒的轮椅也不易受障碍物（例如人行道、缝隙）的影响。

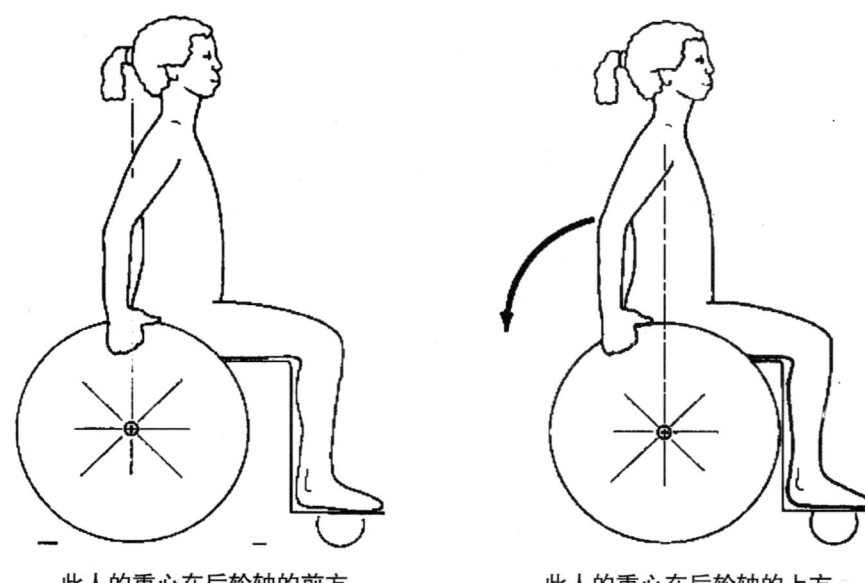

此人的重心在后轮轴的前方　　　　此人的重心在后轮轴的上方

2. **座位系统在轮椅/移动系统中的稳定性**。如果把座位系统放到轮椅靠背管的前方，要确保它不会使轮椅失去平衡而向前倾倒。

3. 前脚轮。此人的脚需要放在前脚轮的前、上、后方，但离其足够远的位置，以使前脚轮活动自如且不伤到双脚。足踏板的位置依此人的体形以及小腿与座位表面之间的角度需求而定（见 P181 ～ 185、P232）。

四 上肢支撑物

有些人使用上肢支撑物（扶手）或膝上小桌支撑上肢。根据此人移乘的需要，上肢支撑物应可翻转或移除。上肢支撑物应尽可能地靠近此人，以便于她自行取回或重新配置。如果可能的话，上肢支撑物的高度应做成可调节的。

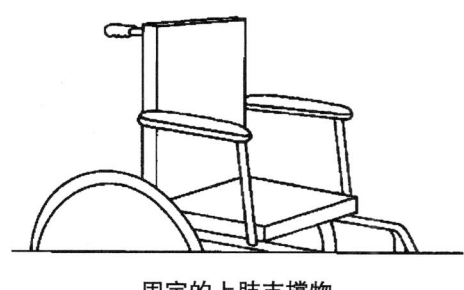

固定的上肢支撑物

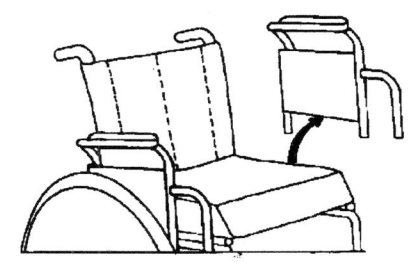

可拆卸的上肢支撑物

五 小腿支撑物和足踏板

1. **移乘**。当此人要移乘时，小腿支撑物和足踏板要能够移除、摆开或者翻上。

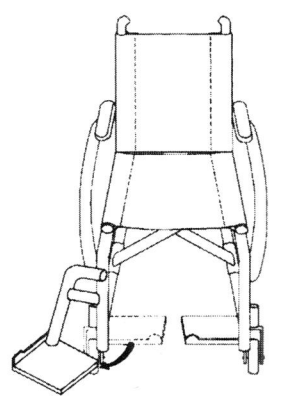

摆开小腿支撑物和足踏板

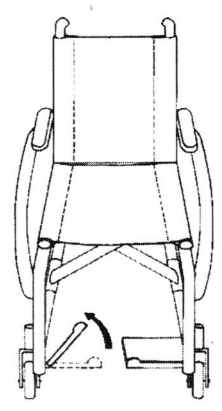

翻上足踏板

图解特殊坐位与座位

2. 装在足踏板旁边的**足箱或保险杠**，适用于足部需要保护以防受伤的人，例如皮肤或骨头脆弱的人。要确保轮椅的框架足够宽，使得足和小腿对线良好时能够放得下足箱。

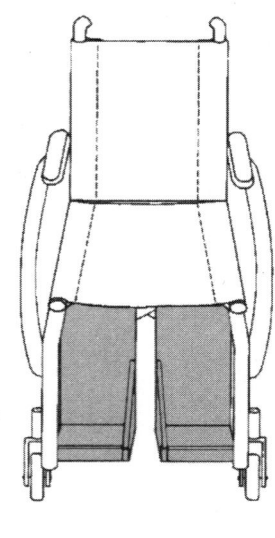

足箱

3. **小腿与座位表面之间的角度**应尽可能接近垂直（90°），以使轮椅的总长度最小，这样可便于轮椅在狭小的空间内转弯。如果此人的膝关节屈曲受限或有软组织的其他问题（评定确定的），那么小腿与座位表面之间的角度可能需要大于90°。

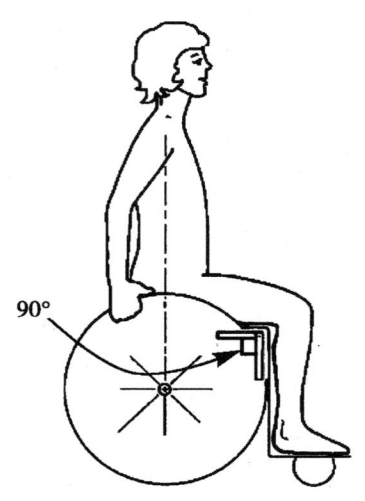

垂直的小腿与座位表面之间的角度（90°）

六 坐垫表面覆盖物

坐垫表面覆盖物应该：

- 有弹性而不限制泡沫的压缩质量。
- 易于清洗。
- 使空气流通以免热量聚集。
- 可以摘掉，以便于根据需要来修改坐垫。

七 系统倾斜

在前面的部分提到了倾斜座位系统整体来解决特殊的姿势问题。我们意识到对于此人的每一个功能可能有一个特定的倾斜角度。例如，当此人进食、使用双手和交流时，更需要保持直立位；而当此人后仰休息时，可能需要另外一个倾斜角度。在这种情况下，座位／移动系统应该是可调节的。

1. 向后（后部）倾斜

座位系统后倾时（空间上的倾斜），坐垫－下部靠背角度并不改变。向后倾斜姿势支撑单元或座位／移动系统，可减少重力的影响，有助于：

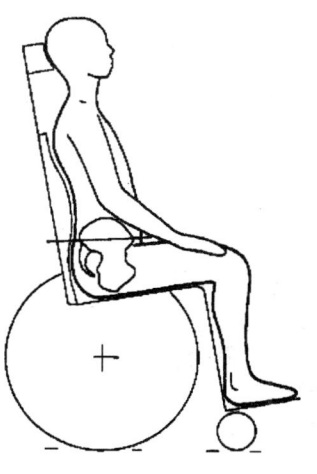

- 对于肌力弱或者直立位下耐力有限的人，可缓解疲劳，储存能量。
- 减轻臀部骨性隆起部位的压力。
- 增加舒适性，特别是对于移动和重心转换能力差的人。
- 改善姿势。
- 尽可能延缓脊柱畸形的发展。
- 控制末端手足肿胀。
- 改善呼吸、血液循环和消化功能。
- 提高功能。

后倾的方案包括：

- 移动系统（轮椅）固定的倾斜。
- 在移动基架里姿势支撑单元固定的倾斜。
- 手动或电动可调的倾斜。

2. 斜倚

斜倚是指向后倾斜靠背以增加坐垫－下部靠背角度，这与向后倾斜座位系统整体是不同的。斜倚可与后倾用于同样的问题。然而，如果此人肌张力和运动难以控制，例如脑瘫患者，最好使用倾斜座位系统而不是斜倚靠背。改变坐垫－下部靠背角度将会改变骨盆的支撑，即关键的姿势支撑物。在很多情况下，斜倚是很有用的，例如进行性假肥大性肌营养不良的男孩，斜倚可以让他休息，更容易使用小便器，还可以伸展他髋关节的屈肌。

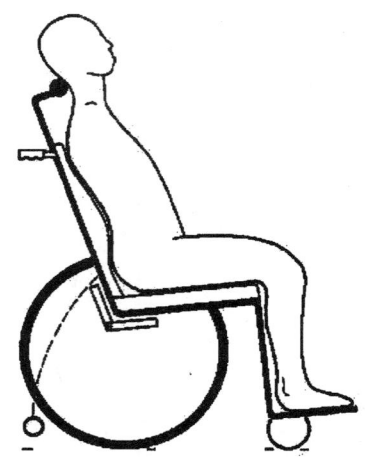

3. 可调的侧面（向）倾斜

向侧面（向一边）倾斜座位系统，适用于有严重神经性疾病或矫形状态下，如矫正骨盆倾斜或脊柱侧凸的人。有些畸形可导致骨重叠，例如骨盆和下位肋骨，这可引起皮肤破损。由于这些骨骼畸形，呼吸、循环、进食以及消化系统都会受到影响，所以，侧方倾斜可以用于：

- 减少重力影响，减少骨重叠。
- 减少强压力和骨重叠区域的皮肤破损。
- 提高舒适度。
- 缓解骨骼下部的压力。
- 帮助食物在消化道内移动。
- 增加坐位耐力。
- 提高头部平衡。
- 控制唾液。

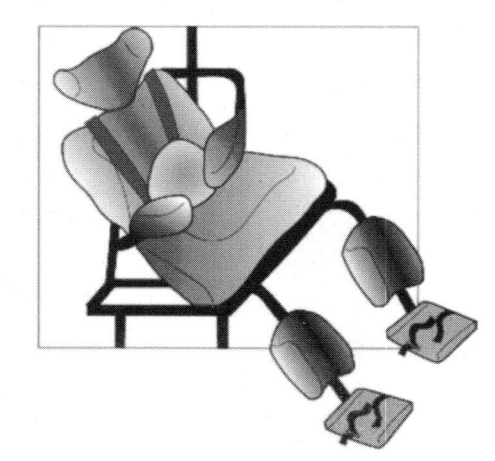

第15章 轮椅注意事项

诊断有下列疾患的人已经使用了侧方倾斜技术：由脑瘫或其他脑部疾病引起的痉挛型四肢瘫、进行性假肥大性肌营养不良、**营养不良性侏儒症**和**斜颈**、**脊柱肌肉萎缩**、**脊柱裂**以及**多发性硬化**。有时倾斜一些角度是必需的，但应当经过设计并且谨慎使用。

4. 向前（前方）倾斜

短时间向前（前方）倾斜姿势支撑单元以便于此人进行功能性活动或提高躯体控制能力。像向前下方倾斜坐垫来增加坐垫－下部靠背角度一样（P132），该方案对于躯干力弱的患儿是有益的。在这个姿势下，患儿不得不努力坐直，并且需要躯干肌肉主动活动。要确保患儿在其他姿势下可以休息，以免维持躯干直立姿势的肌肉过度劳累。抗强伸座位有助于稳定骨盆，并防止骨盆下滑和后倾。

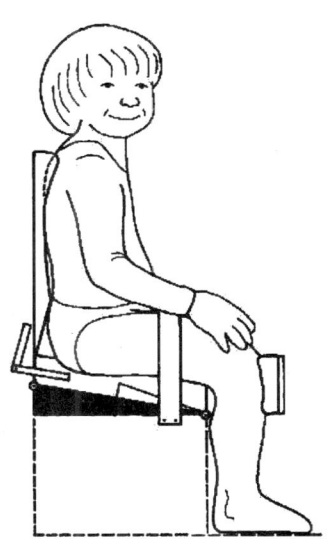

八 运送座位／移动系统

1. **可折叠性**。此人使用座位／移动系统的环境以及运送座位／移动系统的必要性将帮助你确定它是否需要折叠。为了便于运送，座位系统可能要从移动的基架上拆下来，或者把座位／移动系统作为一个整体来运送。

2. **运送中的安全性**。当用马达运送时，一般来说，此人移乘到车辆的座位上并使用车辆的安全带系统是最安全的。如果运送时，此人仍坐在轮椅中，轮椅必须面向前，并且要固定在汽车上。必须用经过猛烈撞击试验的安全带固定此人。经过设计、试验并应用于马达汽车的轮椅称为 WC19 轮椅。这种轮椅有 4 个经过猛烈撞击试验的固定点，可以在这些固定点上连接固定带⊕或钩。如果此人没有 WC19 轮椅，可把固定带

图解特殊坐位与座位

通过焊接的或牢固的、不可移动的连接点连接到轮椅的框架上，不要把它系在轮椅可调节或可移动的部分上。轮椅的固定装置应该是经过猛烈撞击试验的，并且要足够结实，以保证轮椅的框架安全地固定到汽车的地板上。后面固定带在地板上的固定点最好落在轮椅框架上的固定带的正后方，前面固定带在地面上的固定点应该在空间上比轮椅宽。要用连接到车上的骨盆带⊕、肩带⊕绑住轮椅的扶手。座位系统的其他部件的作用是支撑姿势，而非为了安全运送用的。在猛撞的情况下，座位系统的部件不一定能够固定好轮椅的扶手。获取更多的信息，请参考密歇根大学健康系统编写的《安全乘坐》（《Ride Safe》）。

亚伦的座位和移动系统

小组确定亚伦需要一个装在新轮椅中的座位系统,并且亚伦要只用左侧上肢来驱动新轮椅,他要在学校和家中使用这个轮椅。他现用的轮椅也需要做一个组装的座位系统,当家人出门时要使用这个轮椅,因为它更易于折叠和运送。下面是装在单侧上肢驱动的轮椅上的座位/移动系统的详细信息:

1. 下部靠背:与骨盆、骶骨的形状一致,并在后面给予支撑。

2. 上部靠背:结实,且与亚伦背部的形状一致,上达肩胛骨下1英寸(2.5厘米)。

3. 坐垫:抗强伸座位。

4. 坐垫-下部靠背角度:90°。

5. 下部靠背与上部靠背之间的角度:轻微向后成角。

6. 小腿与座位表面之间的角度:90°,但允许膝关节进一步屈曲。

7. 足踏板与小腿之间的角度:90°。

8. 座位系统的倾斜度:相对于重力为0°。

9. 骨盆前面(前方)支撑物:1英寸(2.5厘米)宽的姿势带,带有与坐垫呈90°的按钮。

10. 骨盆侧面(侧方)支撑物:骨盆右侧的臀部支撑物。

11. 大腿中部(中间)支撑物:装在弹拉式托架上的楔状支撑物,带有亚伦可自己控制的按钮。

12. 踝/足踏板:左踝绑带与足踏板呈45°。

13. 上肢的支撑:膝上小桌。

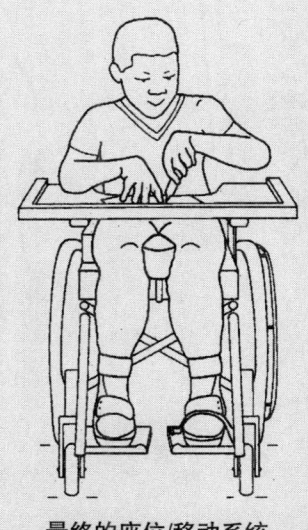

最终的座位/移动系统

座位系统与移动基础的关系

14. 座位的高度：尽可能低，以便亚伦从轮椅上站起。

15. 座位/移动系统的宽度：尽可能窄，但要有够宽的空间容纳亚伦穿带踝足矫形器的鞋。

16. 座位系统在移动系统中的位置：尽量向后放，以便肩关节和轮轴在同一条垂线上。

17. 上肢的支撑物：可调节长度、高度的上肢支撑物。

18. 腿部支撑物：转移时可摆开。

19. 足部支撑物：转移时可掀起。

20. 坐垫表面覆盖物：可拆洗，并且空气流通性良好。

21. 座位系统从移动系统中去除：不需要从单手驱动的轮椅中去除，为普通轮椅设计的第二个座位系统要能去除。

22. 轮椅的可折叠性：不需要折叠。

23. 手推把的高度：36英寸（91.4厘米）。

24. 左臂单侧驱动机制。

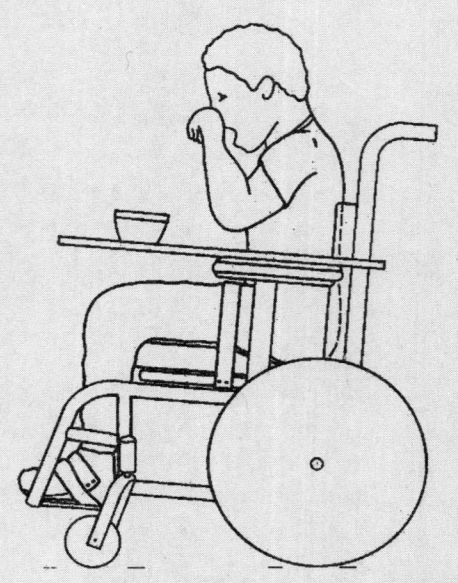

在最终的座位/移动系统里，功能有所提高

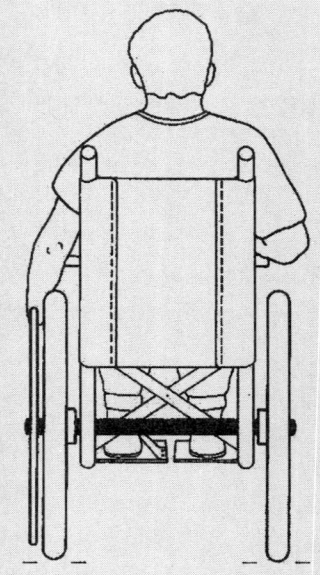

左臂单侧驱动轮椅

参考文献

1. Cooper R, Boninger M, Cooper R, Koontz, A, Eisler H. Considerations for the selection and fitting of manual wheelchairs for optimal mobility. *Proceedings from the 21st International Seating Symposium.* 2005:59-60.
2. Richter WM, Axelson PW. Opti-fit wheelchair fitting system final report. 2007. NIH SBIR Phase I Grant #1 R43 HDO47071-01.
3. Richter WM. Personal communication. Fall 2008.
4. Boninger ML, Baldwin M, Cooper RA, Koontz A, Chan L. Manual wheelchair pushrim biomechanics and axle position. *Arch Phys Med Rehabil.* 2000 May;81(5):608-13.
5. Van der Woude, LHV, Veeger RH, Rozendal, RH, Sargeant TJ. Seat height in handrim wheelchair propulsion. *J Rehabil Res Dev.* 1989:31-50.
6. Consortium for Spinal Cord Medicine. *Preservation of Upper Limb Function following Spinal Cord Injury: A Clinical Practice Guideline for Health-Care Professionals.* PVA; 2005.
7. Samuelsson KA, Tropp H, Nylander E, Gerdie B. The effect of rear-wheel propulsion on seating ergonomics and mobility efficiency in wheelchair users with spinal cord injuries: A pilot study. *J Rehabil Res Dev.* 2004 Jan-Feb;41(1):65-74.
8. Richter WM, Axelson PW. Low-impact wheelchair propulsion: Achievable and acceptable. *J Rehabil Res Dev.* 2005 May-Jun;42(3 Suppl 1):21-33.
9. Bergen A, Presperin J, Tallman T. *Positioning for Function: Wheelchairs and Other Assistive Technologies.* Valhalla, NY: Valhalla Rehabilitation Publications, Ltd.; 1990.

    Ride Safe. Rehabilitation Engineering Research Center on Wheelchair Transportation Safety from the University of Michigan Health System, University of Michigan Transportation Research Institute. 2005. Available at: www.travelsafer.org.
10. Jones CK, Kanyer B. Review of tilt systems. *Proceedings from the 8th International Seating Symposium.* 1992:85-7.
11. Michael SM, Porter D, Pountney TE. Tilted seat position for non-ambulant individuals with neurological and neuromuscular impairment: A systematic review. *Clin Rehabil.* 2007 Dec 21(12):1063-74.
12. Ward D. *Prescriptive Seating for Wheeled Mobility.* Ft. Lauderdale, FL: HealthWealth International; 1994.
13. Hobson D, Comparative effects of posture on pressure and shear at the body-seat interface. *J Rehabil Res Dev.* 1992 Fall;29(4):21-31.
14. Pellow TR. A comparison of interface pressure readings to wheelchair cushions and positioning: A pilot study. *Can J Occup Ther* 1999;66:140-49.
15. Burns SP, Betz KL. Seating pressures with conventional dynamic wheelchair cushions in tetrapelgia. *Arch Phys Med Rehabil.* 1999;80:566-71.
16. Henderson JL, Price SH, Brandstater ME, Mandac BR. Efficacy of three measures to relieve pressure in seated persons with spinal cord injury. *Arch Phys Med Rehabil.* 1994;75:535-9.
17. Chan A, Heck CS. The effects of tilting the seating position of a wheelchair on respiration, posture, fatigue, voice volume and exertion outcomes in individuals with advanced multiple sclerosis. *J Rehabil Outcomes Meas.* 1999;3:1-14.
18. McClenaghan BA, Thombs L, Milner M. Effects of seat-surface inclination on postural stability and function of the upper extremities of children with cerebral palsy. *Dev Med Child Neuro.* 1992;34:40-8.
19. Nwaobi OM. Seating orientations and upper extremity function in children with cerebral palsy. *Phys Ther.* 1987;67:1209-12.
20. Tanguay S, Peterson B. When to think about lateral tilt and why. *Proceedings from the 24th International Seating Symposium.* 2008:117-9.
21. Hardwick K, Handley R. The use of automated seating and mobility systems for management of dysphagia in individuals with multiple disabilities. *Proceedings from the 9th International Seating Symposium.* 1993:271-3.
22. Hardwick K. Therapeutic seating and positioning for individuals with dysphagia. *Proceedings from the 22nd International Seating Symposium.* 2006:46.

23. Cooper D. A retrospective of three years of lateral tilt-in-space. *Proceedings from the 17th International Seating Symposium.* 2001:87-8.
24. Ma E, Banks M. Head-righting with lateral tilt and seating: Are there pressure management consequences? *Proceedings from the 22nd International Seating Symposium.* 2006:138-40.
25. Clements K, Geddes J, Bebb M, Reeves J. Lateral tilt-in-space: An innovative design for a unique problem. *Proceedings from the Australian Rehabilitation and Assistive Technology Association.* 2004:1-7.
26. Whitmeyer J. A dual axis positioning in space system to reduce the effect of gravity on spinal curves. *Proceedings from the 9th Annual RESNA Conference.* 1989:167-8.
27. Dilger N, Ling W. The influence of inclined wedge sitting on infantile postural kyphosis. *Proceedings from the 3rd International Seating Symposium.* 1987:52-7.
28. Myhr U, von Wendt L. Improvement of functional sitting position for children with cerebral palsy. *Dev Med Child Neurol.* 1991;33:246-56.
29. Myhr U, von Wendt L, Norrlin S, Radell U. Five-year follow-up of functional sitting position in children with cerebral palsy. *Dev Med Child Neurol.* 1995;37(7):587-96.
30. Post K, Murphy TE. The use of forward sloping seats by individuals with disabilities. *Proceedings from the 5th International Seating Symposium.* 1989:54-60.
31. Meidaner JA, The effects of sitting positions on trunk extension for children with motor impairment. *Pediatr Phys Ther.* 1990;2:11-14.
32. Janssen-Potten YJ, Seelen HA, Dukker J, Hulson T, Drost MR. The effect of seat tilting on pelvic position, balance control, and compensatory postural muscle use in paraplegic subjects. *Arch Phys Med Rehabil.* 2000;81:401-8.
33. Reid DT, Sochaaniwskyi A. Effects of anterior-tipped seating on respiratory function of normal children and children with cerebral palsy. *Int J Rehabil Res.* 1991; 14(3):203-12.
34. Ride Safe. Rehabilitation Engineering Research Center on Wheelchair Transportation Safety from the University of Michigan Health System, University of Michigan Transportation Research Institute. 2005. Available at: www.travelsafer.org

第4部分

将所有部件组装起来

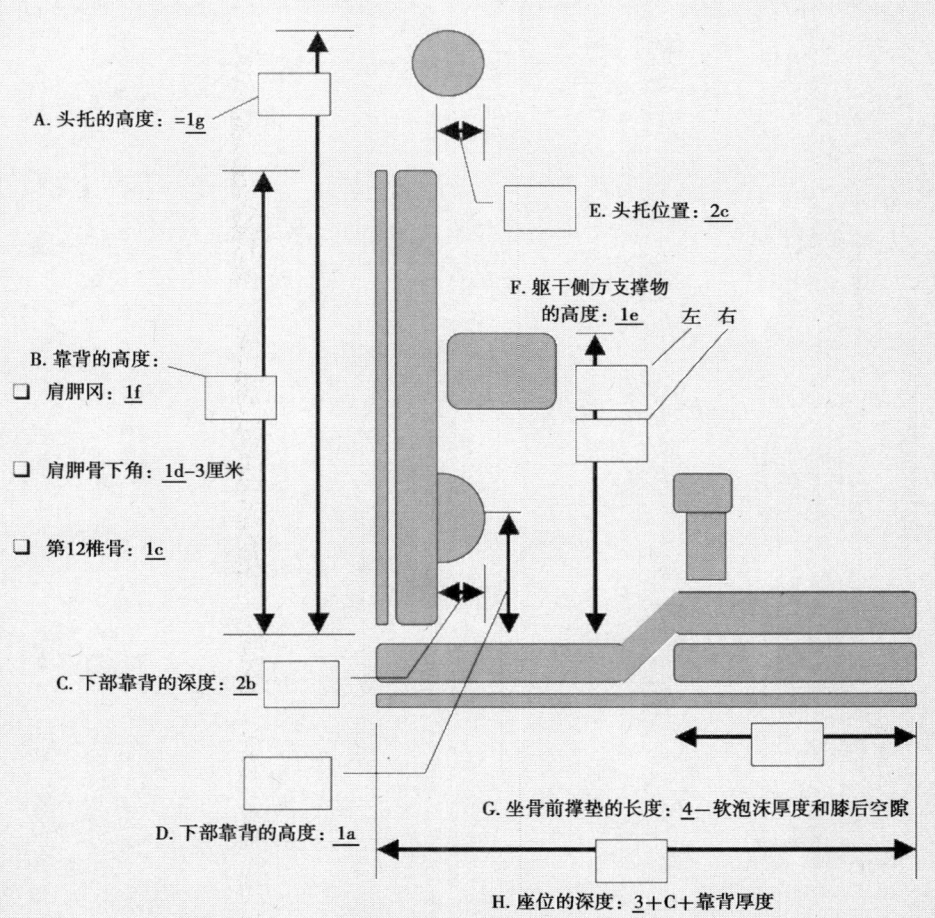

A. 头托的高度：=1g

E. 头托位置：2c

F. 躯干侧方支撑物的高度：1e 左 右

B. 靠背的高度：
- 肩胛冈：1f
- 肩胛骨下角：1d−3厘米
- 第12椎骨：1c

C. 下部靠背的深度：2b

D. 下部靠背的高度：1a

G. 坐骨前撑垫的长度：4—软泡沫厚度和膝后空隙

H. 座位的深度：3＋C＋靠背厚度

第 16 章 总结

我要总结一下从评定和模拟中获得的信息,以便于设计座位/移动系统。有很多总结方法,下面列出的是一种组织重要信息的方法,这些信息也是附录1的评定表格所包含的内容。从以下5个方面进行总结:
- 此人的姿势和功能目标。
- 座位系统的目标。
- 移动系统的目标和其他目标。
- 座位系统的特点和部件。
- 座位系统与移动系统的关系。

一 此人的姿势和功能目标

记住,通过把用手模拟获得的信息转化成文字来制定这些目标(见 P87～91),用材料模拟时再进一步明确这些目标(见 P103)。

二 座位系统的目标

座位系统的目标应该与此人的姿势、功能目标一致。用材料模拟有助于明确座位系统的目标(见 P106～107)。

三 移动系统的目标和其他目标

这部分内容包括第15章、17章讨论的问题:
- 此人应该怎样与移动基础连为一体,比如驱动效率,转入或转出轮椅,使用轮椅的部件如车闸、座位安全带以及上肢、小腿支撑物和足踏板。
- 移动基础应该怎样与环境相适应,例如稳定性问题、座位前缘表面的高度、轮椅的宽度和可运送性。

- 其他方面包括健康问题，例如减小致使挛缩和畸形的力量，要考虑此人的直肠、膀胱控制能力，坐位的耐受性以及发育或身体状况的变化。

四 座位系统的特点和部件

总结座位系统部件的特点：

- 下部靠背
- 上部靠背
- 坐垫
- 坐垫–下部靠背角度
- 小腿与座位表面之间的角度
- 足踏板与小腿之间的角度
- 座位系统的倾斜度
- 骨盆的支撑物
  前面（方）
  侧面（方）
- 躯干的支撑物
  前面（方）
  侧面（方）
- 大腿的支撑物
  内侧（中间的）
- 侧面（方）
- 前面（上方）
- 小腿支撑物
- 前面（方）
- 后面（方）
- 踝/足踏板
- 头/颈支撑物
- 肩胛带的支撑物
- 上肢支撑物
- 膝上小桌
- 楔状支撑物（肩胛骨、上肢）
- 槽状支撑物（上下肢）
- 带子
- 部件和角度的可调节性

五 座位系统与移动系统的关系

- 座位前缘表面的高度
- 座位/移动系统的宽度
- 座位系统在移动系统里的位置
- 后轮轴的位置
- 坐垫表面覆盖物
- 座位系统在移动系统里的可移动性
- 轮椅的可折叠性
- 手推把的高度
- 系统的倾斜度

六　根据身体评定获得的信息设计座位的部件

下面的提示有助于根据身体评定获得的信息来测量座位的部件。
- 注意座位系统各个部位使用的泡沫垫的厚度，当决定坐垫的深度、靠背的高度及下肢支撑物的长度时，这个问题特别重要。
- 当确定坐垫的深度时，要加上靠背的厚度。当然这要依靠背与坐垫的连接方式而定。
- 坐垫与靠背之间的位置关系将影响靠背的高度。
- 当确定下肢支撑物的长度时，要加上坐垫前缘的厚度。
- 测量躯干、骨盆、四肢的支撑物时，必须加上用以做这些支撑物的泡沫垫的厚度。

因为在适配时可以进行微调，可调节的座位系统用起来很方便。附录3有一个测量座位部件的例子，参考附录3来了解把身体测量的信息用于部件测量的具体方法。

七　适配建议

1. 抗强伸座位/坐骨前撑垫

可调节的坐骨前撑垫是很方便的，座位表面覆盖物也要尽量做成可调节的，以便适配时及时修改。同样，下部靠背也应该是可调节的。

2. 骨盆的控制

（1）**姿势带的方向**。姿势带的方向在很大程度上决定着支撑骨盆的效果。带子与基架的夹角可为90°、60°或45°。为了使此人达到中立位姿势，可以平行或对称放置双侧的带子。

（2）可以在姿势带下面特别需要施加力量的部位放一个"力量定位垫"。例如为了抑制骨盆从左侧旋后，左侧固定带与基架之间的夹角应为90°，右侧固定带与基架之间的夹角应为45°，同时在右髂前上棘前方或稍下方放一个力量定位垫。这些装置配上其他骨盆控制技术，将有助于减轻骨盆右侧的旋前。

3. 座深：靠背的类型

座位系统的座深很大程度上取决于靠背的类型，例如，胸椎脊柱后凸的人使用可调节的靠背时，其座深可根据大腿的长度来测量。但如果她用的是坚固的靠背，座深不仅要顾及脊柱后凸，还要加上靠背的厚度。有多个角度的靠背（例如双角靠背）便于根据脊柱后凸的程度来适配调节。

4. 考虑骨盆支撑物的各个方面

同时使用坐骨前撑垫、下部靠背和骨盆前方支撑物易于把骨盆固定在坐垫上，且可使骨盆最大限度地保持直立位。只有使骨盆保持好直立位，才能使下面的适配过程顺利进行。

5. 躯干侧面（方）支撑物

如果躯干需要在侧面给予支撑，那么在适配时要准备好这些支撑物（垫子和金属材料），以便确定它们适宜的放置位置和角度。适配时，还要标记相应躯干支撑物的位置和支撑量。

注意：请查阅"成长中的调节"部分（见 P250）。

第5部分

特殊情况的考虑

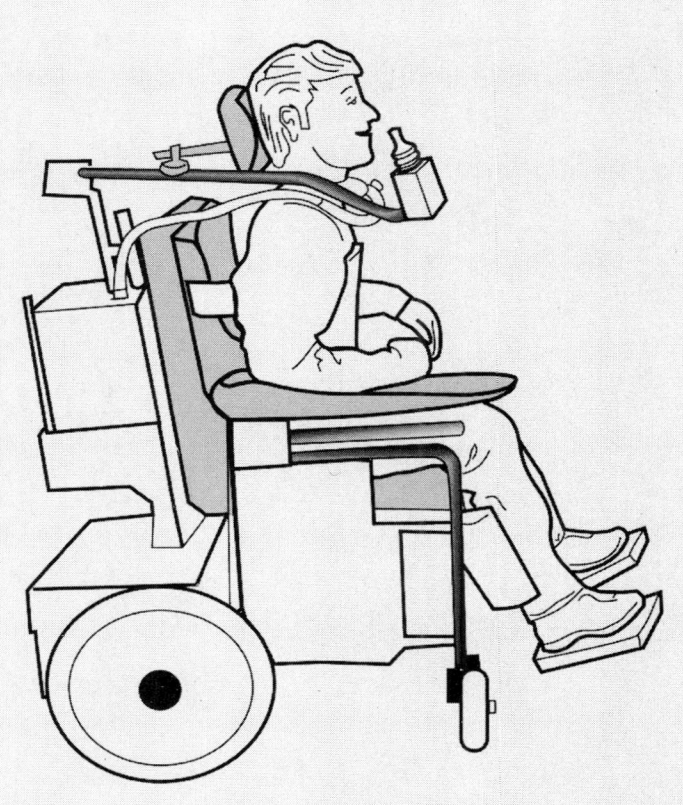

第17章 特殊情况下的座位/移动系统指南

一、一般情况

本书中的观点适用于任何需要座位/移动系统的人，然而，根据每个人的诊断及情况，可能需要一些特殊考虑。

1. 端坐位耐受力有限

如果由于**低血压**、疼痛、疲劳，或呼吸、循环、血压、吞咽方面的障碍，使得此人的端坐位耐受力有限，那么日间可能需要向后倾斜座位系统。这种方法也适用于利用向前倾斜的座位来实现功能性活动的人，或需要向后倾斜来休息的人。

2. 癫痫发作

如果伴有癫痫，可能需要用安全带来防止滑出座位。如果癫痫发作时全身用力猛烈，座位的组成及硬件要耐用、坚固。如果是预料不到的癫痫大发作，且带有不自主运动，那么动力移动装置可能不是一种安全的选择。

3. 大小便控制问题

如果此人不能控制大小便，应该使用易于清洗的座位套。必须谨慎使用防水材料，如果这种材料不具有伸缩性，可使与之接触的皮肤长时间潮湿，可能会导致褥疮。关于坐垫的详细内容可参阅 P219～P220、P233。

4. 外科手术

如果此人有手术安排，这可能会影响其坐位姿势、运动和（或）功能。只有等到手术之后才可订制座位系统。

5. 身体可能发生的变化

（1）**生长**。如果是儿童或青年人用的座位/移动系统，就需要预测儿童的身高变化，做成可调节式的。

（2）**病情进展状况**。如果此人的身体状况是进行性恢复或恶化的，那么座位/移动系统应该做成可调节式的，以适应将来的变化。这就要求这些部件将来应该是可拆除、调节或修改的。这种分类包含了外伤患者，其身体状况会由于体重增加、**萎缩**、痉挛等等而发生变化。如果此人患有进行性疾病，且首次使用电动轮椅，就需要做成可调节式的。

（3）**体重变化**。如果此人体重可能增加或降低，也要考虑可调节性。例如，许多外伤患者在购买轮椅之前体重降低，随后体重又增加了。

小技巧

成长中的调节

- 成长尾巴可方便调节座位深度（见 P130）。
- 可移除的座位套便于调节支撑物。
- "I"形或"T"形靠背可使躯干侧方支撑物紧贴身体，随儿童长高而向外移动。

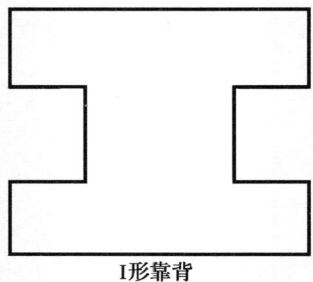
I形靠背

- 在骶骨部位使用可调节的低位靠背可适应儿童的成长。
- 可调式的下肢支撑组件⊕可随着儿童的成长增加长度。
- 可调式的座位和轮椅框架（长度和深度）可随儿童的成长而加大。

注意：如果从评定到装配座位/移动系统已经有4个月的时间，就要检查以确定此人有没有变化，因为儿童处于成长中，可能需要重新测量。

注意：如果此人残疾很长时间了，她可能难以接受改变座位/移动系统这一建议。在这种情况下，最好是做一些临时改变，并在订购新设备之前先尝试。可参阅理查德的例子。

6. 矫形器 / 假肢

如果此人坐位下要穿戴矫形器（支具）或假肢（人工肢体），座位系统必须适应矫形器和假肢的大小和形状。通常，当此人穿戴矫形器或假肢时，座位系统需要给她少量的姿势支撑。如果此人有时穿戴矫形器或假肢，有时不穿戴，座位系统必须适应这两种情况。例如，脑瘫患儿穿戴脊柱矫形器时，用躯干侧方支撑物是为了防止过度的侧方运动；当不穿戴矫形器时，躯干支撑物可能需要提供更多的姿势控制。

二、脑瘫

对于脑瘫患儿，也遵循本书中的评定，但需牢记此书为了便于阐述，有时把人体分成多个部分来分别说明，但必须把人体看成是一个整体。要观察患儿的运动模式，运动也是表达，询问并观察患儿可做哪些运动。要鼓励进行哪种运动以改善患儿的功能？要限制哪种运动以改善患儿的功能？患儿是否在寻求稳定性及更多的表面接触？支撑身体的一部分是如何影响其他部分的？例如：

- 下肢强直并伸出座位系统外的患儿会希望得到稳定，如果给她的骨盆、躯干、双腿很多接触及稳定性，她可能会放松。
- 双下肢僵硬伸直的另一个患儿可能在用这些运动表现一些要求，因此，必须使她能做一些运动。这类患儿在进行一些活动时，可能需要更多支撑；在其他一些活动时，可能需要更多自由。动态的座位部件适用于这类患儿。

每个患儿的特点是不同的，就像厨师做饭是没有定规的一样，这就是为什么要寻求整个康复小组的意见、充分评定患儿、用手模拟、用材料模拟，这个过程不能仓促行事。

随着年龄的增长，疼痛程度、大小便控制和骨密度可能会发生改变。心脏、呼吸及胃肠问题在脑瘫青少年中会有所增加。因为肌力不平衡、骨骼及姿势不对称、过度使用等问题，随着年龄的增加，疼痛会不断进展，而且，**骨质减少**在大龄脑瘫患者中十分常见。大龄脑瘫患者的骨折发生率是低龄脑瘫患者的 5 倍。通常，他们随着年龄增加，会感觉乏力，并需要更多的休息，因此，当评定大龄脑瘫患者时，要认识到座位 / 移动系统要根据她需求的变化而进行改变，可能需要额外的座位支撑物。选择倾斜装置可能利于休息并减轻疼痛。如果有可能，使用电动移动装置可以提高功能，保存能量。

三 脑外伤

在成人及儿童中，**脑外伤**（**TBI**）的发生有多种原因，包括车祸、坠落、运动、受到虐待及枪击伤等等。脑外伤的表现多种多样。当给脑外伤患者制作座位时，最需考虑的因素是：在患者病情恢复的不同阶段，她的需求将会发生变化。在脑外伤早期，症状典型的患者处于昏迷状态，肌张力很高，处于屈曲或伸展的姿势（或两者共存）。当此人大脑开始恢复，她会慢慢恢复意识，会快速或逐渐出现认知、本体感觉、张力、运动、功能方面的变化。当她的运动能力、功能及认知能力达到第一个稳定时期时，就进入了恢复的下一个阶段。

脑瘫与脑外伤的不同点

脑外伤不同于脑瘫，表现在以下几个方面：

- 肌张力和运动模式多种多样，并随着时间而改变。
- 由于事故后，床上肢位摆放错误或**异位骨化**，肢体可能会有挛缩。
- 在脑外伤早期，耐力有限。
- 多种认知功能障碍，如注意力分散、记忆力及判断力受损，会影响使用电动移动装置的安全性。
- 脑外伤通常会影响患者的情绪，表现为冲动、攻击行为、易激惹。
- 视感知问题很常见，影响移动能力。

因为这些因素，脑外伤患者坐位时，一般要遵循上述及本书其他地方所说的脑瘫患儿的座位指导。然而，需要注意的是，对于脑外伤患者，随着她的恢复，必须能改变及调整座位和移动系统。应该选择可以倾斜、可调节角度特别是坐垫－下部靠背角度及小腿与座位表面之间的角度的轮椅。座位系统应该在她恢复的初始阶段提供更多支撑。要考虑此人的警戒性、定向力，还有认知和感知状况，特别是在决定是否选择一种电动移动装置时。脑外伤患者可能有操控电动轮椅的功能，但是可能由于缺乏视感知、认知和判断力而使之不够安全。

恢复早期的座位/移动系统介入

下列部件都要易于调节：

- **坐垫**坚实且支撑力度大。根据此人的移动能力，坐垫可能需要释放压力。一般来讲，第一年并不使用模塑系统，因为此人的情况不断改变，需要一个可以变化的坐垫。

- **靠背**坚固且容易修改。骨盆和骶骨可能需要一个下部靠背。上部靠背应该坚固，具有支撑性且易修改。
- 随着髋关节屈曲以及骨盆和躯干灵活性的变化，**坐垫－下部靠背角度**应该可调节。
- **躯干支撑物、下肢支撑物、膝上小桌和头部支撑物**都应该可调节。
- **可调节的倾斜度**。如果座位/移动系统的倾斜度可以调节，就可以向后倾斜以利于休息，也可以直立起来以利于功能性活动。
- **用脚驱动**。一些人用脚驱动轮椅，脚要够得到地面，这就需要把座位高度调得低一些，座位深度调得短一些。

在恢复后期，重点不再是座位/移动系统的可调节性，而要多关注长期的功能性目标。无论是步行或是驱动轮椅，独立移动是最先考虑的目标。如果她没有足够的运动功能或力量来进行有效的驱动，但她有必要的感知和认知能力，可考虑使用电动移动装置。

在这个领域中，一个特殊的挑战是预测此人未来的需求。当此人出院后，必须购买轮椅，因为实际上不可能租到带有倾斜装置及大量座位支撑的轮椅。脑外伤患者的恢复要持续几个月。在后期阶段，她可能需要在端坐位下，用手和脚驱动轮椅。在一些情况下，也可选用电动装置。若此人还未完全恢复，对她来说，选用新轮椅很困难。康复小组必须竭尽他们对脑外伤的知识及经验，随着特定患者的恢复进程，预测并计划她的座位/移动系统需求。

四 整形外科问题

在幼年类风湿关节炎（JRA）中，患儿通常以关节的肿胀和疼痛起病，常常导致挛缩。在先天性多发性关节挛缩症（AMC）中，患儿生来就有关节挛缩，常伴随肌无力。两种类型的挛缩在先天性多发性关节挛缩症中很普遍。一种类型是：患儿髋关节屈曲并脱位，膝关节伸展，**马蹄内翻足畸形**，肩关节内旋，肘关节及腕关节屈曲；另一种类型是：髋关节外展外旋，膝关节屈曲，马蹄内翻足畸形，肩关节内旋，肘关节伸展，腕关节屈曲。多达 1/3 的先天性多发性关节挛缩症患儿有脊柱侧弯。

图解特殊坐位与座位

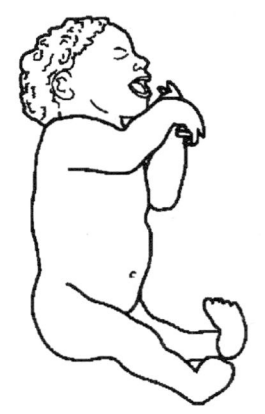

先天性多发性关节挛缩
症患儿：第一种类型的挛缩

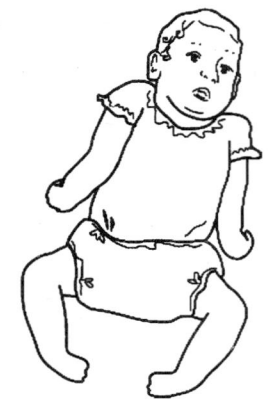

先天性多发性关节挛缩
症患儿：第二种类型的挛缩

座位/移动系统优先考虑的因素

遵循本书中的指导，并优先考虑以下的座位目标：

- **增加舒适性**，尤其是对于移动或重心转移困难的人。
- **适应关节的挛缩**，不要试图去纠正它，除非通过治疗、运动、手术使挛缩开始发生改变。
- 利用座位/移动选择和技术援助以**改善功能**。在早期阶段，考虑电动移动装置以减少疲劳。

一般来说，幼年类风湿关节炎和先天性多发性关节挛缩症的患儿可以步行，但长

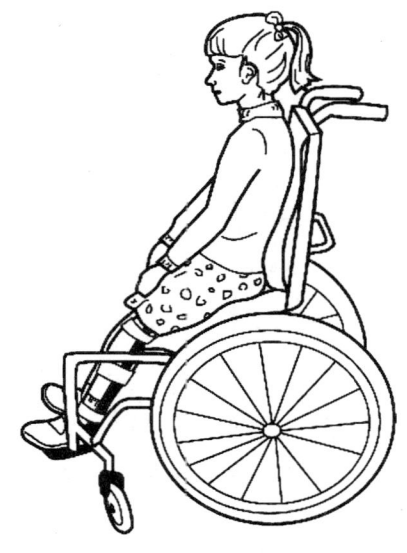

座位系统适应AMC女孩的关节挛缩

距离步行时需要移动装置，而且，在厨房烹饪、在电脑桌或课桌前学习、工作时，他们可能还需要换用多种表面不同的座位。

五 成骨不全症

成骨不全症（OI）也叫"脆骨症"，是一种遗传性结缔组织失调性疾病。特征是骨质脆而易碎，常常骨折，身材矮小，关节活动度受限，但感觉正常。涉及的症状表现因人而异。尽管她的骨头脆弱，需要保护，但过度保护成骨不全症患者，会像骨折一样，打击他们的精神。座位／移动装置应该：

- **保护**此人免于碰撞和发生潜在的骨折（增加缓冲器、轻型组件）。
- **重量轻**，便于驱动。
- **提供减震装置**（充气绳和悬吊装置）。
- **增强功能**。典型的成骨不全症患者身材矮小，因此为了便于使用轮子和车闸，应尝试不同尺寸的轮子、车轴位置以及延长把手和车闸。
- **提供姿势支撑和稳定性**。座位系统应该支撑姿势来增强上肢功能，也应该提供额外的稳定性，来避免可能导致骨折的异常运动。
- **适当的体位**。对于大腿骨折，膝关节可能要处于伸展位，需用抬高大腿的支撑物或在坐垫下插入一块临时夹板。如果此人手臂骨折，要考虑租用一个临时的电动轮椅。
- 可把座位系统**作为一个整体**从轮椅中移除，用作抬起和移乘的装置，这样就可减少把患者从座位上抬出来时发生骨折的危险。

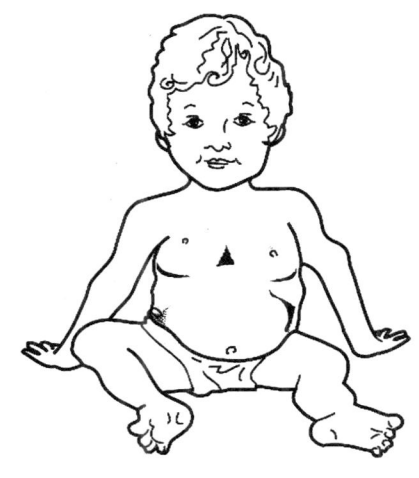

患有成骨不全症的儿童

六 肌营养不良

肌营养不良（MD）是一种肌肉进行性无力的情况。一种常见的类型是进行性假肥大性肌营养不良（DMD），发生于男孩，通常在 5 岁时发病。患儿表现为行走时出现蹒跚步态，由于骨盆和腹部肌肉无力，患儿很难直立。通常在 8～10 岁，患儿更频繁地跌倒，更易于疲劳。在这种情况下，需要使用带有手动配件的电动轮椅，有助于避免过度疲劳。进行性假肥大性肌营养不良患儿的最大障碍之一是进行性脊柱畸形，通常是脊柱前凸、脊柱侧凸或因腹部肌肉无力而形成的*脊柱后凸侧弯*。到 15 岁时，青年人通常需要姿势支撑物以保持直立坐位。随着肌无力不断进展，呼吸也会受累，这多在 20 多岁时出现，有时会更早些。呼吸功能不全是进行性假肥大性肌营养不良患儿临终状态到来的征兆。座位支撑物要根据患儿肌无力和功能水平而定。

座位目标

肌营养不良早期阶段的座位目标是：

- **独立移动**。这就意味着在早期提供电动移动装置，使她不落在同伴后面。
- **发挥最大功能**。姿势支撑应改善手臂及手的功能。有时腹肌无力，患儿依赖手臂支撑。提供腹部支撑可使上肢自由发挥功能，而且，座位介入应尽可能便于移乘。
- **延缓脊柱畸形和髋关节屈曲挛缩**。联合使用关节活动度训练、动力倾斜、仰卧和座位支撑等方法使患儿更多地保持于中立位置。给予座位干预的时间很关键。脊柱畸形一旦出现，进展就会十分迅速。研究发现，通过把脊柱支撑于伸展位，增加小平面关节的负重量，可以延缓脊柱侧弯的进程。
- **增加舒适性**。姿势支撑可通过减轻某一位置（如坐骨结节）过度的压力来提高舒适性。

随着疾病的进展，患儿可能做也可能不做脊柱手术。不论何种情况，随着疾病进展，座位系统的目标是：

- 舒适度最大化。因为通过重心转移来减压会越来越困难，所以可以使用减压垫、倾斜座位系统、向后斜倚靠背等方法。
- 提高独立移动能力。
- 功能最大化。
- 使用姿势支撑物来适应脊柱畸形、挛缩和（或）脊椎骨的融合。

- **防止继发性并发症**，例如组织损伤和呼吸问题。

如果患儿做了脊柱手术，他通过重心转移来减压的能力就会下降。实际上，体重的压力可能会随着手术而增加，因为在许多情况下，当脊柱被矫正后，体重就压在骨盆上，因此，座位系统必须能减压，可倾斜座位系统和更改减压垫。

座位系统介入

在进行性假肥大性肌营养不良早期，当患儿出现**轻微无力**时，需要的支撑较少。在这个阶段，患儿可能只需要一个坚固、平坦的坐垫，再加上一些骨盆、髋关节和大腿的支撑物（如坐垫上缓和的凹陷）。要单独评定每个患儿。记住，主要目的是尽力发挥其功能和自主运动。

对于**中度无力**的患儿，支撑其无力的骨盆和躯干就变得重要起来，这样当用手、大腿及头部进行功能性活动时，骨盆和躯干就可以在良好的姿势下得到放松了。可使用带有适当姿势支撑物的坐垫和靠背。考虑使用有弹性的腹部前方支撑物、绷带或腹围以支撑无力的腹部肌肉，这样患儿就不必依靠大腿或膝上小桌完成功能性活动。腹部前方支撑物还可以防止骨盆前倾和腰椎前凸过大（见 P141）。在这个阶段或更早期，考虑使用电动倾斜和斜倚的方法。通常，进行性假肥大性肌营养不良症患儿需要向前倾以更好地进行上肢功能活动。然而，在重力及无力的腹部肌肉的影响下，髋关节屈肌变紧，导致进一步身体前倾和腰椎前凸，电动倾斜和斜倚可使患儿休息，牵拉***髋关节屈肌***，也便于使用尿壶。

当患儿进展到**肌无力显著、功能受累**时，应该帮助患儿尽可能长时间地保持坐位，并且多使用可用的功能，可使用电动移动装置或斜倚和倾斜的方法，并选用合适的座位支撑物。如果脊柱侧凸进一步发展，需要骨盆和躯干侧方支撑物、模塑座位系统或用矫形器来支撑躯干。如果座位系统太坚硬，可能会影响患儿的日常生活活动能力。总的来说，小组必须在座位支撑和重要的功能性活动之间寻求平衡。在肌肉萎缩症后期，要考虑使用减压垫、倾斜或斜倚来减压的必要性。在这个阶段，需要陪护或者器械来帮助移乘。应调整座位系统以适应这个阶段的功能以及尿壶的使用。随着疾病的进展，为了舒适性、减轻疲劳及减轻集中在脊柱上的重力，需要倾斜座位系统。进行性假肥大性肌营养不良让人不用担心的是口周围的肌肉常常不受累，在以后多年中，都是可靠的自主控制区域。老年人和依赖呼吸机的年轻人可以使用阻力小的微型操纵杆，通过唇部和舌头的运动来操控，也可使用口棒和舌形转换器。电动轮椅应该适应呼吸机。

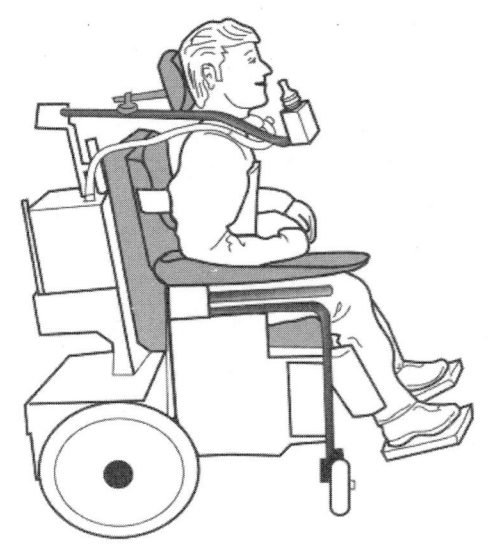
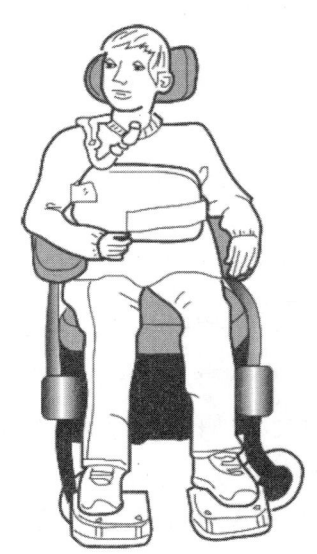

七 疼痛

许多需要座位和移动装置的人都有疼痛或不舒服的感觉。当为这些人设计座位系统时，了解他们的疼痛根源是**周围神经系统**还是**中枢神经系统**是非常有用的。这需要医生进行一些额外评定。如果疼痛根源是周围神经系统，通过使用本书中所说的特定支撑物、倾斜或减压垫来调整座位/移动系统，有助于减轻疼痛。某些类型的疼痛可能会从整体上或部分上反映，使用座位系统时需要添加某些治疗方法。这种情况下，在解决座位问题前，要考虑以下选择：

- 运动疗法，*Feldenkrais 疗法*、*神经发育疗法*和*阿斯通（Aston）模式*。
- 徒手治疗（用于进行的疗法），如*颅骶疗法*、*内脏手法处置*、*神经手法处置*、*肌筋膜疏松法*、*关节松动术*、*张力/抗张力*和 *McKenzie 法*。
- 锻炼。
- **中医**和**印度草根医学**。
- 药物、草药和**顺势疗法**。

记住，全面评定此人，并调整座位/移动系统使之尽可能舒适，是很重要的。

八 多发性硬化

许多**多发性硬化**（MS）患者要么失去了行走能力，要么就害怕会这样。在发病的15年内，50%的多发性硬化患者需要辅助行走。在情感层面上来说，在多发性硬化的早期，引入座位/移动系统是一项棘手的任务。如果此人的功能只是轻微降低，要她面对今后可能丧失的许多力量和功能，并依赖于科技手段这一现实，是很困难的。在这些情况下，起初租用而不购买设备可能会有所帮助，也可购置一部可更新的轮椅。

随着疾病的进展，多发性硬化患者的身体、情感、泌尿功能和认知会出现多种多样的问题。由于这些因素，要分别评定每位多发性硬化患者。应该从熟悉她的治疗小组获取信息，并回答以下问题：

- 患者在疾病发作期间，症状是不断进展的吗？患者的功能是否进行性丧失而没有缓解？
- 在最近的1～2年里，患者功能上有哪些改变？
- 患者是否易疲劳？疲劳常见于多发性硬化患者，尤其在天气炎热时。
- 如果考虑电动移动装置，为了使患者安全使用，她是否有视觉感知及认知判断力？是否可以自己安全操作？

座位/移动系统介入

基于评定和这些问题的答案，座位小组必须考虑并尝试以下座位方案：

- **改动**。由于多发性硬化的进程难以预计，座位/移动系统组件必须是可以改动的。有时患者可能需要更多姿势支撑，有时需要较少。有时患者需要轮椅，但在缓解期也可能不需要。当她首次需要带轮子的移动装置时，实用且心理上更易接受的是使用轮椅替代品而不是购买轮椅。问题是很难定做轮椅替代品。另一个方案是使用重量轻、带有必需的姿势支撑物的轮椅，并且能随患者需求的改变而更新。购置可更新轮椅的一个优点是：随着患者病情的变化，可以更新座位系统而不用再买一个全新轮椅。
- **疲劳**。即便多发性硬化症患者能够行走或驱动轮椅，但是这些活动可能要消耗很多体力而加剧疼痛，并影响她的生活质量。在这种情况下，应该考虑使用电动移动装置，例如电动轮椅或小轮摩托车。重量小和超轻型的轮椅是减少能量消耗的较好选择。
- **痉挛和挛缩**。张力的改变很常见，常导致挛缩。要考虑使用她可以逐渐适应的姿势支撑物。常见的是腘绳肌和内收肌挛缩。可调节的足踏板很方便，它可使膝关节进一步屈曲，髋关节进一步内收。
- **皮肤完整性**。随着疾病的进展，伴随着感觉减退、体位变换困难、二便失禁，皮肤受损的危险性也会增加。应考虑使用带有合适外套的减压垫（可参阅第14章）。
- **疼痛**。许多多发性硬化患者都有疼痛问题。必须分析疼痛的类型和来源，以决定使用何种座位（可参阅上述"七"的内容）。
- **感觉问题**。多发性硬化症患者常常会遇到多种多样的感觉受损和感觉异常问题。带有塑料套的手把有助于本体感觉。如果要戴手套，可选用粗辐条或无辐条的镀镁车轮，防止手指被辐条卡住。
- **视力**。80%的多发性硬化患者都有视力问题。她的视力必须达到能开车的水平，以安全驱动电动轮椅。

如果使用电动移动基架，这种装置应是可更新的，以便于改变控制方式（例如，从用游戏棒控制改变为用头部控制，再到吹吸动作控制）。为了变换姿势，可能还要倾斜座位系统或斜倚靠背，以便于保持关节活动度、分散压力、变换髋膝关节的角度。

九 下肢截肢

对于下肢截肢者，座位和移动装置的主要问题是体重在轮椅上的分布和后轮轴的位置。不管是否安装假肢（假肢比腿轻），轮椅都是不稳定的，因此应把后轮向后移。通常，截肢者的感觉功能不会受损。然而，如果截肢的原因是血液供应异常或组织完整性受损（例如*糖尿病*），那么压力分配就是一个重要问题。同样，必须支撑好残肢。当进行功能性移乘时，支撑物应该具有舒适性、支撑性，且压力分布均匀。当假肢受损时，这种支撑物应该可以移除。如果截肢位置极高，例如半侧骨盆切除，那么使用稳定性好、支撑面积大的模塑座位。

十 老年人

衰老会带来运动、关节活动度和耐力的下降，以及泌尿功能、视力、听力、心脏和循环系统方面的改变。尽管身体功能衰退，但是老年人有智慧，可以教年轻人许多东西。我们可以通过使用座位和移动装置，从身体上帮助他们，使他们坐着舒适、功能良好，免于遭受可缩短他们寿命的褥疮。让我们来改变大家对老年人的态度吧。不要把他们看作坐在吊带式座位轮椅和老年椅上的消极观察者，而是参与社会并对之有贡献的人吧。

一些老年人只是部分时间使用轮椅，而更多的老年人则是全部时间都使用轮椅，许多住在小区公寓里的老年人都要依赖轮椅。那些需要使用座位和移动装置的老年人，正是那些正在使用笨重、不可调节的吊带式座位轮椅的人。

主要问题

- **移动性**。合适的轮椅可以增强老年人的独立移动能力。如果轮椅太大、太重且不便驱动,老年人就要依靠他人帮助推动。
- **压力和完好的皮肤**。由于老年人普遍体虚、皮肤变薄、缺乏运动、二便失禁、组织衰老而脆弱,他们特别容易出现褥疮。
- **姿势**。通常,移动受限的老年人会使用没有合适坐垫和靠背的吊带式座位轮椅。这些老年人在轮椅里会向前滑,骨盆向后或向侧方倾斜,脊柱后凸或侧凸。

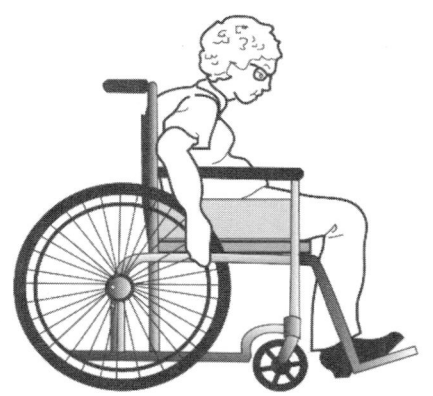
坐在普通轮椅上脊柱后凸的老年女性

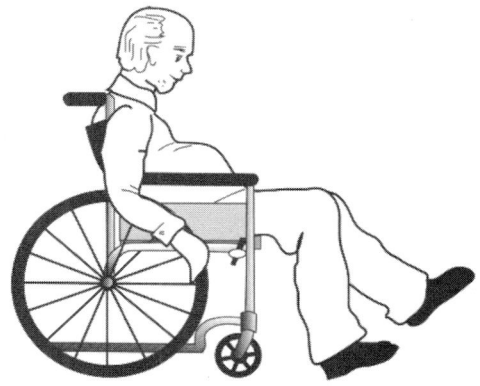
坐在吊带式座位轮椅上向前滑动的老年男性

- **舒适性**。许多老年人因移动困难、姿势错误以及关节的改变,会出现疼痛。座位系统应该提高舒适性,特别是对于整天都使用轮椅的老年人。
- **功能**。对于有时使用轮椅的老年人,必须方便上下轮椅。整天使用轮椅的老年人,应该关注适当的座位高度,以便完成轮椅与桌子、床和厕所之间的移乘、驱动、进食和吞咽等等。
- **安全**。对于老年人来说,重要的是要预防可导致骨折的跌倒。跌倒的常见原因是车闸不牢固、足踏板向外伸出。

座位系统介入

遵循本书中的指导,牢记以上问题和目标,记住姿势支撑不应该妨碍此人的功能。

- **坐垫**应具有减压和姿势支撑的功能。减压垫应减少骨性隆起下面的压力,依此人的姿势和压力集中的部位而定(可参阅第14章)。波状垫、坡度缓和的抗强伸座位以及用密度不同的泡沫做成的坐垫,有助于防止骨盆向前滑动(见P127~130)。

图解特殊坐位与座位

- 要谨慎使用**骨盆前方支撑物**。无论是姿势带还是坚固的骨盆前横杆，老年人必须能够够到并拿掉骨盆前方支撑物。尽管是为了预防老年人从轮椅滑下来，但是，在照管护理机构中使用它们是有争议的，因为使用不当曾经造成老年人损伤甚至死亡。然而，适当调整后，姿势带有助于预防损伤。
- 靠背应该支撑头和躯干于中立位，并适应脊柱所有的固定畸形。
- 为了便于移乘或在轮椅上穿衣，应可以甩开或移除**躯干侧方支撑物**。
- **坐垫套**应能吸收水和尿液，并可拆除以便清洗（见 P219、P233）。

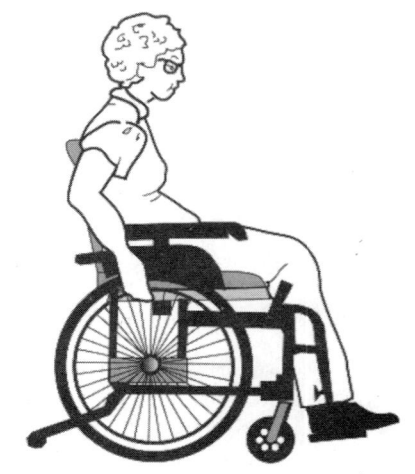

老年女性使用的舒适且易于驱动的座位/移动系统

轮椅注意事项

本书中除了之前所说的指导外，老年人轮椅还需强调：

- **座位高度**。取决于老人的功能。如果她不用脚来驱动，稍高的座位有利于其从轮椅上站起。然而，座位还需要足够低以便于进入桌子底下。可把桌子和床铺垫高以适应轮椅。如果老年人用单脚或双脚驱动轮椅，座位应足够低，以使她的脚能接触到地面，完成足跟至脚趾的驱动（可参阅下述"十一"部分）。
- **手臂的支撑**。手臂支撑的高度应使老年人的手臂处于舒适的休息位，同时使她能撑住扶手站起。
- **小腿支撑物**。为了便于移乘，应该能够旋开。
- **重量轻的轮椅**。脆弱而体虚的老年人，得到的常常是大而笨重的轮椅，而他们应该用的是重量轻的轮椅，这样便于独立驱动。
- **车闸**。车闸必须可靠且容易够到。

十一 偏瘫

从婴儿到成人，任何时期的脑损伤都可能导致一侧肢体*虚弱*、痉挛或无力。成人常见的是由*中风*导致的*偏瘫*。

座位 / 移动装置的注意事项

除了本书中的指导外，还要考虑以下方面：

- **座位高度**。如果此人以单脚和单手驱动轮椅，那么座位需要足够低以使脚能够到地面，完成足跟至脚趾的驱动。
- **座位的深度**要短，或者削剪前缘一部分（见 P182），使膝关节能够屈曲到坐垫下面。
- **坐垫和靠背**。如果此人以单脚驱动轮椅，具有支撑性的坐垫、下部靠背（如果是可伸缩的）以及姿势固定带能使骨盆更好地保持中立位和前倾位，使之更易驱动。在没有适当支撑的情况下，如果此人用单脚驱动轮椅，易于伸展躯干和髋部，那么她可能会伸展身体并从轮椅上滑下来。

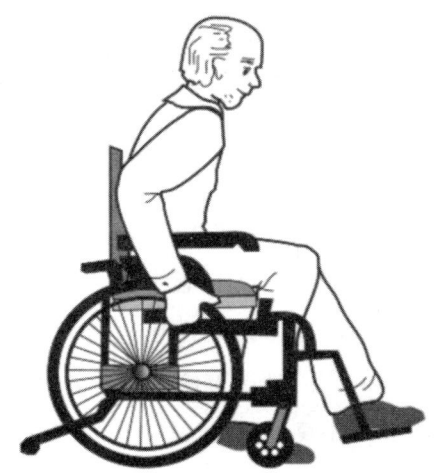

用右手和右脚驱动轮椅的偏瘫老年男性

- **单手驱动轮椅**。由单侧驱动来带动两侧轮子的轮椅叫作单臂驱动轮椅。这种轮椅可用单侧上肢，通过驱动一个轮子以达到驱动两侧轮子的目的。然而，单臂驱动轮椅比普通的轮椅重很多，一位陪护可能很难把它放到车里，而且，由于轮椅比较重，此人需要有力量和耐力，而这些也是偏瘫患者较弱的方面。驱动这种单臂轮椅需要有良好的认知和运动计划能力，而这些也是偏瘫患者受损的方面。

十二 脊髓损伤

对于大多数脊髓损伤患者来说，轮椅是在家和社区中唯一的移动工具。随着社区无障碍设施的发展，脊髓损伤患者的生活变得更积极、更有意义。因此，他们的介助装置需要在各种环境下使用。大多数的脊髓损伤患者可使用多种轮椅，以满足他们的所有需求。现实中，许多人在同一时间内仅有一部轮椅和座位系统，因此应该认真考虑轮椅的选择和特点，并确定使用轮椅的最重要的目标。

1. 主要问题

脊髓损伤患者主要的问题是皮肤完整、姿势、疼痛和功能，预防这些问题很重要。持续终生的预防教育很重要，尤其是脊髓损伤进展情况的信息越来越多。由于褥疮的治愈很缓慢，且是终生威胁，会影响此人参与一般活动的能力，因此座位的首要目标是分散压力以降低褥疮发生的可能性。

（1）皮肤完整

- **感觉缺失**。感觉功能正常的人会不断转换体位以减少局部压力。感觉受损或缺失的脊髓损伤患者没有转换体位的提示，因此他们易于出现褥疮。即使是长期没有出现褥疮的患者，也会随着年龄的增长而发生褥疮。随着年龄的增加，皮肤变得缺乏弹性，血液流动缓慢，治愈时间延长，且肌肉萎缩更显著，使用多年的减压方法可能不再适用。皮肤组织受剪切力、潮湿、外伤、摩擦力、营养不良等因素的影响，使得感觉障碍者更加危险。

- **皮肤检查**。必须定期检查有危险的部位。患者可使用镜子自我检查，或由陪护检查皮肤的变化。做评定时，应检查皮肤以了解已有的或潜在的问题。褥疮愈合留下的瘢痕组织一直是以后皮肤损伤的危险因素。

- **压力分布**。当选择坐垫时，应优先考虑最佳的压力分布问题。由于肌肉萎缩导致骨头突出，坐骨结节、尾骨、骶骨和大转子受力增加。骨盆侧倾很常见，可导致体重增加，以及坐骨结节和大转子下面的压力增加。一些坐垫比较好，能够适应骨头突出处，矫正或适应骨盆侧倾。坐垫需要有合适的深度，选用能使骨头突出部分凹陷进去的材料制作。参阅第 2 章和第 14 章关于压力评定和坐垫设计方面的内容。

- **压力图**。压力图能为脊髓损伤患者和他们的治疗师提供有价值的反馈信息，这尤其适用于感觉缺失者。压力绘图时，把电极片置于此人和支撑面之间，这些电极片与计算机相连，可以读出此人的压力图案，并显现在计算机上。压力图能测量稳定的压力，并证明减压方法是否有效。压力图应该始终与徒手触诊结合使用，这样有助于治疗师和脊髓损伤患者了解她的压力分布情况（见 P83）。常用压力图来辅助选择合适的坐垫。

（2）姿势、疼痛和功能

多种因素都可引起姿势的不对称和偏差，包括肌肉功能的缺失或无力、肌力的不平衡、缺少合适的姿势支撑物、功能性活动模式、重力、痉挛、全天无法改变体位和挛缩。大多数的全天轮椅使用者会逐渐出现姿势问题。使用座位后，与姿势有关的疼痛可能会有所改变。脊髓损伤患者常见的姿势异常是：

- 骨盆向后滚动（骨盆后倾）和胸部前弯（脊柱后凸），并导致头部姿势异常。
- 骨盆向前滚动（骨盆前倾），伴有严重的腰椎前凸。

- 骨盆向侧方倾斜（骨盆侧倾），伴有脊柱侧凸。
- 功能性不对称导致的**_脊柱侧弯旋转_**。

2. 座位干预

遵循本书中关于评定、减压垫、靠背尺寸和修改、坐垫－下部靠背角度、小腿支撑角度和轮椅注意事项的指导。轮椅不仅是移动装置，也是姿势支撑装置，可用以完成全部功能性活动。当评定和设计座位／移动系统时，脊髓损伤者必须完成一些重要的功能性活动。使用座位应该增强功能而非妨碍功能，这一点很重要。

（1）**靠背**。靠背应该有合适的高度，应足够宽以支撑躯干，且不妨碍驱动轮椅。通常，为了使肩部和上肢能够自由活动，应放低靠背管的高度。

当选择骨盆、骶骨和腰部的支撑物时，要记住如果轮椅折叠起来，靠背要可移除或可折叠。理想的是，骨盆／腰部支撑物应该可调节，这样当此人需要直立时，例如在电脑上工作时，其骨盆和脊柱下部能得到适当的支撑。如果此人需要更强的稳定性，例如当轮椅下坡时，此人可能需要使骨盆后倾，因此，靠背最好能够调节，以便进行功能性活动，特别是对于截瘫患者。

虽然靠背可调节性很好，但对于四肢瘫患者作用不大，因为在进行功能性活动时，需要躯干前弯、骨盆后倾以保持稳定性。

（2）**固定轮椅倾斜／角度**。脊髓损伤患者为了稳定性，常常喜欢把轮椅固定于后倾位，而且，轮椅向后倾斜20°可以减少臀部的压力，然而，向后斜倚靠背而不做其他调整，会增加座位表面的剪切力。尚未发现"挤压"轮椅或降低座位的后部会增加座位表面的压力。

（3）**后轮轴的位置和上臂疼痛**。许多脊髓损伤患者会逐渐出现肩部疼痛、**_重复性过劳性损伤_**和**_腕管综合征_**。脊髓损伤患者主要依赖上肢驱动轮椅和移乘，驱动与肩关节问题有关系，尤其当肩关节内旋伸展时。注意坐位姿势和轮椅装置，尤其是后轮轴的位置，有助于防止继发性肩部疼痛和腕管综合征（见P228、P230）。如果对线良好且不向内旋转（内旋），肩关节会逐渐恢复。这意味着轮椅后轮轴的最佳位置是肩关节的正下方，当手位于驱动轮顶部时，肘关节屈曲90°～100°或100°～120°。如果轮椅太宽，将会出现肩关节内旋以及此类其他的问题，而且，如果肩关节内旋，腕关节的对线也会受影响，并影响驱动效率。身材较矮的中风患者，如果用力使用驱动轮，常常会引起神经严重受压，尤其是腕关节的**_腕管_**处的正中神经。教育患者采用长距离、画圈式驱动轮椅，减小力量峰值，有助于提高轮椅驱动效率，避免损伤。

3. 四肢瘫患者的座位注意事项

四肢瘫患者比截瘫患者的躯干稳定性更差。为了稳定躯干以发挥上肢功能，患者常常躯干前屈，骨盆后倾。坐位时骨盆后倾和躯干前屈（脊柱后凸）会逐渐使上举上肢、扩胸呼吸和与人眼神交流变得困难。这种姿势也会引起颈部和肩部问题。显著的脊柱后凸会降低躯干的高度，并增加上肢驱动轮椅的难度。

（1）**姿势支撑**。预防这种姿势的一种方法是使用合适的靠背。

（2）**动力轮椅和动力倾斜装置**。对于第6颈椎或更高水平损伤的四肢瘫患者，另一种方法是使用带有自动倾斜装置的动力轮椅。它能够在一天中，部分或完全倾斜以使脊柱在重力作用下伸展。如果她已使用手动轮椅很多年了，就可能不想改用电动轮椅和电动倾斜装置。既然知道了年龄，颈部、背部的姿势和肩部疼痛的长期影响，我们应该告诉她这些信息，使其做出明智的决定，而且，如果此人存在**自主神经反射异常（AD）**，刺激因素会使此人的血压突然升高，而动力倾斜装置很有用。在这种情况下，此人应该坐直，放低双腿以降低血压，在血压稳定后，再确定并去除自主神经反射异常的诱因。

（3）**靠背考虑**。除本书中的靠背选择外，还要考虑靠背厚度。四肢瘫患者常需要用肘关节"钩住"轮椅的把手，以完成重心转移，发挥上肢功能和转身。如果靠背太厚了，用肘关节钩的动作将会变得困难。对于高位脊髓损伤患者，靠背需要向上延伸到肩胛骨后方并支撑肩胛骨，在这种情况下，肩胛骨处应有相应的释放区域，以便

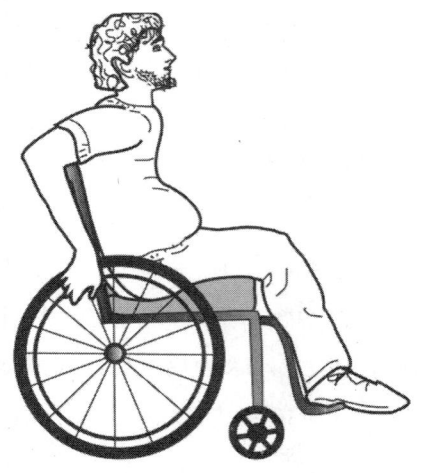

四肢瘫患者骨盆后倾、脊柱后凸

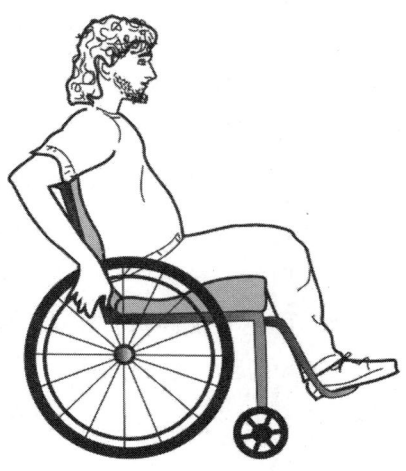

改变坐垫、骶骨支撑物、上部靠背、倾斜和后轮轴位置，来改善姿势

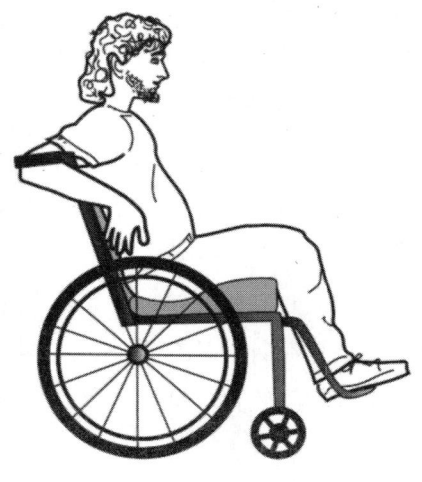

四肢瘫患者用肘勾住把手以保持稳定

于肩关节和手臂的活动。如果使用躯干侧方支撑物，它不能妨碍转移，要可以移开。

十三 脊柱裂

脊柱裂是一种先天性缺陷，是指脊椎的后弓没有在中线融合形成棘突，可有或没有脊髓和脊膜的膨出。一般来说，这种缺损在临近出生时就自然修复了。大约80%的病变发生于腰椎部位，但也可发生于其他不同的脊椎水平。大约25%的脊柱裂患儿还伴有**脑积水**，可能需要或不需要脑脊液**分流**。这类患儿的具体表现取决于脊髓受损的水平和程度，正如脊髓损伤一样。除了下肢挛缩外，脊柱畸形也很常见。10%~15%的患儿有先天性脊柱后凸。到青春期，大约1/3的患者会逐渐出现后天麻痹性脊柱后凸。脊柱后凸可见于几乎脊柱缺陷的各种水平。

座位问题

遵循本书前面介绍的关于脊髓损伤的评定及处理指导。除此之外，还应考虑：

- **移动性**。由于损伤平面不同，有些患儿能走，有些患儿需要轮椅，有些患儿能走但也需要轮椅。应该给患儿各种不同的移动装置。对于年龄小的患儿，考虑给她地面水平的移动装置，使她可以与同伴玩耍。
- **靠背**。除了支撑姿势外，还应在脊柱裂水平**驼背**、尖锐、脊柱后凸成角处提供释放区域。外科手术通常把外露的脊髓和神经根塞入脊膜内，并用肌肉和皮瓣覆盖创口。这些部位常有感觉减退或缺失、骨头不平整，而且覆盖的皮肤较薄，所以更易发生褥疮。
- **头部支撑**。如果患儿有脑积水且头很大，那么需要支撑她的头部。

随着脊柱裂患儿年龄的增长，将会面临与脊髓损伤类似的老化问题，也会伴随其他问题：

- 脑脊液分流障碍会引起慢性头痛、呕吐和神经问题。
- 疼痛增加。
- 由于缺少对骨骼刺激所致的骨质疏松症。
- 皮肤完整性，如皮肤改变、肥胖、肌肉问题可能使其皮肤更易受损。腿部受伤是脊柱裂患者最常见的问题之一。
- 水肿。
- 二便失禁。
- 肥胖。

图解特殊坐位与座位

随着脊柱裂患儿年龄的增长，要考虑她将来可能面临的问题，并选择适当的装置以增强她的功能和移动能力，例如姿势支撑物和减压垫。

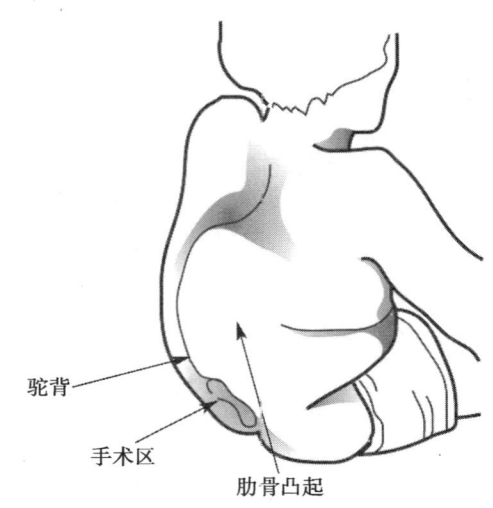

驼背
手术区
肋骨凸起

脊柱裂患儿和驼背畸形

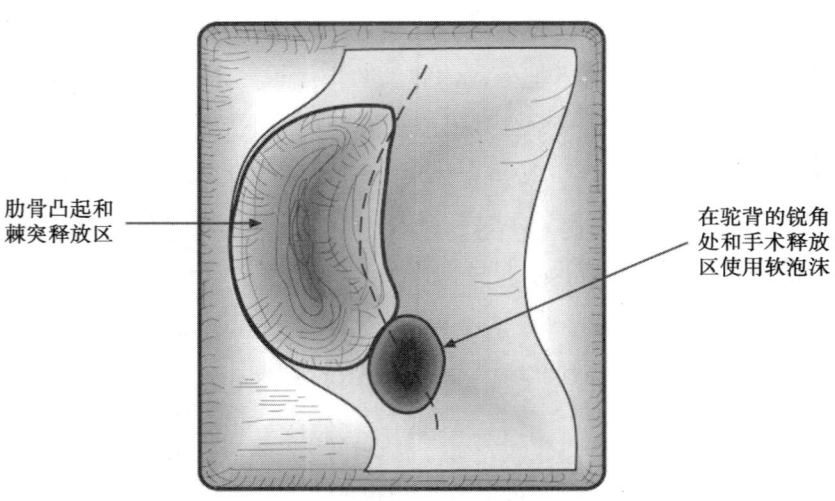

肋骨凸起和棘突释放区

在驼背的锐角处和手术释放区使用软泡沫

为上图患儿做背部支撑

参考文献

1. Strauss D, Ojdana K, Shavelle R, Rosenbloom L. Decline in function and life expectancy of older persons with cerebral palsy. *Neurorehabilitation*. 2004;19(1):69-78.
2. Murphey KP, Molnar GE, Lankasky K. Medical and functional status of adults with cerebral palsy. *Dev Med Child Neuro*. 1995; 37:1075-84.
3. Murphey K, Bliss M. Aging with cerebral palsy. In: Kemp B, Mosqueda L. *Aging with a Disability: What the Clinician Needs to Know*. Baltimore, MD: John Hopkins University Press; 2004.
4. Klingbeil H, Baer H, Wilson R. Aging with a disability. *Arch Phys Med Rehabil*. 2004;5 Suppl 3.
5. Ahmed M, Matsumura B, Cristian A. Age-related changes in muscles and joints. *Phys Med Rehabil Clin N Am*. 2005;16:19-39.
6. Zaffuto-Sforza C. Aging with cerebral palsy. *Phys Med Rehab Clin North Amer*. 2005;(16):235-49.
7. Rapp CE, Torres MM. The adult with cerebral palsy. *Arch Family Med*. 2009; (5):466-72.
8. Aging with a disability. Available at: http://www.jik.com/awdrtcawd.html. (Ranchos Los Amigos National Rehabilitation Center).
9. Presperin J. Aging with a developmental disability. *Proceedings from the 24th International Seating Symposium*. 2008:109-12.
10. Presperin J. Seating and mobility evaluation during rehabilitation. *Rehab Manag*. 1989 April-May.
11. Trefler E, Hobson D, Taylor SJ, Monahan L, Shaw CG. *Seating and Mobility for Persons with Physical Disabilities*. Tucson, AZ: Therapy Skill Builders; 1993.
12. Stewart AK. Seating and mobility for the child with traumatic brain injury. *Proceedings from the 9th International Seating Symposium*. 1993:103-9.
13. Monahan L, Trefler E. Seating persons with closed head injuries: Evaluation considerations. *Proceedings from the 5th International Seating Symposium*. 1989:90-85.
14. McKone B. Return to functional seated positioning and mobility. *Presentation at 11th Annual Heal Trauma Conference: Coma to Community*. Santa Clara Valley Medical Center, CA; 1988.
15. Presperin J. Positioning for the individual with a brain injury. *Proceedings from the 7th International Seating Symposium*. 1991:45-7.
16. Presperin-Pederson J. Personal communication. January 2009.
17. Donohoe M. Arthrogryposis multiplex congenita. In: Campbell S, VanderLinden D, Palisano R. *Physical Therapy for Children*. St. Louis, MO: Saunders/Elsevier; 2000:381-400.
18. Montpetit K, Mitchell V. Seating solutions for children with multiple congenital anomalies. *Proceedings from the 7th International Seating Symposium*. 1991:16-5.
19. Siekman A. Osteogenesis imperfecta and multiple congenital contractures (arthrogryposis): Seating and mobility issues. *Proceedings from the 4th International Seating Symposium*. 1988:9-15.
20. Bleakney D, Donohoe M. Osteogenesis imperfecta. In: Campbell S, VanderLinden, D, Palisano R. *Physical Therapy for Children*. St. Louis, MO: Saunders/Elsevier; 2000:381-400.
21. Axelson P, Zollars JA. Presentation on assistive technologies for the seating and mobility needs of persons with osteogenesis imperfecta. *Connect Tissue Res*. 1995;31(4):S45-7.
22. McKone B. Personal communication. December 2008.
23. Stuberg WA. Muscular dystrophy and spinal muscle atrophy. In: Campbell S, VanderLinden D, Palisano R. *Physical Therapy for Children*. St. Louis, MO: Saunders/Elsevier; 2000: 421-52.
24. Liu M, Mineo K, Hanayama K, Fujiwara T, Chino N. Practical problems and management of seating through the clinical stages of Duchenne's muscular dystrophy. *Arch Phys Med Rehabil*. 2003;84:818-24.
25. Carlson JM, Payette M. Seating and spine support for boys with Duchenne muscular dystrophy. *Proceedings from the 9th Annual RESNA Conference*. 1985:36-8.
26. Medhat M. Management of spinal deformity in muscular dystrophy. *Proceedings from the 3rd International Seating Symposium*. 1987:144-8.
27. Silverman M. Commercial options for positioning the client with muscular dystrophy. *Clin Prosthet Orthot*. 1986:10(4):159-79.

28. Gibson DA, Koreska J, Robertson D. The management of spinal deformity in Duchenne's muscular dystrophy. *Clin Orthop*. 1978;9:437-50.
29. Gibson DA, Wilkins KE. The management of spinal deformities in Duchenne's muscular dystrophy. *Clin Orthop*. 1975;108:41-51.
30. Lin F, Parthasarathy S, Taylor SJ, Pucci D, Hendrix R, Makhsous M. Effect of different sitting postures on lung capacity, expiratory flow, and lumbar lordosis. *Arch Phys Med Rehabil*. April 2006;87:504-9.
31. Presperin-Pedersen J, O'Connor A. Pain: Defining, categorizing, and determining its affect on seating. *Proceedings from the 21st International Seating Symposium*. 2005:101-2.
32. Presperin-Pedersen J., O'Connor A. Pain mechanisms and intervention regarding seating. *Proceedings from the 22nd International Seating Symposium*. 2006:118-120.
33. Noseworthy JH, Lucchineti C, Rodriguez M, Weinshenker BG. Multiple sclerosis. *N Engl J Med*. 2000;343(13):938-52.
34. Boninger ML, Cooper R, Minkel J. Review of medical, technology and psychosocial issues for persons with MS. *Proceedings from the 21st International Seating Symposium*. 2005:123-5.
35. Bhasin C. Multiple sclerosis: disease process and implications for seated/wheeled mobility. *Proceedings from the 9th International Seating Symposium*. 1993:69-74.
36. Minkel J. Multiple sclerosis: Understanding the beast within. *Proceedings from the 24th International Seating Symposium*. 2008:123-6.
37. Minkel J. Meeting the challenge: Trying to meet the needs of persons with MS. *Proceedings from the 24th International Seating Symposium*. 2008:186-9.
38. Bhasin C, Lewis D. Seating for multiple sclerosis: Strategies to accommodate disease progression. *Proceedings from the 9th International Seating Symposium*. 1993:97-100.
39. Ambrosio F, Boninger ML, Souza A, Fitzgerald SG, Koontz AM, Cooper RA. Wheelchair propulsion biomechanics in patients with multiple sclerosis. *Proceedings of the 24th Annual RESNA Conference*; 2002.
40. Fay BT, Boninger ML, Fitzgerald SG, Souza AL, Cooper RA, Koontz AM. Manual wheelchair pushrim dynamics in people with multiple sclerosis. *Arch Phys Med Rehabil*. 2004 Jun;85(6):935-42.
41. Savage F, Sweet-Michaels B. Multiple sclerosis-seating and mobility concerns for changing needs. *Proceedings from the 19th International Seating Symposium*. 2003: 79-81.
42. Shields M. Use of wheelchairs and other mobility support devices. *Health Rep*. 2004;15:37-41.
43. Engstrom B. *Seating for Independence: The Man and the Wheelchair–An Ergonomic Approach*. Waukesha, WI: ETAC USA; 1990.
44. Shaw G, Monahan L, Taylor S, Wyatt D. Peak sitting pressure for institutionalized elderly wheelchair users. *Proceedings from the 7th International Seating Symposium*. 1991:151-6.
45. Brienza D, Trefler E, Geyer MJ, Karg P, Kelsey S. A randomized control trial to evaluate pressure-reducing seat cushions for older person wheelchair users. *Adv Skin Wound Care Healing*. 2001;14(3):120-9.
46. Cooper D. Pelvic stabilitzation for the elderly. *Proceedings from the 3rd International Seating Symposium*. 1987:219-25.
47. Shaw G. Wheelchair seat comfort for the institutionalized elderly. *Assist Technol*. 1991;3(1):11-23.
48. Fernie G, Holder J, Lunan K. Chair design for the elderly. *Proceedings from the 3rd International Seating Symposium*. 1987:212-8.
49. Presperin-Pedersen J. Functional impact of seating modifications for older adults: An occupational therapist perspective. *Top Geriatr Rehabil*. 2000;16(2):73-85.
50. Conine TA, Hershler C, Daechsel CP, Pearson A. Pressure ulcer prophylaxis in older patients using polyurethane foam or Jay wheelchair cushions. *Int J Rehabil Res*. 1994 (5):92-105.
51. Shaw G. Seat cushion comparison for nursing home wheelchair users. *Assist Technol*. 1993;5(2):92-105.
52. Chaves ES, Cooper RA, Collins DM, Karmaker A, Cooper R. Review of the use of physical restraints and lap belts with wheelchair users. *Assist Technol*. 2007 Summer;19(2):94-107.
53. Calder CJ, Kirb RL. Fatal wheelchair-related accidents in the United States. *Am J Phys Med Rehabil*. 1990;69(4):184-90.
54. Weick MD. Physical restraints: An FDA update. *Am J Nursing*. 1992 (14):74-80.
55. Miles SH, Irvine P. Deaths caused by physical restraints. *Gerontologist*. 1992 (32):762-6.
56. Corfman TA, Cooper RA, Fitzgerald SG, Cooper R. Tips and falls during electric-powered driving: Effects of seat-belt use, leg rests, and driving speed. *Arch Phys Med Rehabil*. 2003;85(12):1797-802.

57. Kirby RL, Ackroyd-Stolarz, SA, Brown MG, Kirkland SA, Macleod DA. Wheelchair-related accidents caused by tips and falls among non institutionalized users of manually propelled wheelchairs in Nova Scotia. *Am J Phys Med Rehabil*. 1994;73:319-30.
58. Sosner J, Avital F, Begeman P, Sheu R, Kahan B. Forces, moments and accelerations acting on an unrestrained dummy during simulations of three wheelchair accidents. *Am J Phys Med Rehabil*. 1997;76(4): 304-10.
59. Engstrom B. *Ergonomics Wheelchairs and Positioning*. Hasselby, Sweden: Bromma Tryck AB; 1993.
60. Charifue S, Lammertse D. Spinal cord injury and aging. In Lin V, et al. *Spinal Cord Medicine: Principles and Practice*. New York: Demos Publications; 2003.
61. Krause JS, Coker JL. Aging after spinal cord injury: A 30-year longitudinal study. *J Spinal Cord Med*. 2006;29(4):371-6.
62. McGlinchey-Berroth R, Morrow L, Ahlquist M, Sarkarati M, Minaker KL. Late-life spinal cord injury and aging with long term injury: Characteristics of two emerging populations. *J Spinal Cord Med*. 1995 Oct;18(4):255.
63. Aging with a disability. Available at: http://www.jik.com/awdrtcawd.html. (Ranchos Los Amigos National Rehabilitation Center).
64. Richardson RR, Meyer PR. Prevalence and incidence of pressure sores in acute spinal injuries. *Paraplegia*. 1981;19:235-47.
65. Salzberg CA, Byrne DW, Cayten CG, et al. A new pressure ulcer risk assessment scale for individuals with spinal cord injury. *Am J Phys Med Rehabil*. 1996;75:96-104.
66. Young JA, Burns PE, Bowen AM, et al. *Spinal Cord Injury Statistics: Experience of the Regional Spinal Cord Injury Systems*. Phoenix, AZ: Good Samaritan Medical Center; 1982.
67. Yarkony G. Aging skin, pressure ulcerations, and SCI. In *Aging with Spinal Cord Injury*. New York: Demos Publications; 1992:39.
68. Gutierrez EM, Alm M, Hultling C, Saraste H. Measuring seating pressure, area, and asymmetry in persons with spinal cord injury. *Eur Spine*. 2004 Jul;13(4):374-9.
69. Hobson DA, Tooms RE. Seated lumbar/pelvic alignment: A comparison between spinal cord injured and non-injured groups. *Spine*. 1992;17:293-8.
70. Sprigle S, Schuch JZ. Using seat contour measurements during seating evaluations of individuals with SCI. *Assist Technol*. 1993;5(1):24-35.
71. Zollars J, Axelson P. The back support shaping system: An alternative for persons using wheelchairs with sling seat upholstery. *Proceedings of the 16th Annual RESNA Conference*; 1993:274-6.
72. Zollars J, Chesney D, Axelson P. The design of a back support shaping system: Clinical methodologies for measuring changes in sitting posture and function. *Proceedings from the 10th International Seating Symposium*. 1994:97-108.
73. May L, Butt S, Kolbinson K, Minor L. Back support options: Functional outcomes in SCI. *Proceedings from the 17th International Seating Symposium*. 2001:175-6.
74. Hobson D. Comparative effects of posture on pressure and shear at the body-seat interface. *J Rehabil Res Dev*. 1992 Fall;29(4):21-31.
75. Michael SM, Porter D, Pountney TE. Tilted seat position for non-ambulant individuals with neurological and neuromuscular impairment: A systematic review. *Clin Rehabil*. 2007 Dec; 21(12):1063-74.
76. Maurer CL, Sprigle S. Effect of seat inclination on seated pressures of individuals with spinal cord injury. *Phys Ther*. 2004 Mar;84(3):255-61.
77. Cole E, Bjornson A. Enhancing upper extremity repetitive strain injuries through wheelchair set-up. *Proceedings from the 19th International Seating Symposium*. 2003:113-7.
78. LaFrance A, Wilson D, Sawatzky B. Functional adaptation of bone and cartilage at the glenohumeral joint in manual wheelchair users. *Proceedings from the 22nd International Seating Symposium*. 2006:80-3.
79. Boninger ML, Dicianno BE, Cooper RA, Towers JD, Doontz AM, Souza AL. Shoulder magnetic resonance imaging abnormalities, wheelchair propulsion, and gender. *Arch Phys Med Rehabil*. 2003 Nov;84(11):1615-20.
80. Aim M, Saraste H, Norrbrink D. Shoulder pain in persons with thoracic spinal cord injury: Prevalence and characteristics. *J Rehabil Med*. 2008 Apr;40(4):277-83.
81. Nichols P, Norman P, Ennis J. Wheelchair users shoulder? *Scandinavian J Rehab Med*. 1979(11):29-32.

82. Pentland W. Upper limb function in persons with long-term spinal cord injury. *Proceedings from the 9th International Seating Symposium*. 1993:209-21.
83. Dubowsky SR, Sisto SA, Langrana NA. Comparison of kinematics, kinetics, and EMG throughout wheelchair propulsion in able-bodied and persons with paraplegia: An integrative approach. *J Biomech Eng*. 2009 Feb;131(2):021015.
84. Mercer JL, Boninger M, Koontz A, Ren D, Dyson-Hudson T, Cooper R. Shoulder joint kinetic and pathology in manual wheelchair users. *Clin Biomech* (Bristol, Avon). 2006 Oct;21(8):781-9.
85. Collinger JL, Boninger ML, Koontz AM, Price R, Sisto SA, Tolerico ML, Cooper RA. Shoulder biomechanics during the push phase of wheelchair propulsion: A multisite study of person with paraplegia. *Arch Phys Med Rehabil*. 2008 Apr;89(4):667-76.
86. Boninger ML, Baldwin M, Cooper RA, Koontz, A, Chan L. Manual wheelchair pushrim biomechanics and axle position. *Arch Phys Med Rehabil*. 2000 May;81(5):608-13.
87. Wei SH, Huang S, Jiang CJ, Chiu JC. Wrist kinematic characterization of wheelchair propulsion in various seating positions: Implications for wrist pain. *Clin Biomech* (Bristo, Avon). 2003 Jul;18(6):546-52.
88. Richter WM, Rodgriguez R, Woods KR, Axelson PW. Biomechanical consequences of a cross-slope on wheelchair propulsion. *Arch Phys Med Rehabil*. 2007 88(1):76-80.
89. Cooper R, Boninger M, Cooper R, Koontz A, Eisler H. Considerations for the selection and fitting of manual wheelchairs for optimal mobility. *Proceedings from the 21st International Seating Symposium*. 2005:59-60.
90. Boninger ML, Cooper RA, Baldwin MA, Shimada SD, Koontz A. Wheelchair pushrim kinetics: Body weight and median nerve function. *Arch Phys Med Rehabil*. 1999;80:910-5.
91. Boninger ML, Impink BG, Cooper RA, Koontz AM. Relation between median and ulnar nerve function and wrist kinematics during wheelchair propulsion. *Arch Phys Med Rehabil*. 2004 Jul;85(7):1141-5.
92. Boninger ML, Koontz AM, Sisto SA, Dyson-Hudson TA, Chang M, Price R, Cooper RA. Pushrim biomechanics and injury prevention in spinal cord injury: Recommendations based on CULP-SCI investigations. *J Rehabil Res Dev*. 2005 May-June;42(3 Suppl 1):9-19.
93. Richter WM, Axelson PW. Low-impact wheelchair propulsion: Achievable and acceptable. *J Rehabil Res Dev*. 2005 May-Jun;42(3 Suppl 1):21-33.
94. Robertson RN, Boninger ML, Cooper RA, Shimada SD. Pushrim forces and joint kinetics during wheelchair propulsion. *Arch Phys Med Rehabil*. 1996 Sep;77(9):856-64.
95. Sonenblum SE, Sprigle S, Harris F, Maurer C. Understanding wheelchair use patterns: Tilt-in-space. *Proceedings from the 24th International Seating Symposium*. 2008:179-80.
96. Padgitt J. Independence and dependence: Making seating and mobility choices for the person with C5-6 spinal cord injury. *Proceedings from the 22nd International Seating Symposium*. 2006:48-9.
97. Jones CK. The use of molded techniques for fitting C5-6 spinal cord injured five or more years post injury. *Proceedings from the 3rd International Seating Symposium*. 1987:189-92.
98. Volpe JJ, ed. *Neurology of the Newborn, 4th ed*. Philadelphia, PA: WB Saunders; 2001.
99. Mintz L, Sarwark J, Dias L, Schafer M. The natural history of congenital kyphosis in myelomeningocoele. *Spine*. 1991;16(Suppl 5):348-50.
100. Brown JP. Orthopedic care of children with spina bifida: You've come a long way baby! *Ortho Nurs*. 2001;21:51-58.
101. O'Neill H. Clinical management of seating and mobility needs of children with myelodysplasia. *Proceedings from the 3rd International Seating Symposium*. 1987:197-201.
102. Okamoto GA, Lamers JV, Shurtleff DB. Skin breakdown in patients with myelomeningocele. *Arch Phys Med Rehabil*. 1983:64;20-3.
103. Presperin J. Aging with a developmental disability. *Proceedings from the 24th International Seating Symposium*. 2008:109-12.
104. Klingbeil H, Baer H, Wilson R. Aging with a disability. *Arch Phys Med Rehabil*. 2004 Jul;85 (7 Suppl 3):S68-73.

第6部分

故事分享

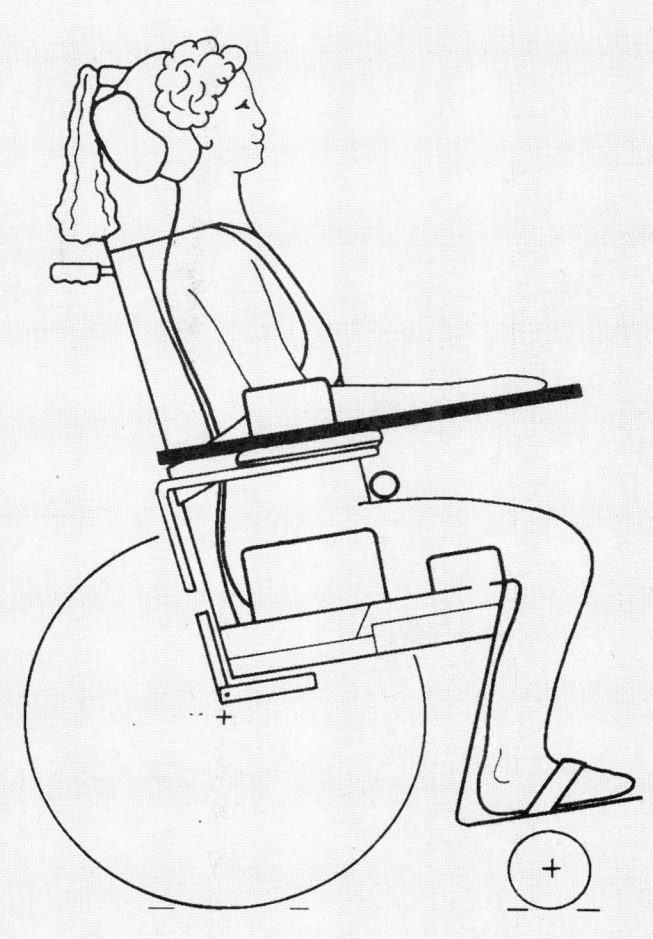

第18章 故事

下面我们将通过玛蒂达（Matita）、大卫（David）、金永昊（Kyo）、托马斯（Thomas）、纳迪亚（Nadia）以及理查德（Richard）的故事来讲述座位的评定过程、目标的制定，以及选择座位系统某个部件的方法和理由。因为这些只是故事而不是案例分析，所以省略了很多细节。

一 玛蒂达的故事

玛蒂达是个 11 岁的姑娘，患有脑瘫，和家里人一起居住在遥远的山村。因为不能独立保持坐位和移动，玛蒂达从出生就被背着或抱着活动，最近玛蒂达的妈妈因为经常背着玛蒂达而损伤了背部。妈妈说玛蒂达虽然不能说话，却能理解别人在说什么。玛蒂达需要在家人的帮助下完成穿衣、洗漱、饮食等日常活动。为了给她喂食，玛蒂达的妈妈需使她身体屈曲并托住她的头部，以使她的身体不会过度后仰。家里人很少离开山村，出行要搭乘邻居的车或者公共汽车。玛蒂达的家庭比较贫困，没有钱来买座位系统。玛蒂达的妈妈把她带到了项目组，因为她们需要一个带轮子的椅子（座位系统），这样：

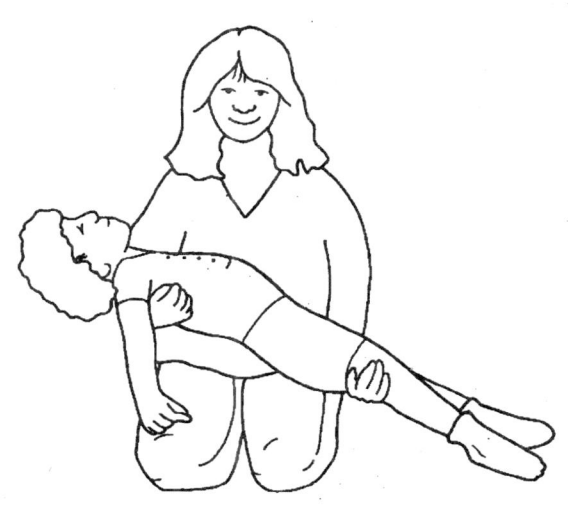

图解特殊坐位与座位

- 妈妈可以推动玛蒂达在家里和村子里行走。
- 玛蒂达可以完全独立而舒适地坐着。
- 玛蒂达可以坐在座位系统/轮椅中让家人喂饭。
- 玛蒂达可以使用双手或玩玩具。

1. 身体评定

项目组评定了玛蒂达的姿势、运动和功能，记录如下：

（1）**在椅子上的坐姿**

玛蒂达不能独立保持坐位。她的骨盆前移、躯干后弯，致使头部紧靠在靠背上。她的髋关节和腿僵硬伸直，旋转并向中线移动，踝关节跖屈内翻。她的肩胛带向后拉并向后旋转，双臂僵硬、弯曲或者伸直状。

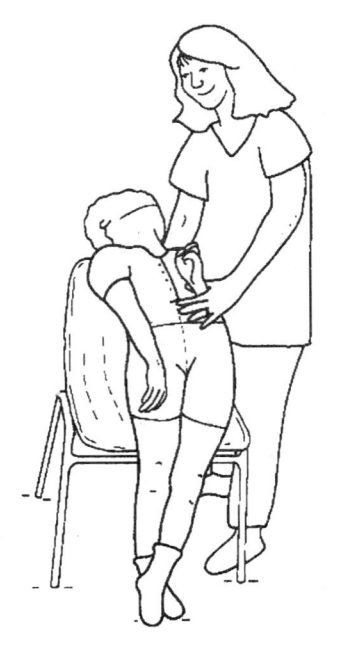

（2）**仰卧位下关节活动度和肌肉灵活性**

玛蒂达的骨盆和脊柱都很灵活，因此它们可以呈中立位姿势，玛蒂达的双髋都可以屈曲到90°。她的双髋/双腿可以移动、向外旋转到中立位，只是当向侧方移动时是僵硬的。像肩胛带和上臂一样，她的膝关节和踝关节都可以自如地放到中立位姿势。

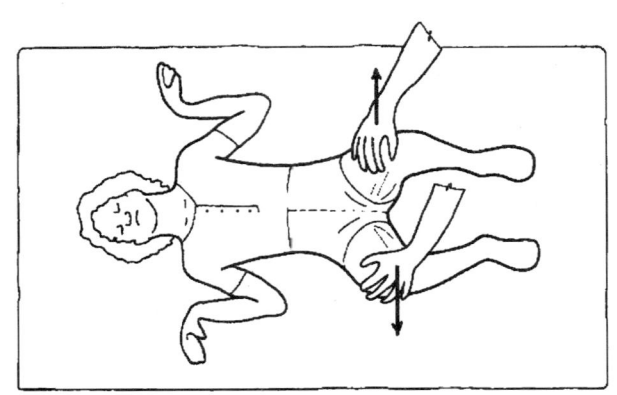

当向侧方移动时，玛蒂达的双腿是僵硬的

（3）**坐位评定：活动性和姿势支撑**

尽管玛蒂达的身体容易僵硬，且骨盆前移，但她的**骨盆和躯干**可以活动到中立位姿势。为了达到这个姿势，需要在骨盆的前后给予支撑。如果玛蒂达的**上背部和肩胛带**向前弯曲，使她的头在骨盆的正上方，就可以抑制她的躯干弯曲或伸展。在**胸骨**下方施加少量的压力会减轻躯干的弯曲程度和僵硬度。同样，在这个姿势下，需要在她的头后给予少量的支撑，以防头部后仰。使她的**髋关节、膝关节、踝关节**保持90°，双腿分开，可以抑制僵硬和向前滑出座位。当玛蒂达坐在轮椅上向后倾斜时，她易于躯干后弯、恐惧和哭闹；当椅子直立时，玛蒂达的身体就会放松。

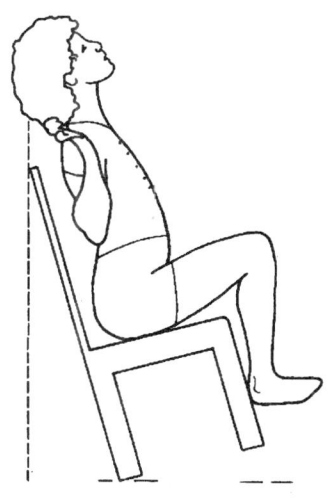

抗重力牵伸

2. 玛蒂达的座位/移动系统目标

玛蒂达的妈妈和项目组决定在座位/移动系统中必须要达到如下的目标：

- 它应该是一个运载工具，这样别人可以用它来推着玛蒂达在家附近活动，并且可以在村中不平整的道路上行进。
- 就像在座位评定中提到的那样，它必须支撑好玛蒂达的身体，使她可以舒适和独立地坐着。
- 它必须能够支撑玛蒂达的身体，让妈妈可以喂她食物，让她能够用手玩玩具。

项目组决定制作一个**带轮子的座位系统**。他们决定在后部安装大的轮胎，在前部安装小的脚轮。脚轮不能太小，因为在户外活动时，它可能会陷入路面的凹槽中。项目组准备用木头来制作座位/移动系统，因为它既便宜又易于获得。座位系统将不能从移动系统中拿掉，因为玛蒂达如果离开山村还是要被抱着的。如果需要运送座位/移动系统，那么可以搭乘邻居的卡车。椅子的各个部分都会装上垫子，因此，玛蒂达使用时会很舒服。

3. 座位系统

现在让我们看看项目组为玛蒂达选择的座位系统：

（1）改变了**下部靠背的形状**，使它向内成角来控制骨盆的顶部。

（2）用一个**抗强伸座位**从下面控制骨盆，来阻止骨盆前移。

（3）把**坐垫－下部靠背**的角度设为90°，因为她的髋关节屈曲呈90°，而且90°是缓解痉挛的最理想的角度。如果坐垫－下部靠背的角度大于90°，玛蒂达的身体易僵硬，并从座位中向前滑出。如果少于90°，她的头部就不能在骨盆上方保持平衡了。

（4）用一个**四点姿势带**支撑骨盆，像在用手模拟中发现的那样，向后向下牵拉骨盆。

（5）**上部靠背适应她脊柱的自然弯曲**。靠背的上部缓和成型，并且推动肩胛骨前移，防止上背部过度弯曲。

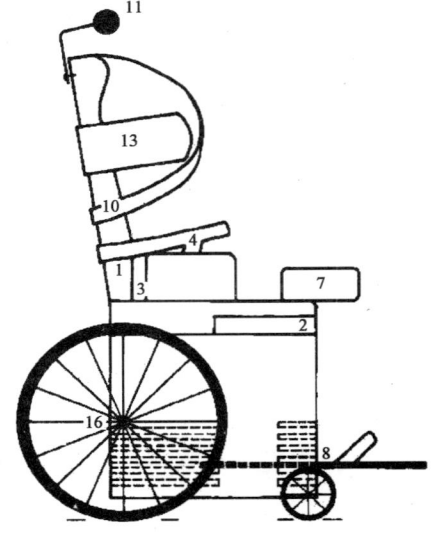

（6）**上部靠背相对于下部靠背微微后倾**，这样头部可以在骨盆上方保持平衡。

（7）**在两膝之间放一个楔形垫**，防止双髋过度内旋。

（8）小腿与座位表面之间的角度和足踏板与小腿之间的角度都设为90°，有助于减轻双腿的过度僵硬、伸展。

（9）**踝带与足踏板夹角为45°**，可防止下肢的伸展。

（10）H形带**从前面支撑胸部**，可防止玛蒂达向前摔倒。

（11）在颅骨的后下方用**颈部卷**给以支撑，可防止头部后仰。

在给玛蒂达做了这些支撑后，玛蒂达的骨盆和双腿更加稳定了，项目组的成员发现她的躯干开始向右侧弯曲，需要进一步支撑她的骨盆和躯干才能防止这一弯曲，于是增加了如下的支撑措施：

（12）**骨盆侧方支撑物（块）**，向上延伸到骨盆顶部，防止骨盆侧向移动。

（13）**躯干侧向（方）支撑物**，放置时使右侧的支撑物高于左侧的，以阻止她的躯干向右侧弯曲。

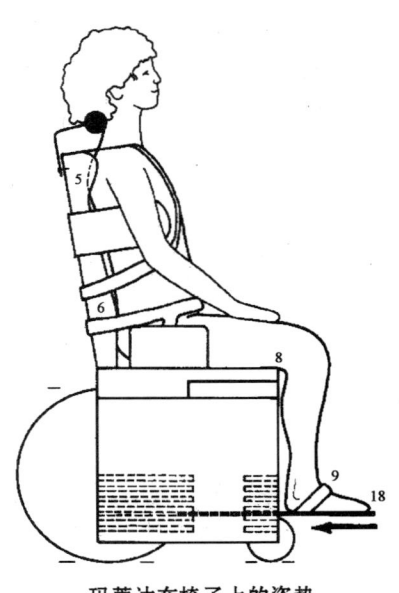

玛蒂达在椅子上的姿势

4. 座位系统与移动基架的关系

（14）**膝上小桌**可以支撑她的手臂，使她可以在上面吃饭、玩耍。

（15）座位/移动系统的**宽度**不能超过 26 英寸（66 厘米），以便于它穿过过道。

（16）为了稳定，**后轮轴**需要足够靠后，但也不能太靠后，使轮椅可以向后倾斜以越过坑洼的地方。

（17）为了适应玛蒂达的成长，**上臂支撑物**的高度必须是能调节的。

（18）为了转运，**足踏板要像抽屉一样可以滑进滑出**。为了适应玛蒂达的生长发育，足踏板的高度应是可调节的。

（19）坐垫的外面应包上**易于清洗的外套**。

5. 最后检查

座位系统制作完成后，项目组会确保产品是否已经达到了最初的目标。事实上，他们发现玛蒂达非常舒适，并且非常喜欢独立坐在新的座位上。她的妈妈可以在旁边喂她食物，而玛蒂达甚至开始用手去玩玩具。项目组告诉玛蒂达和她的妈妈 6 个月后要回来给座位/移动系统复查，并做必要的调试。

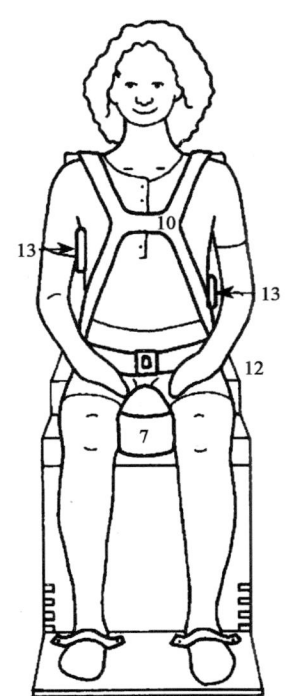

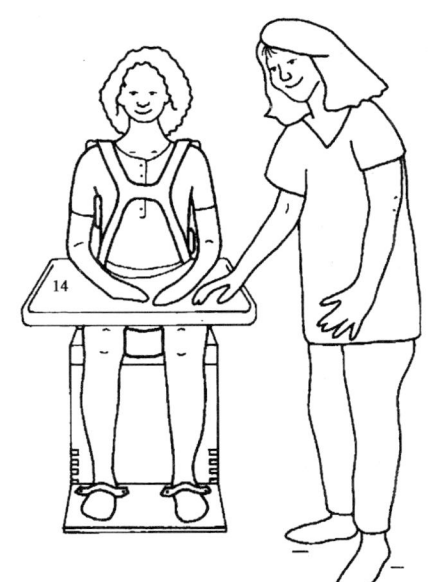

二、大卫的故事

大卫是一位 32 岁的男性，他的胸 6 水平脊髓损伤已经 10 年了。他的双腿、腹部和背部瘫痪，损伤平面以下感觉完全丧失。大卫是一位工程师，每天都要工作很长时间。他来到项目组是因为他遭受着颈部、前背部和肩部的疼痛。现在他和妻子以及两个孩子居住在距大城市不远的家中，他驾驶完全用手操作的小汽车。两年前，他的臀部出现了褥疮，现在已经痊愈了。大卫使用自己制作、修理的轮椅，上面垫有 2.5 英寸（6.4 厘米）厚的塑料泡沫垫。经过医生认可，这是一项必需的医疗项目，医疗保险将支付大卫座位系统的费用。

图解特殊坐位与座位

大卫希望座位系统：
- 可以更好地支撑他的姿势，这样他的颈部、前背部、肩部就不会像以前那样疼痛，尤其是在桌前工作的时候。
- 防止褥疮再次出现。
- 可以正好放到轮椅里，他不想改变座位的高度或轮椅框架的任何部位。

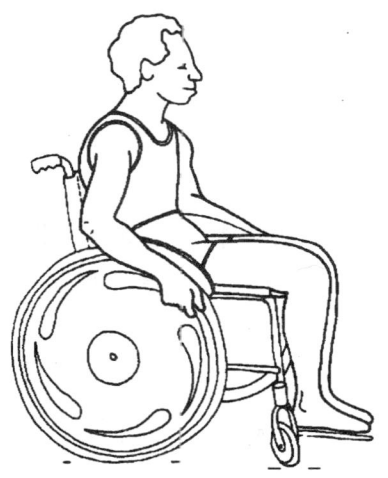

项目组评定了大卫的姿势、运动和功能，记录如下：

1. 身体评定

（1）在轮椅里的姿势

大卫的骨盆向后滚动（后倾）、躯干向前弯曲（脊柱后凸）、双髋双腿内旋并交在

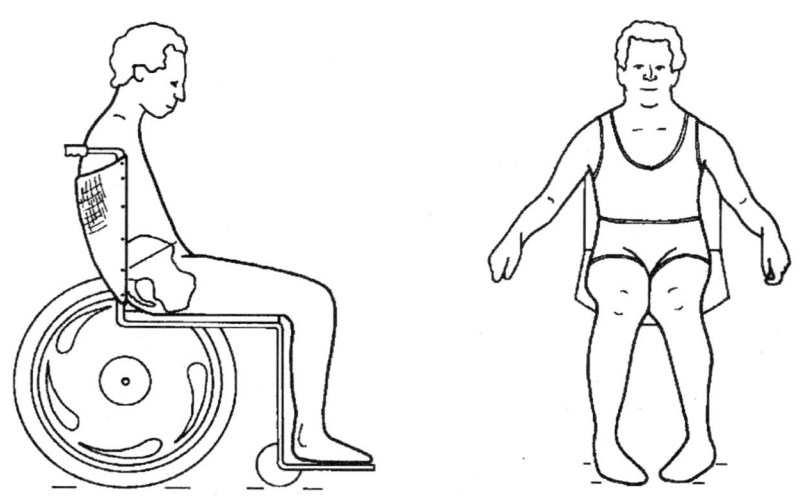

大卫坐在现有轮椅里的姿势

一起,双膝双踝屈曲 90°,使他的双脚平放到足踏板上。

他的头部控制功能尚好,但是躯干前屈。为了看到前方的事物,他要过度伸展颈部。肩胛带向前牵拉,但双臂很强壮。

(2)座位上的功能性能力

大卫能够独立完成床、马桶、浴台、车座之间的移乘,移乘表面的高度范围是 19～20 英寸(48.3～50.8 厘米)。他侧向移乘到小汽车中,然后拿掉坐垫,再折叠起轮椅,放到司机座位的后面。课桌、餐桌以及家中和工作环境中柜台的高度范围是 24～30 英寸(61～76.2 厘米)。轮椅的后轮轴与他的肩关节在同一条垂线上。

(3)仰卧位时关节与肌肉的灵活性

在腰部水平,大卫的骨盆固定于向后滚动的姿势(骨盆后倾),他的背部前弯(脊柱后凸)且是固定的。大卫的髋关节屈曲不能达到 90°,只能到 70°。他的髋关节内旋、外旋活动度良好,双膝与双踝也是灵活的。

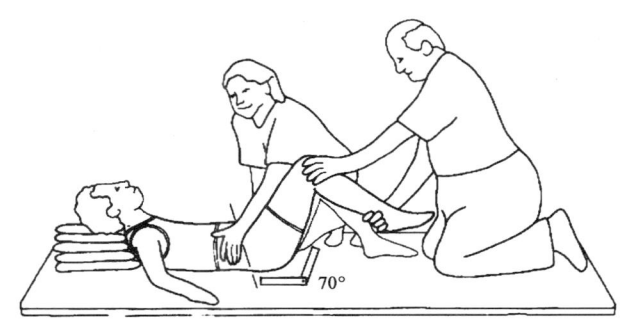

髋关节屈曲到 70°

(4)坐位评定:活动度和姿势支撑

当大卫独立坐到小矮桌上,特别是当他要向一侧或其他方向倾斜时,他需要用手扶住桌面(平衡能力尚可)。

由于髋关节屈曲不足,大卫会快速地滑到矮桌的前缘,使膝关节低于大腿的顶部,这样可以适应髋关节的屈曲受限。大卫的骨盆易于向后滚动且是固定的,然而在骨盆(不是骶骨)和腰部(腰椎旁边)的后方给予少量的支撑,可防止骨盆过度向后滚动。他的躯干前弯且是固定的,支撑胸壁下部,可使头部在骨盆上方保持平衡,减轻颈部和上背部的疼痛。尽管他的髋关节是内收内旋的,但当移动和外旋时,它们仍然可以回到中立位。在两膝之间给予少量的支撑,可防止双腿内收。

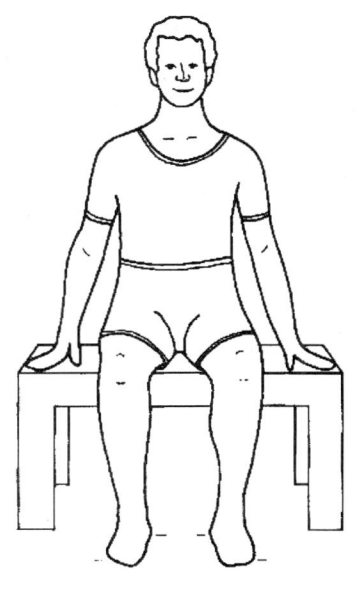

平衡能力尚可

（5）压力

用"晃动试验"和压力图来测量压力。晃动试验测得坐骨结节、尾骨下面压力较高（C），大转子下面压力中等（B），大腿下面压力较低（A）。压力图与"晃动试验"测得的结果一致。

2. 大卫的座位系统目标

大卫和项目组认为他的座位系统应达到下列目标：

- 帮助预防褥疮。
- 支撑大卫的身体，适应他关节受限的特点。特别是要从后面支撑骨盆和腰部，使头部在骨盆上方保持平衡。
- 不限制大卫的活动功能（驱动轮椅、日常生活和工作活动）。
- 舒适！

3. 座位系统

大卫帮助项目组完成了座位系统的制作：

（1）大卫的座位系统最重要的目标是要防止褥疮，所以制作了一个**波状垫**。坚固的波状基架将为骨盆提供稳定性，它是用硬泡沫做成的，修剪之后可释放坐骨结节、骶骨和尾骨下方过大的压力。硬泡沫上方覆盖一层软泡沫，再用可吸湿的材料为坐垫做一个松散的、易拆除的外套。

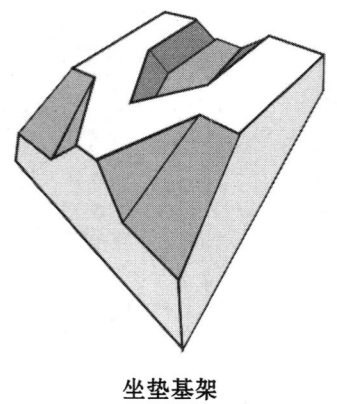

坐垫基架

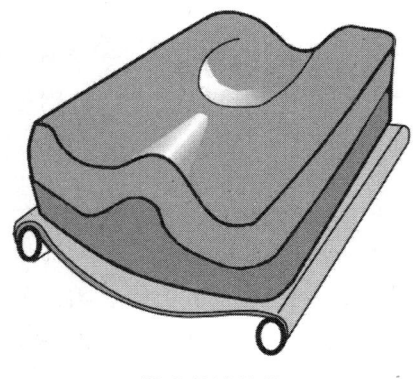

做成的波状垫

（2）由于他的髋关节屈曲只达 70°，需要把**坐垫－下部靠背角度加大到110°**。其过伸展的吊索靠背已基本上使坐垫－下部靠背角度呈110°了。

第18章 故事

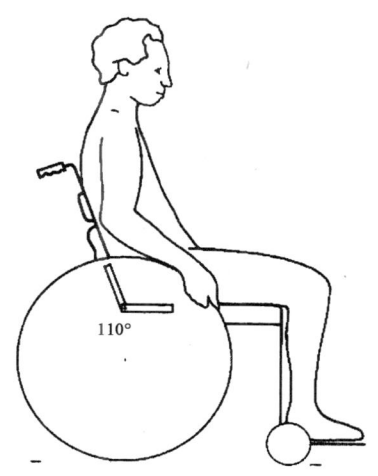

坐垫–下部靠背的角度为110°

（3）由于他的骨盆和躯干是固定的，项目组并不想使他的骨盆直立，或者伸展他的脊柱。大卫不想使用硬靠背，但吊索靠背不能提供足够的支撑，因此，要**用绑带来加固吊索靠背**，在绑带前面，加了两个硬性支撑物，来提供更多姿势支撑：**一个支撑物按照骨盆的形状来成型**，以释放骶骨后方的压力；另一个**支撑物按照胸腔下部的形状来成型，以"支托"或"包绕"胸腔**。用这些部件来支撑他的背部，防止它向前弯曲。大卫希望他骨盆和背部的灵活性逐渐改善，并逐步收紧绑带，使他可以坐得更直。靠背必须低于肩胛骨下角，以防影响上臂和肩胛带的活动。

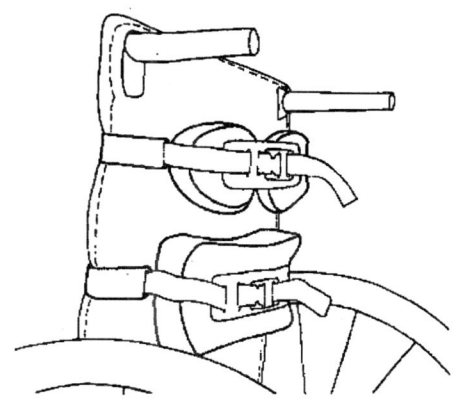

绑带前面的硬性支撑物

（4）为了双腿轻度外展，大卫决定在两膝之间放一个**坡度缓和的块状支撑物**。他的膝关节和踝关节可支撑在90°。

图解特殊坐位与座位

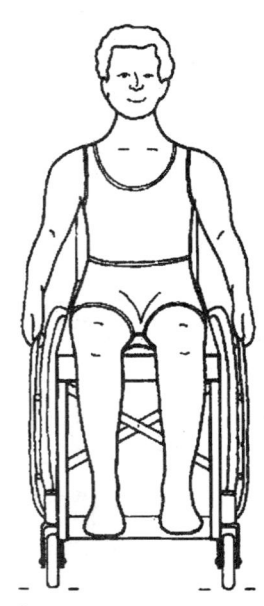

两膝之间坡度缓和的块状支撑物

4. 座位系统与移动基架的关系

（1）**座位的高度**。坐垫的高度要和以前用的坐垫同高，为2.5英寸（6.4厘米），这样可以保证大卫的移乘以及坐到书桌旁、餐桌旁的能力不变。

（2）**可拆除性**。坐垫必须易于拆除，以便放进汽车里。坐垫在轮椅里不能滑动，因此需要在坐垫下方涂上橡胶材料，以增加摩擦力。

5. 最后检查

座位系统制作完成后，大卫和项目组会确保产品是否已经达到了最初的目标。项目组让大卫认真监测骶骨和臀部皮肤的状况，来确定座位系统是否确实有助于缓解这些部位的压力。如果有任何压力或座位问题，大卫立刻回到项目组来寻求帮助，如果没有问题，建议大卫6个月后再回来做检查。

三 金永吴的故事

金永吴是位4岁的男孩，患有迟缓型脑瘫，他的身体虚弱而松弛。因为他不能独坐，从出生起，妈妈就一直抱着他。妈妈把金永吴从村子里带到附近城市的康复项目组，告诉他们金永吴需要一个轮椅，以便于：

- 她可以推着金永吴在家里和村子里活动，并且希望他将来能够自己驱动轮椅。

第18章　故事

- 金永吴坐在轮椅里时，她便于喂他吃饭。
- 现在金永吴坐在椅子上时，身体总是向前弯曲，使他呼吸困难，所以，她希望金永吴能够坐得更直。
- 金永吴可以坐起来，在桌面上玩玩具。

他的家人已经攒够了钱来买一套座位系统。项目组还送给金永吴一个小轮椅，那是别的孩子用过的，因为长大了，不能用了。尽管金永吴一直被人抱着，但项目组发现：在帮助下，他可以站立。由于他使用双上肢来进行功能性活动，那么也可以用它们来驱动轮椅，只是他从未驱动过轮椅。

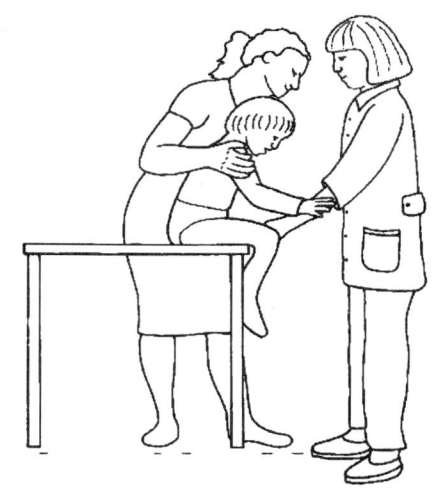

项目组评定了金永吴的姿势、运动和功能，记录如下：

1. 身体评定

（1）坐在椅子上的姿势

金永吴没有座位系统，所以让他坐在普通椅子上进行评定。金永吴的骨盆向后滚动（骨盆后倾），躯干前弯，双下肢外展外旋。他的头部前屈并偏向右侧，双上肢轻度前屈内旋。

（2）仰卧位下关节和肌肉的灵活性

他的骨盆和躯干是灵活的，可以达到中立位。他的双髋可以屈曲90°，可以向中线内收、内旋。他的膝关节、踝关节、肩胛带和上肢的灵活性也较好。

（3）坐位的评定：灵活性和姿势支撑

如果金永吴用双手扶住椅子的边缘，他可以自己独坐（平衡尚可）。虽然金永吴的骨盆常常后倾，但是他的关节是灵活的，所以他的骨盆和躯干可以达到

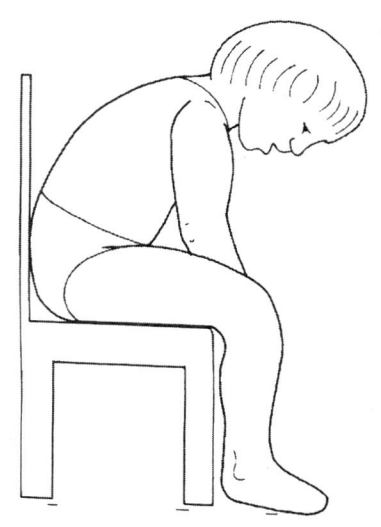

金永吴坐在椅子上的姿势

中立位姿势。为了使他保持这个姿势，需要在他的骨盆后髂后上棘下面给以支撑。在这个指导下，他可以自己向前、向后活动躯干和骨盆。需要从后面支撑背部使之保持中立位姿势。当他疲惫时，会向前倾倒，需要从前面支撑他的躯干，使他保持端坐位。金永吴的双髋活动性都较好，在骨盆和膝关节外侧给以支撑，可以防止双髋过度外展、外旋，并防止骨盆向一侧倾斜。金永吴喜欢移动他的双腿，当他把双脚放到双

图解特殊坐位与座位

膝下面时,他可以向下蹬双脚来伸展他的躯干。当向后倾斜椅子时,他会向前屈曲躯干以对抗重力。

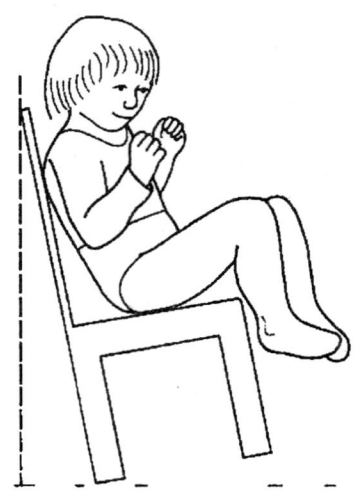

向前屈曲躯干以对抗重力

(4) 将座位做成楔形

如果把金永昊的座位做成楔形,他的大腿向下倾斜,他的背部伸直。妈妈发现这个姿势可以使他更好地画画。在膝关节前面给以适当的压力,可以防止他向下滑。

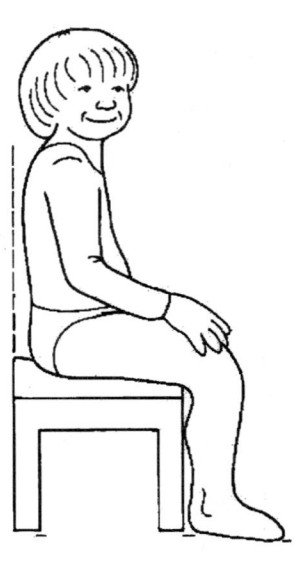

将座位做成楔形

2. 金永昊的座位系统目标

项目组决定金永昊的座位装置需要达到如下目标：

- 可以在家里和村子里推动，并希望金永昊将来可以自己驱动轮椅。
- 它应该支撑金永昊的身体，特别是要防止躯干前弯，这样他能更好地呼吸。更具体地说，要支撑骨盆和背部的后面使之保持中立位，支撑骨盆和双膝以免侧移，同时必须使他的双腿能够自由活动。
- 在他坐在椅子上的时候，必须支撑他的身体，使他可以使用双手、玩玩具、进食。
- 它必须舒适！

项目组决定做一个可以放到小轮椅里的座位系统。家里人出行都是乘坐公共汽车，因此，座位系统要可以从轮椅中移除，轮椅应该可以折叠。由于胶合板便宜可得，所以用胶合板来做座位系统。轮椅后面用的是大轮子，前轮直径为6英寸（15.2厘米）。座位系统的各个部分都垫上了垫子，所以金永昊使用时会感到很舒服。

现在，让我们看看项目组为金永昊选择了哪些座位支撑物。

3. 座位系统

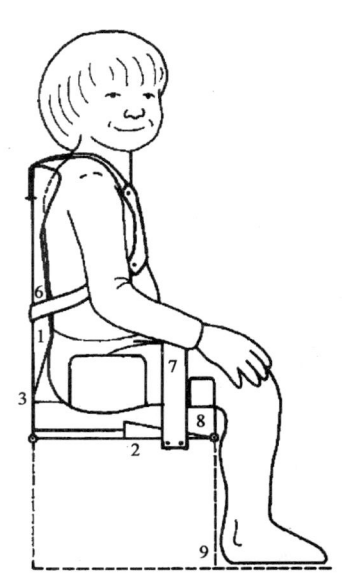

（1）因为他的骨盆相对于脊柱是灵活的，而且在骨盆后髂后上棘的下面给予适当的支撑，可以引导他的骨盆达到中立位，所以，可以**改变下部靠背的形状**，使之向前成角，以支撑骨盆的顶部。

（2）**抗强伸座位**可以从下面稳定骨盆，且有助于防止骨盆向后滚动。**抗强伸座位的前缘向下倾斜**，这样金永昊可以坐得更直。

（3）**坐垫－下部靠背角度设为85°**，因为他的双髋和骨盆是灵活的，然而，这一角度是可以调节的［参阅（13）］。

（4）**上部靠背**相对比较平坦，并且向上延伸到了**肩胛骨周围**，因为他需要更多的背部支撑。

（5）**剪掉了肩胛骨后面的泡沫**，或在这个地方留有释放空间，这样肩胛带和双臂可以自如活动。

（6）**上部靠背**相对于下部靠背微微**向后倾斜**，这样金永昊可以伸展他的躯干。

（7）**与坐垫呈90°的姿势矫正带**使金永昊的骨盆可以前移，这个动作便于他在桌面上玩玩具和驱动轮椅。

（8）**小腿与座位表面之间的角度是** 90°，但是长足踏板使他的双脚可以向基座下面和后面移动。

（9）**足踏板与小腿之间的角度是** 90°。

（10）当金永吴屈曲或者伸展双膝关节的时候，**长足踏板**可支撑金永吴的双脚。

（11）金永吴喜欢移动自己的双腿，因此**不需要使用踝关节固定带**。

（12）由于他的头控能力良好，所以不需要使用**头部支撑物**。

项目组发现当金永吴坐在楔形面上时，他的坐姿很好，所以他们为他设计的座位系统有两种姿势选择。

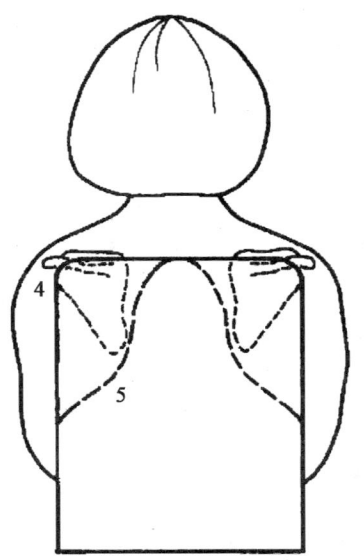

（13）**装在坐垫-下部靠背角和小腿-坐垫表面角上的铰链**可调节角度大小，所以有时可以使坐垫向下倾斜，在座位基架下面放一个楔形垫来形成这个角度。当他的大腿低于臀部时，他的背部是直立的，他更易于使用双手来画画。

（14）当他使用楔形垫的时候，可以短时间使用**膝关节前部的阻挡物**。膝关节阻挡物既可防止骨盆向下滑，又可以给金永吴一些感觉输入，促使他伸展躯干。

当支撑好金永吴的躯干和双腿后，项目组发现他疲劳时，其躯干易于向一侧弯曲。为此项目组在他的座位系统中增加了如下内容：

（15）骨盆和膝关节外侧的**软支撑物**可以防止髋关节过度外展、外旋及骨盆向一侧移动。

（16）在低位肋骨旁边放**小的侧方（向）支撑物**，以支撑躯干的侧面。为了使金永吴可以更好地移动躯干，把这些支撑物做得更低、更宽。

（17）当金永吴疲劳时，可用**胸板**使他坐得更直，其他时间则不需使用。

（18）可以用**托盘**作为在金永吴进食和用手玩耍的平面。

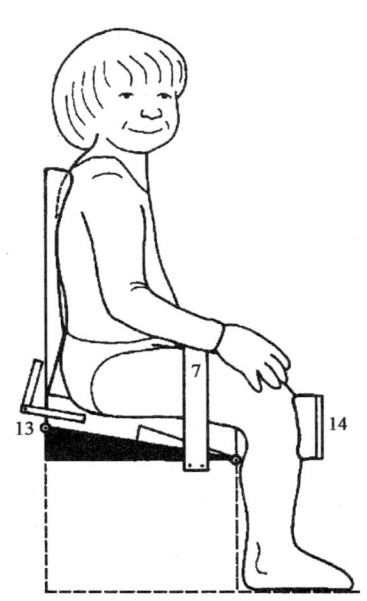

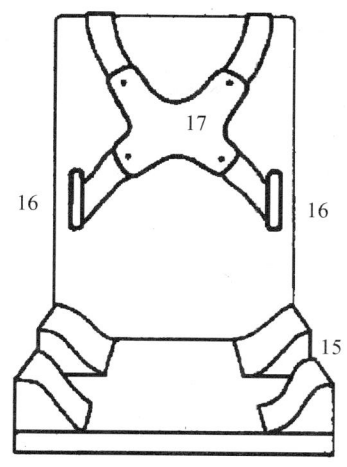 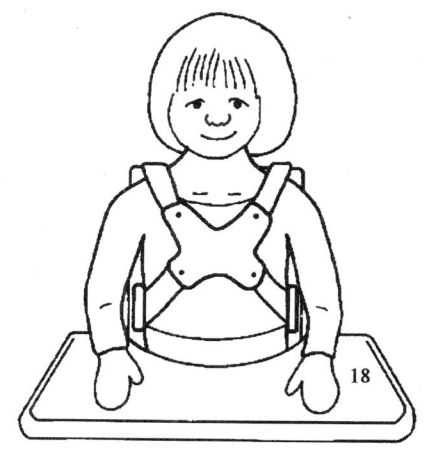

4. 与轮椅相关联的座位系统

（19）**座位高度**应设为 12 英寸（30.5 厘米），这样他可以从轮椅中站起来或者从座位系统中爬到地面上。可把他的座位系统从轮椅中移除，绑到椅子上，这样他可以在家里的餐桌上进餐。

（20）**轮椅的宽度**为 15 英寸（38.1 厘米），可以在门廊中自如穿行。

（21）金永吴在日后要自己驱动轮椅，因此把**后轮轴**置于肩关节的正下方。

（22）**上臂支撑物的高度应该是可调节的**，这样才可以满足成长和其他功能活动的需求。

（23）**足踏板**与脚蹬连到了一起，这样当移乘时可把它们翻转上来。

（24）坐垫外面包上了易清洗的材料。

（25）**向上延长了手推把**，因为这个轮椅太低，别人推动困难。

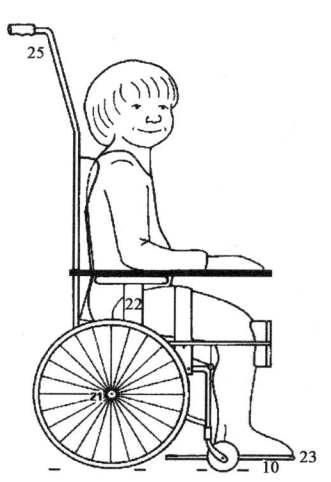

5. 最后检查

项目组需要确定他们是否已经达到了金永吴及家人的目标。金永吴的妈妈可以用轮椅推着他活动，而且现在他已经开始自己驱动轮椅了。他在座位系统中的姿势改善了，可以更好地吃饭、呼吸。他开始在胸前的膝上小桌上玩玩具。项目组要求金永吴的妈妈在 6 个月之后带着他回到项目组做复检。

四 托马斯的故事

托马斯是位 19 岁的小伙子，患有胸 12 水平脊柱裂，他的双腿、腹部以及背部均已瘫痪。他独自一人住在城市的一套公寓里，今年上大二，出行乘坐公共汽车。托马斯自己驱动轮椅，坐在一块 2 英寸（5.1 厘米）厚的软泡沫垫上。

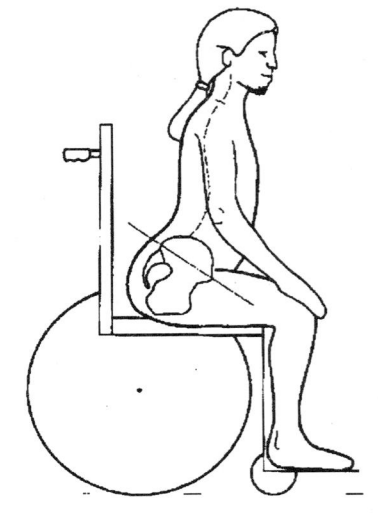

他来项目组是因为觉得自己的躯干向后弯曲越来越严重，迫使他的重心前移，有时候他不得不用双手撑在大腿上以使身体直立。因为这是医疗上的需要，托马斯的医疗保险将支付他的座位系统费用。

项目组评定了托马斯的姿势、运动和功能，记录如下：

1. 身体评定

（1）坐在轮椅上的姿势

托马斯的骨盆向前滚动（骨盆前倾），他的躯干向后弯曲（过度伸展），双髋外展，膝关节、踝关节屈曲 90°。头部控制很好，双上肢强壮。

（2）功能性能力

托马斯可以独立完成各个平面上的移乘，他可以独立移乘到比他的座位高 4 英寸（10.2 厘米）的平面上。当他驱动轮椅时，他的坐位姿势更趋于中立位，在这个姿势下，他的背部离靠背更近，而且后轮轴与他的肩关节在同一条垂线上。当学习或者坐在桌前时，他常会向前靠到桌子上。他经常用左手支撑躯干，同时用右手来写字。

（3）仰卧位时关节和肌肉的灵活性

托马斯的骨盆固定于微微向后滚动（骨盆后倾）的姿势，但躯干有 75% 的灵活性。他的髋关节弯曲（屈曲）90°，内收外展的活动性较好，膝踝关节也是灵活的。

（4）坐位评定：灵活性和姿势支撑

他的平衡功能良好，且可以独立坐在小矮桌上，并向前后移动，但是当他向左右转移重心时，他需要紧紧抓住小矮桌。骨盆前倾和躯干后弯的活动度都是 75%。

支撑他的髂前上棘时，他的骨盆和躯干更倾向于中立位。托马斯觉得这个姿势更加稳定，而且他不需要用双手支撑自己来保持平衡。他的髋部常常外展、外旋，但也是灵活的。在他膝关节的外侧给以支撑，可以防止髋关节和腿部外旋，同时他也会觉

第18章 故事

得更加稳定。用晃动试验来测量他身体所承受的压力，只有双侧大腿下面所承受的压力较高。

2. 托马斯的座位系统目标

托马斯和项目组认为他的座位系统必须达到下列目标：

- 支撑托马斯的身体，改善他骨盆、躯干和髋部的姿势，特别是阻止骨盆过度前倾和躯干后弯。
- 不限制托马斯驱动轮椅、使用双手和移乘的功能。
- 舒适！

3. 座位系统

托马斯帮助小组为他的轮椅制作了如下的座位系统：

（1）**坐垫**的后部低于前部（**呈楔形**），使他的骨盆更加直立，并减轻他骨盆的向前滚动（骨盆前倾）。

（2）在膝关节外侧垫上**柔软的支撑物**，防止髋关节过度的外展、外旋。

（3）坐垫的外面包上泡沫和用运动衫材料做的**疏松**、**易于拆除**的外套。

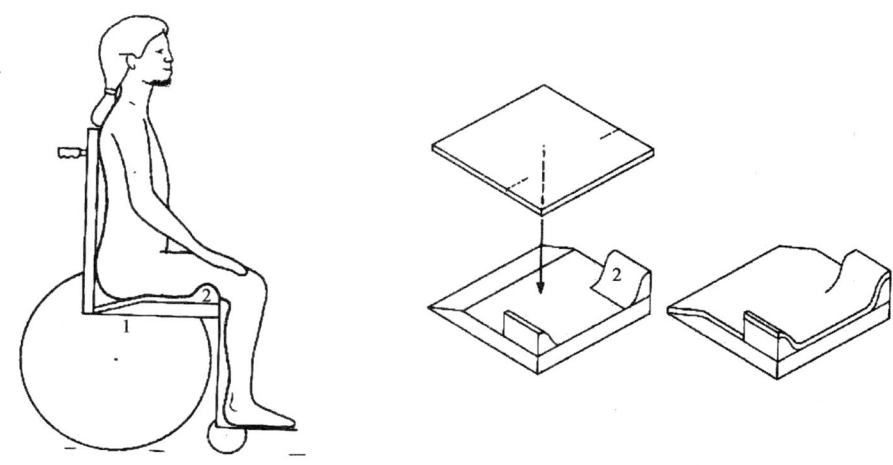

（4）他现在的**小腿与座位表面之间的角度**、**足踏板与小腿之间的角度**比较适宜他的身体和功能，他不想也不需使用任何骨盆、躯干和踝关节的绑带。

（5）托马斯不想再做一个特殊的靠背，因为他极少向后去依靠它，而且他怕轮椅变得太重而增加驱动难度。

4. 座位系统与轮椅的关系

（6）座位前部的高度是 3 英寸（7.6 厘米），后部是 2 英寸（5.1 厘米），因为他的坐垫是倾斜的。坐垫的前部比以前的高了 1 英寸（2.5 厘米），托马斯认为这不会带来什么问题，因为他能够移乘到各种高度的平面上。

（7）由于他的姿势更趋于中立位，他的重心相应地向轮椅的后部转移，这个更加中立的姿势使他的**肩关节与后轮轴能在同一条垂线上**，他也觉得更加稳定。这个体位使他操纵轮椅、上下马路牙、下山更加容易（如果他下山时不翘起轮椅的前轮，他会从前面摔下轮椅）。

（8）**坐垫应该较轻**，尽量不增加轮椅的总重量，而且较轻的坐垫可以在移乘时轻易地拿掉或抬起。

5. 最后检查

这时，托马斯和项目组希望已经解决了他的主要姿势问题。项目组建议托马斯在家中和学校活动时感受垫子的适配情况。托马斯坐在新垫子上时，用"晃动试验"再次检测了他的身体所承受的压力。他的重点关注部位（坐骨结节、尾骨、大转子）下面的压力不高。项目组告诉他：如果他有任何压力或座位问题，可以立即返回到项目组进行检查、调试。如果没有问题，项目组建议托马斯在 6 个月后回来复查。

五 纳迪亚的故事

纳迪亚是个 12 岁的脑瘫女孩，患有痉挛 – 手足徐动型四肢瘫。她不能独自坐行，在家里，纳迪亚坐在一个轮椅上，紧靠腰部围着一条皮带以支撑坐位，除此再无其他

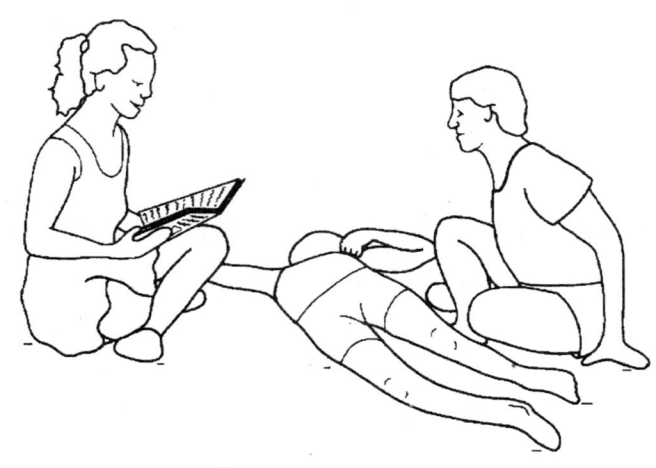

姿势支撑物。她在轮椅上坐着并不舒服，而且总是往外滑。纳迪亚与爸爸、奶奶、姐姐住在一套三层的没有电梯的公寓里。家里并没有汽车，出行的话要搭乘公共汽车或者出租车。由于她在轮椅上觉得不舒服，且总从轮椅上滑下来，家里人只能带纳迪亚去附近的医院、公园或者电影院。也正是因为没有交通工具，纳迪亚从未上学读过书。家里人来到项目组，希望借助座位系统可以让纳迪亚上学读书。

她的爸爸对座位系统的要求：

- 可以推动纳迪亚到处活动，以便纳迪亚去学校读书。
- 座位系统可以搭载校车。
- 可以让纳迪亚更舒服，并且更容易喂她饭。

项目组收集了如下附加的信息：

纳迪亚的呼吸较浅且不协调，更衣、洗漱、进食均需要家人的帮助。对于同意的事情，她会用"微笑"、摆动四肢来表示，而见到不喜欢的事物则会皱眉、哭泣或者生气。

纳迪亚现在的轮椅已经使用 10 年了，吊索座位和靠背已被过度拉伸。轮椅框架维修得很好，但是闸和螺栓需要再拧紧一些。他们没有钱再买新轮椅，但有一个特殊教育工程得知纳迪亚不能上学的情况后，愿意资助她的座位系统费用。

项目组评定了纳迪亚的姿势、运动和功能，记录如下：

1. 身体评定

（1）现有轮椅上的姿势

纳迪亚不停地移动她的身体，她骨盆的右侧旋前并且下斜。她躯干上部向左侧弯曲（凸面）同时头转到右侧，而臀部和双腿会同时转向右侧（膝关节向右侧成角）。她的双腿不停地运动，双膝屈曲又伸直。她双侧肩胛带后拉、外旋，并耸肩（向上抬肩），她的右臂强直而左臂弯曲。

（2）仰卧位时关节和肌肉的灵活性

纳迪亚的骨盆固定在倾斜位，但是可以自由旋转。她的躯干在脊柱中部（胸部）向左弯曲固定（凸面），而在下部（腰区）固定向右弯曲（凸面）。

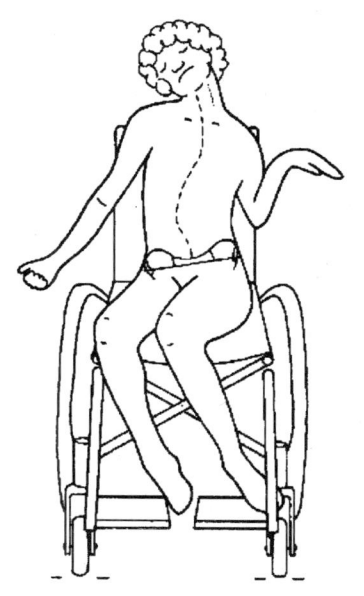

纳迪亚坐在现有轮椅上的姿势

图解特殊坐位与座位

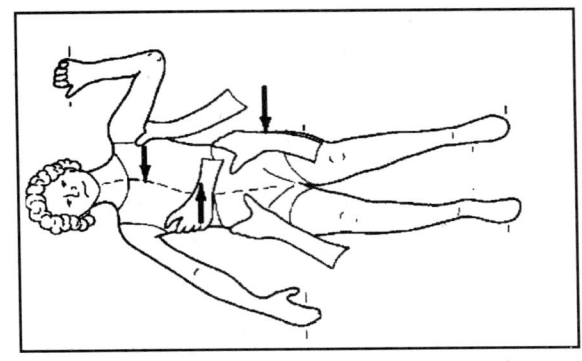

固定的脊柱侧凸

纳迪亚的髋部可以弯曲到90°。她的左髋不能外展或者旋转到中立位，它已经固定了。她感到疼痛，项目组工作人员认为她的髋关节可能已经*脱位*了。她的右髋不能内收或内旋到中立位，它也已经固定了。双膝都是屈曲的，且不能伸直到90°，但能够伸直到80°。踝和足的活动性良好，上臂和肩胛带也是灵活的。

（3）坐位评定：**活动度和姿势支撑**

即使纳迪亚的**骨盆**旋转灵活，也还是易于在右侧旋前。为防止骨盆右侧旋前，需要在右侧髂前上棘处施加更多的压力。她右侧骨盆的向下倾斜是固定的。当工作人员把她的骨盆放在垂直水平位时，她失去了平衡，且头部扭向左侧。然而，在她左侧的骨盆下放置一块方块物时，她的头部又可以保持正中，并且身体也恢复了平衡。在她骨盆的两侧近处给以支撑，可防止骨盆向侧方倾斜、移动。她的脊柱侧凸固定呈 S 形。对于纳迪亚，上下部的脊柱侧凸互相抵消，使头部正好是直立的。

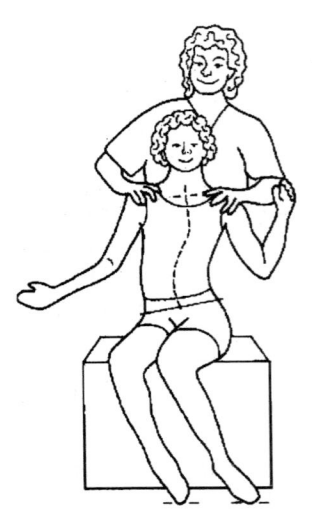
骨盆倾斜，头部直立

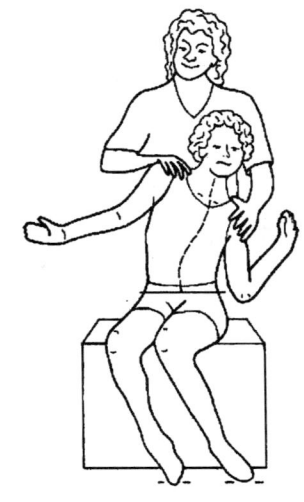
骨盆直立，头部无法直立

外展、外旋她**左侧的髋关节**会引起髋部疼痛及骨盆旋转，它已经固定了。向中线活动和旋转她的**右侧髋关节**，会引起骨盆旋转，它也已经固定了。屈曲**双膝关节**到90°会引起骨盆向后滚动（骨盆后倾）。双膝关节屈曲差15°不到90°，双侧**踝关节和足部**可灵活活动。从后面支撑**上臂和肘部**，并在肩关节处向下施加少量的压力，可支撑**肩胛带**和上肢于中立位。支撑好双臂可影响**头和颈部**的姿势，使头部不再明显向右侧旋转。使纳迪亚和椅子向后倾斜，可改善她的头部控制和平衡能力。

纳迪亚的爸爸和项目组成员决定为她现有的轮椅设定一个座位系统。特殊公共汽车可以运送纳迪亚和她的座位系统以及轮椅，用适当的固定工具、安全带、肩带把她的轮椅固定到公共汽车上。工作日里，会在学校或出行时使用轮椅。周末，会在家中使用轮椅，家人用座位系统把纳迪亚从特殊公共汽车上抬到他们的公寓里，然后绑到普通椅子上。如果用出租车或小汽车运送，就要把轮椅折叠起来。这个座位系统是用硬塑料制成的，因为塑料要比木头轻便。轮椅的各个部分都垫上了合适的垫子，以保证使用舒适。

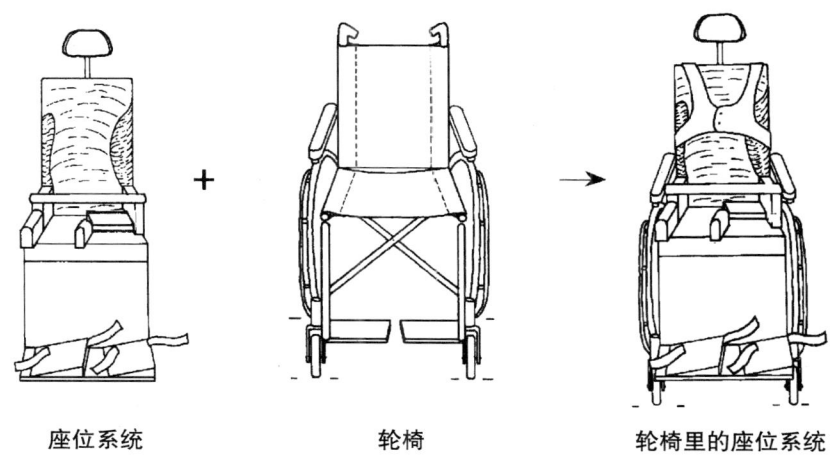

座位系统　　　　轮椅　　　　轮椅里的座位系统

现在让我们看看项目组选用了哪些座位支撑物。

2. 座位系统

（1）**用各种密度的泡沫做成的坐垫**将稳定地支撑她的骨盆，可使坐骨结节（臀部下面的骨头）陷到柔软的泡沫里。

（2）**坐垫–下部靠背角度为95°时**，可使她的髋关节舒适地屈曲成90°，且此时躯干和头部在骨盆上方也是比较平衡的。

（3）**靠背是按照纳迪亚弯曲的躯干背面及侧面成型的**，并没有试着矫正侧弯。用硬泡沫来做靠背，把它雕刻成与她的躯干极度相应的形状。

（4）因为骨盆侧倾（倾斜）是固定的，因此：

　　a. **在左侧骨盆下方放一个小平台**来适应骨盆侧倾。

　　b. **骨盆侧方支撑物（块）**可防止骨盆向侧方移动。块状支撑物应当足够高，在侧面"包绕"骨盆，以免其向侧方移动的距离过大。

（5）项目组决定使用一个带垫子的**坚硬横杆**来控制骨盆的旋转和前移，因为带子的强度不足以达到这个效果。

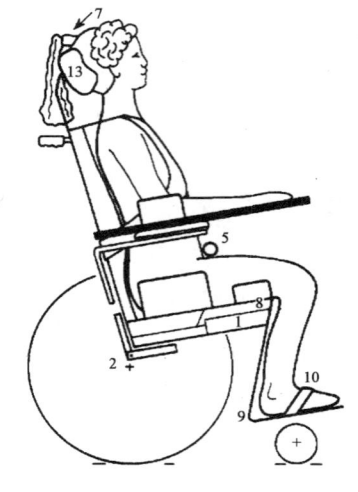

（6）在左膝内侧仔细放入一个**膝内侧支撑物**，来阻止左髋的内旋，同时又不迫使它超过其活动度。在右膝外侧放一个膝外侧支撑物，来阻止右髋的外旋，同时又不迫使它超过其活动度。

（7）椅子要轻轻地**后倾**，这样可以改善她的头部控制能力和痉挛水平。

（8）**坐垫前面的边缘被剪短了一部分**，这样可以保证脚舒适地放在椅垫下面，因为她的膝关节伸直（伸展）受限。小腿与座位表面之间的角度为75°。

（9）因为她踝关节的灵活性良好，**足踏板与小腿之间的角度低于90°**。

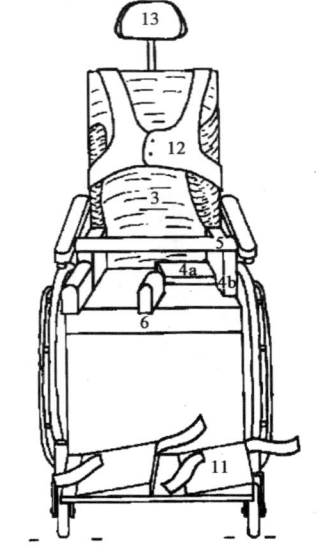

（10）**踝带**与足踏板的角度为45°，以防止她腿部的过度活动。

（11）**足踏板需要轻微地倾斜成角**，以适应她髋关节和小腿的姿势。

（12）**马甲**有助于稳定肩胛带，阻止它们上抬，且可使她的胸部感到更加安全、稳定。

（13）使头托的形状与背部及头侧面相适应，并支撑它们，可阻止头部过伸展或向右侧旋转。

（14）一个**可拆除的膝上小桌**可用作她进食和玩耍的平台。

　　a. 在面板的后部放置一个**块状支撑物**，可促使她的上臂和肘关节向中线移动。

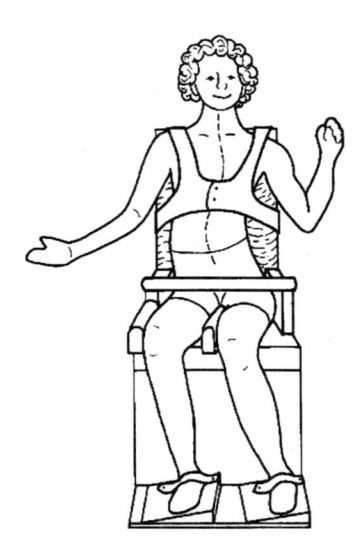

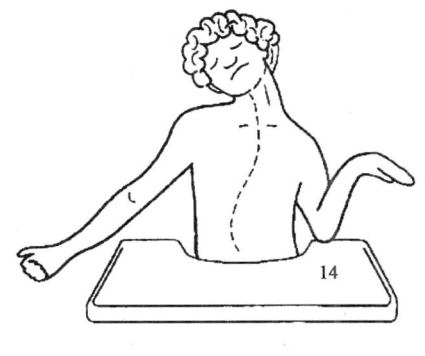

膝上小桌

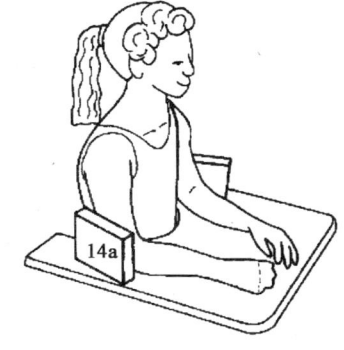

带块状支撑物的膝上小桌有助于固定上肢

3. 座位系统与移动基架的关系

（15）**座位的高度**为 22～24 英寸（55.9～61 厘米），这样她可以坐在家里的桌子旁。

（16）座位系统的**宽度**要使它可以放到轮椅上。

（17）纳迪亚不能驱动轮椅，因此为了稳定起见，她的**双肩要可以放置在车轴前方**。

（18）要用到轮椅的**扶手**。

（19）座位系统里要有**小腿和足部支撑物**，这样即便不用轮椅时，小腿和足部也能得到支撑。

（20）**坐垫**表面应覆以**易清洗材料**做的外套。

4. 最后检查

座位系统制作完成后，项目组会确保产品是否已经达到了最初的目标。纳迪亚在自己的新座位系统中感到很舒服，但因为这是她第一次坐在座位系统中，她并不想坐得太久。她还需要时间去适应它。纳迪亚坐在座位系统中时，家人可以给她喂饭，她甚至开始自己用双手玩玩具了。项目组告诉纳迪亚和她的爸爸在 6 个月后回来给座位/移动系统复查，并做必要的调试。

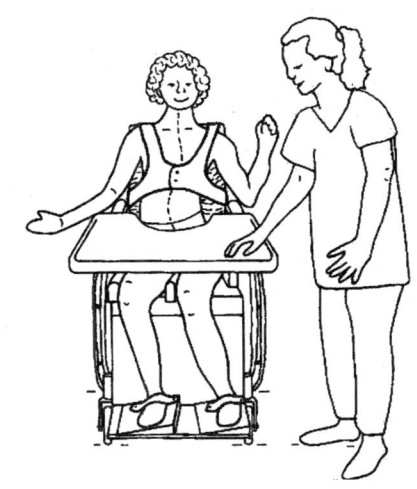

六 理查德的故事

48岁的理查德在17年前遭遇了脑外伤。在受伤之前,他是一名工程师。受伤后,他便不能再参与工作了。理查德一人半独立地生活。每周他要接受20个小时的援助,包括足部护理、交通、购物、料理家务以及社交。现在他使用左侧带有操控手柄的电动轮椅。他右侧身体肌张力异常。受伤后,理查德双侧的肩部、肘部、臀部都出现了**异位骨化**,这极大地限制了他的活动,并且在活动中会出现明显的疼痛。受伤后,他右侧股骨多处骨折,左侧股骨也有一处骨折。现在,右侧股骨要比左侧短2英寸(5.1厘米)。在过去的5年中,理查德右脚的血液循环严重障碍,进而出现**褥疮**、水肿以及"紫足综合征"。除了右脚,理查德其他部位的皮肤没有明显问题。

他所需要的座位系统须满足以下几点:
- 提高舒适度,尤其在骨盆、臀部以及背部。
- 支撑右腿来改善脚部的血液循环。
- 维持现在的独立水平。

项目组评定了理查德的姿势、运动和功能,记录如下:

1. 身体评定

(1) 轮椅中的姿势

理查德的骨盆后倾(向后滚动),且在左侧下倾(侧倾)。他的脊柱是向左侧凸的,凸出的顶点在腰椎处。左股骨在右股骨的前方,右髋外展内旋,右膝屈曲约45°,左膝屈曲75°。他的右腿常随着痉挛而伸展,使右脚离开足踏板。他的头控能力尚好,但是颈部过度伸展,并使头部向左侧倾斜。理查德的左臂是有功能的,然而,他的左肩仅可以屈曲90°。右上肢处于紧张的模式,肩关节内收内旋,肘屈曲90°,前臂旋前,手指紧握。左肘放于扶手上,左手操控手柄。

(2) 坐在轮椅上的功能性能力

理查德用手抓住特定位置的手抓杆,通过站立-旋转移乘的方法完成轮椅到床、马桶、浴台的移乘。对于其他的移乘,他需要一位辅助者的帮助才能

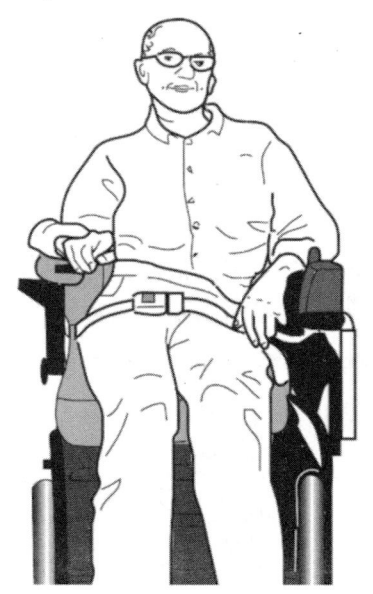

理查德坐在现有轮椅上的姿势

站立和旋转。移乘平面的高度范围是 19 ～ 21 英寸（48.3 ～ 53.3 厘米），课桌、餐桌以及家中和工作环境中柜台的高度范围是 27 ～ 30 英寸（68.6 ～ 76.2 厘米）。理查德做饭使用的厨房案台的高度是 27 英寸（68.6 厘米），冰柜的架子高度范围是 30 ～ 32 英寸（76.2 ～ 81.3 厘米）。理查德从左侧触到厨房和浴室的台面，由于肩肘关节受限，他所能触及的范围很有限。

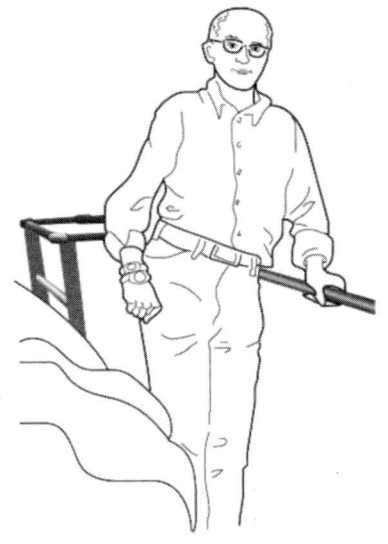

理查德抓住手抓杆站立

（3）**仰卧位的关节活动度和肌力**

理查德的骨盆固定于后倾和左侧下倾，他胸椎的脊柱侧凸也是固定的。理查德的右髋屈曲 70°，左髋屈曲 90°，双髋无外展旋转。右膝仅可屈曲 80°，左膝屈曲 90°。右踝背屈不足 10°，左踝可到中立位。左肩屈曲 90°，右肩屈曲 60°，右肘在屈曲 30°～ 60° 的范围内活动。

（4）**坐位评定：活动度和姿势支撑**

在左臂的支撑下，理查德可以坐到小矮桌上，并向前方、向左侧倾斜身体，但向右侧倾斜时，他会失去平衡。当理查德双脚支撑良好，坐在平坦的平面上时，他的**骨盆**固定于后倾及左侧下倾。然而，在右侧骨盆下方、骨盆的后方、右侧大腿的外面给予支撑，有助于理查德放松且感觉更加舒服。支撑好他固定倾斜的骨盆也可使头部和躯干在骨盆上方对线良好。他的**躯干**在腰椎处向左侧凸出，从后面和侧面用手支撑躯干和胸部有助于放松他背部的肌肉。考虑他的**右髋**仅可屈曲到 70°，在座位前部的下方放一个楔形垫可减轻其腰部的疼痛。在右膝内侧给予少量的支撑，可抑制右髋内收。使膝关节在其活动范围内轻微地伸展，理查德会觉得更舒服。

2. 理查德的座位系统目标

理查德和项目组认为整个座位系统必须完成下列目标：
（1）加强而不是降低他的独立功能。对于理查德，这是指：
- 提高转入及转出轮椅的能力。
- 重新摆放他在轮椅中的姿势。
- 在厨房，左臂能够向前方够取物品。
- 能使用厨房台面、冰柜、洗手池和电脑。

（2）减轻右坐骨结节下方、右髋关节、双膝及腰部的疼痛。考虑到理查德关节固定的性质，必须适应他的关节受限。

(3) 改善右腿的血液循环，这就要求不能在右侧腹股沟压迫股前动脉。

3. 座位系统

理查德帮助项目组为他的轮椅修订了如下内容：

（1）**坐垫**。理查德的一个座位目标是减轻疼痛。项目组决定调整理查德的**组合垫**。

　a. 在坚固的波状基础上增加了一个**骨盆右侧支架**，以适应他固定了的骨盆倾斜。

　b. 在波状基架右侧增加了波状的**骨盆侧方支撑物**，来防止骨盆向右侧移动。

　c. 右侧放了一个**大腿内侧支撑物**，来防止右髋过度内收。

　d. 波状基架外面覆以**可流动的凝胶**，坐垫的整体包裹上**松散的、吸湿的外套**，它应该易于拆除、清洗。

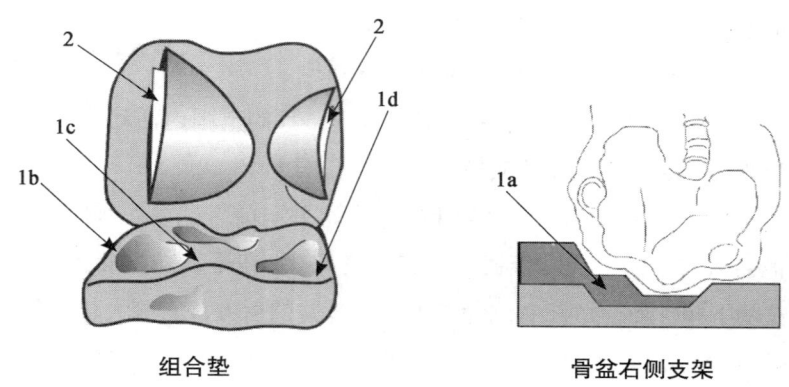

组合垫　　　　　　　骨盆右侧支架

（2）**"皮塔口袋"式的躯干侧方支撑物**。因为他的骨盆和躯干是固定的，项目组没有使他的骨盆保持垂直或者伸直他的脊柱。为了支撑理查德，并使他保持中立位姿势，项目组制作了躯干侧方支撑物。由于理查德对姿势支撑的改变非常敏感，项目组使用了皮塔口袋。把各种形状的泡沫放到皮塔口袋里，用尼龙搭扣把这两个皮塔口袋粘到理查德现用轮椅的靠背上，不断修改这两个口袋，直到达到最佳的支撑效果，然后在皮塔口袋的外面包上一层松散的外套，它应该易于拆除，便于清洗或修改。

（3）由于右侧髋关节只能屈曲 70°，**坐垫 – 下部靠背角度应加大到 110°**。

（4）为了适应他右膝关节屈曲受限、易于伸展的现象，**把小腿与座位表面之间的角度设为 70°**，这可用可调节小腿与座位表面角度的小腿支撑物来完成。

（5）增加了一个**上肢槽**来支撑理查德的右臂，使之处于内旋、内收的姿势。

（6）**足箱**可防止理查德的双脚受伤。

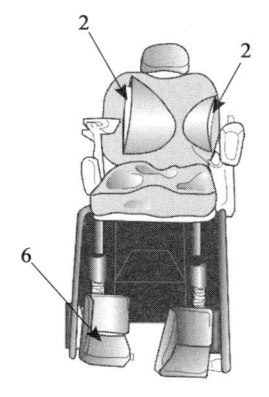
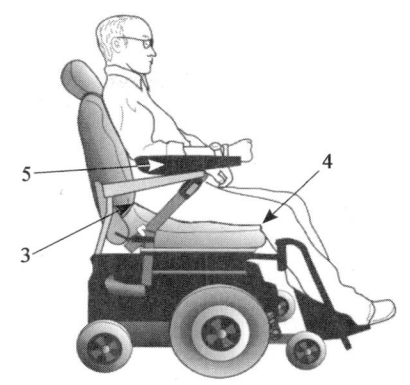

轮椅里的座位系统　　　　　　座位移动系统

4. 座位系统与移动系统的关系

坐垫的高度要和以前用的坐垫同高，这样可以保证理查德的移乘，坐到书桌旁、台面旁、餐桌旁的能力不变。

5. 座位/移动系统改变的进程

由于理查德已经伤残长达17年之久，伴有明显疼痛、痉挛和关节受限以及身体多部位不适，我们必须每次都要做些修改，并且在最终的座位系统做成前尝试这些修改。这需要座位设计者/提供者花费大量的时间、耐心及理解，因为这些过程是非常重要的。

6. 最后检查

当给座位系统和轮椅做完必要的调试以后，理查德和项目组要确保已达到了最初目标。他们知道理查德需要不断做一些轻微的调整，项目组决定每隔2个星期对理查德随访一次，直到他对座位/移动系统的改变满意。

7. 理查德的变化

17年没有行走之后，理查德开始用四点拐支撑行走。他用针刺疗法来减轻疼痛。座位系统有助于他的进步，使他不再疼痛，身体也更加放松了。

术语表

- **跟腱延长**（achilles tendon lenthenings）：跟腱是连接小腿后面肌肉（腓肠肌和比目鱼肌）和脚跟骨的肌腱。跟腱延长是做外科手术将腓肠肌延长。
- **内收肌松解**（adductor releases）：内收肌是位于大腿内侧的肌肉（临近腹股沟）。行外科手术切割内收肌，以松解它们。
- **踝足矫形器**（ankle-foot orthosis，AFO）：用于控制小腿、踝和足不自主活动的一种支架。
- **先天性多关节挛缩症**（arthrogryposis multiplex congenita，AMC）：一种少见的非进行性先天性疾病，其特点为多个关节不能伸直，有时有肌肉的无力和纤维化（纤维组织增多）。
- **髂前上棘**（ASIS）：骨盆髂骨的前上嵴，即骨盆前面上方突出的骨性隆起。参见骨盆词条。
- **吸入**（aspiration）：咽下食物或液体时，它们没有通过食管进入胃，而是通过气管进到肺脏内（"走错了路"）。
- **阿斯通**（aston patterning）方式-模式：指导活动的专家朱迪思·阿斯通（Judith Aston）创建的活动教育、身体功能、健康活动的系统。
- **萎缩**（atrophy）：身体的一部分或全部消耗掉的情况和（或）过程。
- **辅助沟通系统**（augmentative communication device）：帮助不能用声音交流的人使用的设备、用品。可以只是个画有图画的纸板，也可以是电子计算机系统。人可以直接用身体的不同部位（如用手指头、手持的小棍、装在头上的小棍或用眼睛的凝视）操作，或者用身体某部位激活某开关来间接使用。
- **自主神经性反射异常**（autonomic dysreflexia，AD）：交感神经系统的一种过度活动，发生在高于胸5平面脊髓损伤的患者。发生在脊髓损伤该平面以下的某个刺激（譬如膀胱过度充盈的刺激）会造成AD，因为脊髓有损伤，冲动不能传达到脑内，这样就激活了一个使血压升高的反射。患者会有波动性头痛、在该脊髓损伤水平以上的部位出汗、面色发红、恶心、脉搏变慢以及其他症状。原因是膀胱和肠道问题、皮肤伤口、对身体的刺激等。首先要稳定血压，然后必须处理刺激的原因（如膀胱或肠道的问题）。

- **印度草根医学**（Ayurvedic medicine）：印度起源的全面医学，包括食物、调节生活方式、草药疗法和其他治疗。
- **支持基础——基座**（base of support）：支持我们身体重量的基础。在坐位，骨盆、大腿和足是支持我们体重的基础。它提供给我们一个稳定的基础，在这个基础上，我们移动自身重量来行动。
- **骨性隆起**（bony prominence）：一个大骨头上向外突起的特殊部位。例如骨盆的髂前上棘和髂后上棘，以及股骨（大腿骨）的大转子。
- **腕管**（carpal tunnel）：腕管是腕骨和韧带构成的一条窄的通道，位于手的根部。正中神经在这条管内穿行。
- **腕管综合征**（carpal tunnel syndrome）：那些肌腱肿胀，压迫正中神经。患者感到手麻木、麻胀、疼痛，有时感到手无力。
- **中枢神经系统**（central nervous system，CNS）：中枢神经系统包括脑和脊髓。此系统协调身体的功能。
- **脑性瘫痪，脑瘫**（cerebral palsy）：出生时或在出生前后，未成熟的脑组织受到损伤所造成的一种运动性疾患。有些脑瘫患者有痉挛，有些则松软无力，有些有无法控制和不能协调的动作，还有些患者同时有这些情况中的数种。
- **脑脊液**（cerebrospinal fluid，CSF）：在脑室中产生并且被重吸收的一种透明的液体。脑脊液营养着脑和脊髓，也围绕着脑和脊髓流动。
- **颈椎**（cervical spine）：颈部的（脊椎）骨头，一共有7块。颈椎和上方的头及下方的胸椎相连接。
- **尾骨**（coccyx）：尾巴骨，它位于骶骨下端的下面。参见骨盆词条。
- **部件，支持部件**（components）：座位系统中支持姿势的各个部件。这些部件以各自的形状、大小和放置的地方而起不同的作用。有头颈支持部件、骨盆躯干支持部件、胸带和骨盆固定带等。
- **接触面**（contact surface）：对于你的手或某个支持物接触或支持患者身体的那个面的形状、大小和特征的描述。
- **挛缩**（contractures）：当一些肌肉变得紧缩时，有时关节周围的这些肌肉和组织会发生永久性的缩短。这时，这个关节就会失去一些灵活性。
- **凸**（convexity）：本词常用来描述脊柱侧弯时的弯曲。以一个环状物来说，弯度的外侧部分是凸，弯度的内侧部分是凹。
- **颅骶疗法**（craniosacral therapy）：一种柔和的手法治疗，目的是平衡脑脊液通过脑和脊髓的流动，以解除颅、脊柱和围绕脑、脊髓和神经根的那些膜的限制。
- **褥疮**（decubitus ulcer）：见褥疮（pressure sores）。

- **畸形**（deformities）：长期发生挛缩，骨头本身就会畸形。如果相关的肌肉经常将髋向内拉，就会看到股骨的畸形；有固定了的脊柱侧弯，会看到脊柱的畸形。畸形常常见于踝、足、脊柱，还有其他区域。
- **旋转截骨术**（derotation osteotomy）：一种切骨的外科手术。当脑瘫儿童因痉挛使股骨内旋的时候，旋转截骨术就是典型的手术处理：在股骨上切除一些骨质，使得股骨能够以合适的角度进入关节臼内，防止脱臼。
- **诊断**（diagnosis）：给疾病或损伤起的名字，如脊髓损伤、脑瘫、脊柱裂、肌营养不良等。
- **糖尿病**（diabetes）：一种造成血糖异常升高的代谢性疾病。糖尿病能够导致肾脏、神经和眼睛发生问题，造成的血液循环障碍会导致伤口愈合不好。
- **脱位，脱臼**（dislocation）：某个骨头从关节窝（臼）中脱出，叫作脱臼、脱位。髋、踝、肩和手都是常发生脱臼的部位。肌肉的痉挛和变紧会造成脱臼。将大腿骨拉紧至髋关节臼肌肉（内收肌、内旋肌和屈肌等）变紧或痉挛，最终会造成髋关节的脱臼。
- **环境控制器**（environmental control unit）：一种用来开/关、调节环境中电子设备的电子控制器，例如遥控开/关电灯、无线电、空调的遥控器。
- **马蹄内翻足畸形**（equinovarus deformity）：此畸形是踝部向下向内转，脚向内弯。
- **Feldenkrais 疗法**（Feldenkrais method）：帮助患者通过探索学习移动和完成功能的一种运动教育和手法治疗方法。它是由穆稀·费尔登克拉斯（Moshe Feldenkrais）创建的。
- **股骨**（femur）：大腿的骨。
- **腓骨**（fibula）：小腿的外侧的那根骨。腓骨头是腓骨最上方那端。
- **固定**（fixed）：在本书中，"固定"和挛缩同义，指关节和肌肉失去了灵活性。
- **灵活**（flexible）：在本书中，灵活是固定（挛缩）的反义词。即便某个关节维持在某种不正常的姿势上，但是它仍然可以有完全的或部分的灵活性（活动度）。
- **虚弱**（flaccidity，floppy）：某个肢体感到松软、无力、不能克服它的重量，这时患者会向前倾倒或者感到衰弱无力。造成这种情况的原因可以是脑、脊髓或结缔组织的损伤，也可以是一些遗传性疾病，或一些营养和代谢方面的疾患。
- **胃食管反流**（gastroesphogageal reflux）：指胃里面的酸性内容物向上逆流，刺激食管黏膜。反流造成烧灼和不舒服的感觉，并且能够破坏食管黏膜。
- **胃造口插管**（gastrostomy tube）：经手术，将一个管子直接通过腹壁插入到胃里面。胃造口插管用于此人不能进食或不能吞咽食物时。
- **驼背**（gibbous）：脊柱的一种角度大的脊柱后凸，常见于脊柱裂的水平处。在这个水平上所行的手术，是将外露的脊髓和神经根放入脊膜内，然后用肌肉和皮瓣覆盖创口。那里的骨头常常不平整，而且覆盖的皮肤都很薄，所以更容易发生褥疮。

- **大转子**（greater trochanters）：股骨（大腿骨）外侧上方的骨性隆起。
- **腘绳肌**（hamstrings）：大腿后面的一些肌肉，它们从坐骨粗隆走到小腿的胫骨和腓骨。
- **用手模拟**（hand simulation）：不用座位部件，而是用我们的手和身体提供支持，以便知道患者对不同部位的支撑、对不同形状的反应以及和重力的关系。用手模拟使我们知道需要的姿势支持量。
- **偏瘫**（hemiplegia）：脑损伤后发生的身体一侧的无力、痉挛或松软。它可以发生在从婴幼儿到成人的任何时期。
- **异位骨化**（heterotopic ossification）：在软组织（不正常的位置）内，常常在肌肉和关节处，发生了骨化。
- **髋关节屈肌**（hip flexor muscle）：髋部前方的那些肌肉，它们收缩时或引起大腿的收缩或引起腰下部向前屈。
- **髋关节屈曲角度**（hip flexion angle）：在骨盆不发生向后转动的情况下，髋关节最大屈曲时所成的角度。在测量髋关节屈度时，必须使骨盆固定不动。
- **顺势疗法**（homeopathy）：一种整体疗法。使用的是大量稀释的一种物质来刺激人体的免疫系统，促进人体健康。
- **脑积水**（hydrocephalus）：脑积水是脑室（像是水库）内有过多的脑脊液。它可以由于此液体过度生成所造成，也可以由于脑内脑脊液的排出系统有阻塞所致。脑积水会增高对脑的压力，有可能损伤脑。
- **感觉过敏**（hypersensitive）：对触动的感觉过强。某些脑有损伤的人，会对某些特殊质地的材料过敏，无法忍受接触它们。有时，"感觉过敏"的人，其手、脚、头或肩膀的上部等不愿意受到接触。
- **低血压**（hypotension）：血压低。
- **张力过低，张力减退，低张力，张力低**（hypotonia）：张力低于正常，类似于感到某个肢体太重、无力。当有这种问题的人想坐直（坐起来）时，她会向前倾倒。脑、脊髓、肌肉和结缔组织的损伤，以及某些遗传性、营养性和代谢性的疾患都可以是低张力的原因。
- **髂嵴**（iliac crest）：骨盆上面骨性的嵴。参见骨盆词条。
- **坐骨粗隆，坐骨结节**（ischial tuberosities）：骨盆下方的两个骨性隆起。我们坐的时候，就是坐在它们上面。参见骨盆词条。
- **关节松动术**（joint mobilization）：当某个关节活动不灵的时候，用以活动骨头的一种手法操作。
- **幼年类风湿关节炎**（juvenile rheumatoid arthritis，JRA）：发生于16岁之前、持

续 6 周以上的、单个或多个关节的关节炎。症状包括关节疼痛、关节活动受限以及关节肿胀。

- **脊柱后凸，驼背**（kyphosis）：脊柱和躯干向前弯曲。在正常人，胸椎和骶椎都有一定程度的后凸。
- **脊柱后凸侧弯**（kyphoscoliosis）：脊柱有后凸，又有侧凸，此时脊柱既向前弯曲又向侧方弯曲。
- **脊柱前凸**（lordosis）：脊柱和躯干向后弯曲。在正常人，颈椎和腰椎都有一定程度的前凸。
- **下部靠背**（lower back support）：从坐垫延长到骨盆/骶骨上缘，给予骨盆、骶部和腰椎的支持。
- **腰椎**（lumbar spine）：腰部的脊椎骨。腰椎有 5 块，在上方和胸椎相连，下方和骶椎相连。
- **垫桌，矮桌**（mat table）：在治疗或进行坐位评定时，常用的一种铺着垫子的矮桌。因为它不高，所以将患者从轮椅移乘到矮桌上的时候相当方便。患者可以躺在矮桌上，做关节和肌肉灵活性的评定；患者也可以坐姿状态进行评定；当需要时，患者可以将其小腿弯曲（屈曲）到小桌下面。
- **McKenzie 方法**（McKenzie method）：也称为机械性诊断和治疗（mechanical diagnosis and therapy）。它是为了颈、背和上下肢的问题的患者主动参与的教育系统。
- **营养不良萎缩性侏儒症**（metatrophic dwarfism）：很少见的一种四肢短、躯干较长的侏儒。
- **中线，正中线**（midline）：是从头顶到脚底、位于正中、将身体分成左右两半的那条假想的线。
- **移动系统**（mobility system）：使人从一处移动到另一处的基本工具。它不同于座位系统，因为座位系统是指提供姿势支持、支撑的系统。例如轮椅、电动轮椅、婴幼儿推车、四轮马车、单板滑雪板、马、船等。
- **运动计划**（motor planning）：脑如何组织并启动运动的。
- **多发性硬化**（multiple sclerosis，MS）：认为是一种自身免疫性疾病，是身体的免疫（防御）系统攻击了自己的神经组织。其症状不一，但是会包括无力、麻木、平衡不好、疲倦、大小便有问题、说话不清楚、眩晕和视力模糊。多发性硬化是一种进行性疾病，具有时而缓解（感觉好转）、时而急性发作（感觉加重）的特点。
- **肌营养不良**（muscular dystrophy，MD）：一种进行性肌肉变得更无力的疾病。常见的类型是进行性假肥大性肌营养不良，发生于男孩，常在 5 岁时被诊断出来。
- **肌筋膜松解（释放）**（myofascial release）：和缓地将肌肉和相关的筋膜（结缔组织）

延长。
- **骨性肌炎**（myositis ossifications）：在肌肉组织内形成了骨组织。
- **鼻胃管，鼻饲管**（nasogastric tube）：从鼻孔插入，经过食管，到达胃内的管子。鼻饲管用于进食极度困难的人，可以（在手术后）暂时使用，也可以永久使用。
- **神经手法处置**（nerve manipulation）：柔和地施以各种手法，以改善运动功能，并降低神经损伤或病变造成的疼痛。
- **神经发育疗法**（neurodevelopmental therapy，NDT）：施予有神经性问题的任何人（特别是脑瘫儿童和中风的成人）的一种物理运动疗法。此方法是 Bobaths 根据婴儿神经的正常发育而建立的。
- **中立位姿势**（neutral posture）：在本书中，我们使用中立位姿势和此人的中立位姿势。本书中所指的中立位姿势是指平常共同参照的姿势。

中立位姿势
- 骨盆正、直、平（中性），或者略为前倾（骨盆前倾）。
- 躯干直，背部具有正常的弯曲。
- 髋部和双腿分开（腿和中线成 5°～8° 的角）。
- 膝部和踝部弯曲（一般成 90°），脚可以在地上或足踏板上放平。
- 头正、直、位于中线，平衡在身体之上，人可以看到前面的物体。
- 肩放松，两臂活动自如，能行使功能。

此人的中立位姿势

此人能够平衡和稳定的姿势，在这个姿势下，她可以活动和行使功能。她在中立位姿势上，会比较放松，而且肌肉不必做更多的工作来维持这个姿势。这时，她不会体力不支（倾倒），而且能够做动作。这个姿势是她在变换成极端不同的一些姿势之间回到的原位、基本姿势。

- **胃底折叠术**（Nissan fundal plication）：用于治疗胃食管反流和食管裂口疝的一种外科手术。用胃的开始部包绕住食管的最下端，以加强该处的括约肌或活瓣。
- **枕外隆凸**（occipital shelf）：枕骨是头后部最下方的部位。当触摸枕骨时，枕外隆凸即是突起的那个水平区域。
- **中医**（oriental medicine）：使用针刺、草药和其他方法去恢复身体平衡的一种整体疗法。
- **支具，肢具**（orthoses）：将身体某些部分维持在有用的姿势时使用的支架或其他物品。支架常用于踝部、脚、腿、前臂、手、脊椎和躯干等。支具常是用塑料、金属棒和皮革制造的。
- **成骨不全症**（osteogenesis imperfecta，OI）：也称为"脆骨症"，是一种结缔组织

的遗传性疾病。特征为骨质脆而易碎，常常骨折，身材不高，关节活动度受限并有胀满的感觉。

- **骨质减少**（osteopenia）：骨内矿物质的含量低于正常的情况。有骨质减少的人有可能发生骨质疏松症。
- **骨质疏松症**（osteoporosis）：即骨头变软。骨质疏松症可由于激素不平衡引起，并可发生在妇女绝经期之后。本症也见于骨损伤之后和佝偻病，也可伴见于长期使用类固醇激素时。
- **瘫痪，麻痹**（paralysis）：不能做自主的活动。
- **周围神经系统**（peripheral nervous system，PNS）：它由运动和感觉神经构成。感觉神经将信息从皮肤或器官传送到中枢神经系统。运动神经将信息从中枢神经系统传到肌肉、腺体和器官。
- **骨盆**（pelvis）：即盆骨。人坐着的时候，骨盆的位置、姿势是非常重要的。在坐位，骨盆呈中立位姿势时，骨盆前方的骨性隆起（髂前上棘）略低于骨盆后方的骨性隆起（髂后上棘），腰椎略微有点弧度。

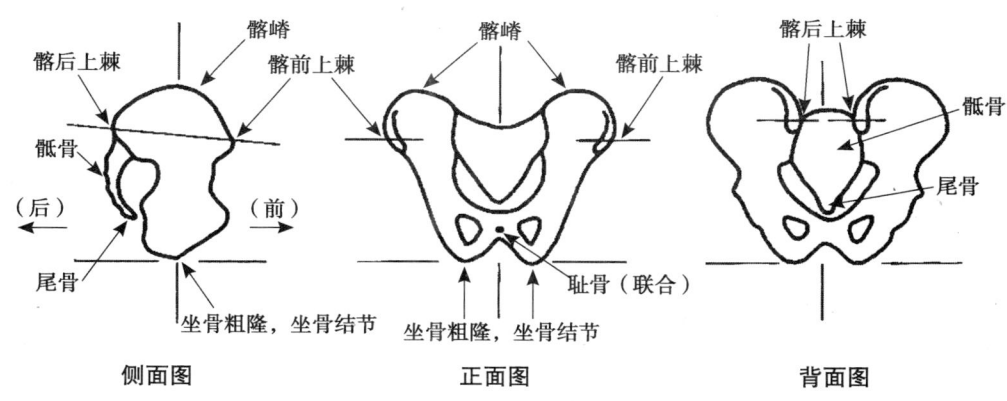

- **位置**（position）：位置一词是用于描述静态的、不活动的无生命物体（例如座位部件）的。
- **姿势控制**（postural control）：是指使自己胜过重力、保持直立状态并且将身体转变成不同姿势的能力。
- **姿势选择**（postural options）：为了能够完成功能，所需要选择的不同坐位姿势。
- **姿势支撑**（postural support）：为了身体的活动和功能，所需要提供的接触表面。你的手、身体和座位部件都可以是姿势支撑。
- **姿势支撑装置**（postural support device，PSD）：用来帮助支持患者的姿势的、附在一个活动基架上的结构（座位系统）。

- **姿势支撑装置单元**（postural support device unit）：不能从运动设备上取下来的姿势支持物。
- **姿势支撑装置组件**（postural support device components）：为了更好地支持，可以附加到轮椅或姿势支撑物上面的部件。
- **姿势**（posture）：在任何时刻，身体的各个部分组合在一起的表现就是姿势。姿势是主动的、动态的，表示身体已经为运动做好了准备。姿势是在不断变化、转换中活动并且完成功能。
- **实际活动度**（practical flexibility）：患者活动其关节，在不感到困难和不舒服的限度内的关节的灵活程度。
- **压力**（pressure）：人身体施予座位表面的力。一个感觉不到这种压力的人，压力对她就特别有意义，因为此人有发生褥疮的危险。
- **褥疮**（pressure sores）：当人感觉不到臀部或身体其他骨性部位的压力的时候，就有可能发生褥疮。患者无法移动或不能将那个部位的压力移开，过度的压力降低了此处组织的供血，组织就开始溃烂、死亡。根据褥疮的严重程度，受到累及的可以是皮肤、肌肉、筋膜，甚至可以是骨组织。由于组织在骨头上面滑动、皮肤潮湿或营养不良，也会造成褥疮。迫使脊髓损伤患者住院和导致死亡的一个主要原因就是褥疮。
- **本体感觉**（proprioception）：身体对身体各个部分的姿态、位置、运动、方位的感觉。
- **髂后上棘**（PSIS）：髂骨后方上部的突起。它是在骨盆后上部向外突起的部分。参见骨盆词条。
- **耻骨联合**（pubis）：这是骨盆前部下方的正中处，是骨盆两侧汇合的地方。用两手沿着大腿内侧向上滑，就会触到这两个骨性的突起（耻骨结节）。见骨盆词条。
- **复位（还原，减轻）**（reduce）：指对患者的身体做了部分或完全的矫正、改变或改善，使身体的部件配合得更好（更接近于中立位姿势）。
- **重复性过劳性损伤**（repetitive strain injuries）：重复性的运动（例如大量的打字敲键盘、打网球或做其他运动以及滚动轮椅）所造成的身体某些部位的疼痛、发紧、活动不自如。
- **呼吸机**（respirator）：一种为呼吸供应氧气或氧－二氧化碳混合气体的装置。
- **休息姿势**（resting posture）：在休息或不准备做某个功能任务时的身体姿势。
- **直角**（right angle）：90°的角。
- **脊柱侧弯旋转**（rotatory scoliosis）：伴有旋转的脊柱侧弯。意思是脊柱除了向侧方弯曲外，它的一侧还转得比对侧更向前方。
- **骶骨**（sacrum）：夹在两侧骨盆后部的一块楔形的骨。骶骨下端和尾骨相连，上端和腰椎骨相连。骶骨实际上是 5 块脊椎骨融合形成的。见骨盆词条。

- **肩胛骨**（scapula）：肩胛带。

  肩胛冈，肩胛骨嵴（spine of the scapula）：肩胛骨上方高起的水平的嵴。

  肩胛骨下角（inferior angle of the scapula）：三角形的肩胛骨下方的角。它常常向外突起。

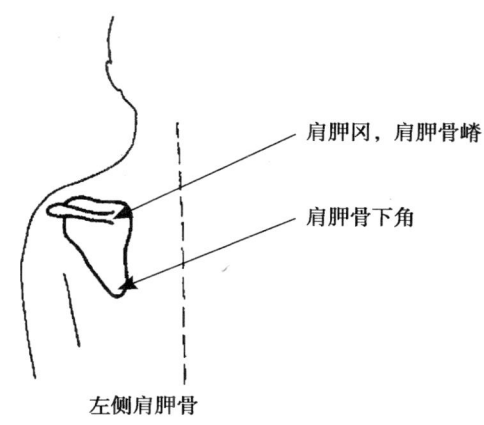

左侧肩胛骨

- **脊柱侧凸，脊柱侧弯**（scoliosis）：脊椎向侧方的弯曲。有时它只有一个弯曲，形成 C 形；有时它有两个弯曲，形成 S 形。本书以凸起朝向侧来为脊柱侧弯命名。

- **坐垫 – 下部靠背角度**（seat-to-back support angle）：座位的坐垫和支持的靠背下端之间形成的角度。

- **座位系统**（seating system）：为了支持患者的体位姿势的目的所制作的物件加在一起的总和。它可以简单到只是一个坐垫，或者可以是坐垫、靠背和其他体位姿势支撑物的各种组合。其他支撑物包括头颈部支撑物、骨盆躯干支撑物、胸带、骨盆位置固定带等等。

- **座位 / 移动系统**（seating/mobility system）：座位系统和运动系统相结合的系统。

- **癫痫发作**（seizures）：有癫痫发作的人，会有短暂的意识丧失。有"小发作"（轻度癫痫）的人，会有很短时间的意识丧失。有"大发作"（重度癫痫）的人，他的整个身体会有不能控制的活动。为患有癫痫大发作的人制作轮椅，必须能防止他在发作的时候从座位系统中向前方摔下来。

- **感觉能力**（sensation）：身体对轻的触动、用力压和对冷热的感受能力。脊髓受伤的人，在脊髓受伤水平以及低于此水平的身体部位感觉常常有问题。

- **剪切力**（shear）：患者的骨和组织之间向侧方移动（滑动）时所产生的水平力度。在骨性隆起的地方，剪切力有加大发生褥疮的危险。当从座位系统滑下来的时候，剪切力会加大。

- **肩胛带**（shoulder girdle）：肩胛带是肩关节、锁骨、肩胛骨以及这个部位所有的肌肉和组织的总称。
- **分流**（shunt）：液体从身体的某个部分流去另一部分经过的一个孔或通道。脑积水的患者，用于分流的是一条有活瓣的管子，将过多的脑脊液从脑排到腹腔（多是如此）、围绕肺脏的胸膜腔或心脏内（较少）。
- **侧卧**（sidelying）：躺于一侧的姿势。在本书的坐位评定中，侧卧指的是髋部屈曲 90° 或屈曲到其限度时的侧卧。
- **模拟**（simulation）：模拟是模仿、仿照、学样的过程。在本书中，可以用手或用一些材料进行模拟。手模拟，是不用座位部件而用我们的手和身体提供支撑，以便知道患者对不同部位的支撑、对不同形状的反应以及和重力的关系。用物体去模拟，是指先用一个可以调节、变动座位情况的模仿座位去试验，然后再做最后的设计。
- **模拟坐椅**（simulator）：用于评定坐位的一种坐椅。这种坐椅的以下情况都可以调节、变动，如座位的深度和宽度、坐垫的类型、靠背的高度和类型、座位和靠背下部所成的角度、小腿支板的长度、小腿支板和足踏板所成的角度、姿势支撑物和系统的倾斜度，等等。
- **痉挛**（spasticity）：痉挛是由于脑或脊髓损伤所造成的肌肉紧缩。在关节一侧的肌肉常常比另一侧的肌肉更紧缩。
- **特殊座位**（special seating）：为有残疾的人提供一个座位系统，以满足此人目的。例如改善姿势和功能、解除过度的压力和剪切力、增加舒适、提高身体功能。
- **脊柱裂**（spina bifida）：有些也称为脑膜膨出或脑脊膜膨出。脊柱裂是指脊椎骨的一种缺陷，脊椎骨没有融合好，未将脊髓包绕起来。这种缺陷发生在出生前母亲的子宫里，可见一个没有保护的囊袋（其中有神经组织）从皮肤向外突出，该婴儿已有脊髓的损伤。脊柱裂对身体的影响，取决于该缺陷位于脊髓的哪个平面上。参见脊髓损伤词条。
- **脊髓损伤**（spinal cord injury）：脊髓损伤常常是由于意外外伤（如车祸和由高处坠落）造成。脊髓损伤对身体的影响取决于背部受伤和脊髓受伤的部位。如果受伤的是颈部的脊髓，患者会失去手部的很多功能，常常会失去躯干和腿部所有的功能。如果损伤的是下腰部的脊髓，患者会失去腿部的功能。如果是不完全损伤，在损伤部位以下的功能不会完全丧失。脊髓损伤的其他影响还有：感觉丧失以及对大小便控制、温度调节机制和性功能方面的影响。
- **脊柱肌肉萎缩**（spinal muscle atrophy）：指多种累及神经系统的遗传性疾病，患者有肌肉无力和萎缩。
- **棘突**（spinous process）：各个脊骨向身体后方突出的骨性隆起。
- **胸骨**（sternum）：位于胸前、左右两侧胸腔之间的那块骨。

- **张力 / 抗张力**（strain/counterstrain）：一种柔和的手法治疗（疗法），用于治疗肌肉和关节的疼痛和其他问题，可轻柔地解除痉挛，使累及的肌肉和关节组织变得放松、舒适。
- **中风**（stroke）：指供给脑血液的血管或是阻塞或是破裂。如果血流中断几秒钟，脑就得不到足够的血液和氧气，就会造成脑的损伤。
- **半脱位（半脱臼）**（subluxation）：当某块骨从它的关节臼里脱出一部分，就称为半脱臼。半脱臼常是由肌肉痉挛和紧缩造成。它能发生在髋关节、踝关节以及肩和手的关节。髋关节半脱位如得不到治疗，最后会导致髋关节全脱臼。
- **仰卧**（supine）：仰面朝上、面对天花板、躺着的姿势。
- **触觉过敏**（tactile sensitivity）：是关于感觉的问题，触动的感觉过强。某些有触觉过敏的人，不愿意被触摸，可能不愿意受到贴身上衣领子后面标牌的刺激，害怕被人拥抱，害怕别人的脏手，也害怕赤脚在草地和沙地上行走。见感觉过敏词条。
- **胸椎**（thoracic spine）：组成脊柱中段的那些骨。胸椎共 12 块。它们上接颈椎，下接腰椎，在两侧连接肋骨。
- **组织**（tissue）：指肌肉、皮肤、筋膜。
- **斜颈**（torticollis）：头歪向一侧并转向对侧的一种情况。它可以是先天的，也可以是后天的，其原因不一。
- **脑外伤**（traumatic brain injury，TBI）：成人和儿童都可能由于意外事故，比如从高处摔下来、在运动时头部受伤或枪击头部等而发生脑损伤。由于脑结构和功能很复杂，因而每个脑损伤的人临床表现都不同。
- **呼吸机**（ventilator）：帮助将可供呼吸的气体进入患者肺内的机器。
- **脊椎骨（脊椎，椎骨）**（vertebrae）：组成脊柱的那些骨。
- **前庭系统**（vestibular system）：使人获得其本人身体在空间内的活动和方位信息的感觉系统。简要说，它是控制平衡的主要系统。
- **内脏手法处置**（visceral manipulation）：柔和地对器官及其关联的肌肉、关节、筋膜行手法操作，以改善器官的活动和功能。
- **视知觉**（visual perception）：认识到、认知、识别自己所看到的景、物的能力。
- **斜角轮**（wheel camber）：指轮椅后轮的上方朝向座位系统或活动构架倾斜。斜角轮能够增加轮椅的侧方稳定。

附录 1

座位评定表格（长表格）

姓名：_____　　日期：_____

残疾：_____

年龄：_____

收集资料

一、进行座位评定的缘由

_____

_____

_____

二、与此人残疾相关的健康问题

1. 诊断/残疾 _____

2. 呼吸问题 _____

3. 心脏和循环问题 _____

4. 癫痫发作情况 _____

5. 二便控制能力 _____

6. 营养、消化问题 _____

7. 用药情况 _____

8. 手术 _____

9. 矫形外科的考虑 _____

10. 矫形器使用状况 _____

11. 皮肤状况 _____

12. 感觉 _____

13. 疼痛 _____

14. 视力 _____

15. 听力 _____

16. 认知、知觉、行为状况 _____
_____

三、环境

记下最小的门道、坡道、阶梯、转弯空间、桌—床—便器的高度，等等。[单位：英寸（1 英寸 =2.54 厘米）]

尺寸 场所	最窄门道宽度	坡道长度和高度	台阶数目	最小转弯处尺寸	桌子高度		床高度	便器高度	其他
					桌面高	桌腿高			
家里									
学校									
工作环境									
娱乐场所									
其他									

四、交通问题

此人的座位/移动系统是如何运输的？运输时能否折叠或拆卸？为了安全，运输时是否需要额外的支撑？

小汽车 _____

面包车 _____

校车 _____

公共交通工具 _____

其他 _____

五、对现有的移动系统的评定

移动系统的型号 _____

使用年龄和状况 _____

座位宽度 _____

靠背高度 _____

特殊支撑物、带子 _____

与座位/移动系统一同使用的其他器具 _____

曾经用过的器具：优点/缺点 _____

六、费用问题

费用来源 _____

支付原则和标准 _____

所需文件和材料 _____

身体评定：姿势、活动和功能

一、坐在现在的座位 / 移动系统里的姿势

1. 骨盆、腰部 _____

2. 躯干 _____

	左	右
3. 髋关节和腿	_____	_____
4. 膝关节	_____	_____
5. 踝关节和足	_____	_____
6. 头和颈部	_____	_____
7. 肩胛带	_____	_____
8. 上肢	_____	_____

描图或照相：全身休息时的姿势。

二、坐在现在的座位 / 移动系统里时的功能性技巧

记下此人的完成状况和需要的辅助。

1. **行走**：可以走? _____ 需要辅助? _____

辅助具? _____ 支具? _____ 行走距离? _____

2. **移乘**   表面的高度   辅助量

上下床 _____

上下马桶 _____

上下浴台 _____

上下汽车 _____

调整或移动座位 / 移动系统部件的能力 _____

3. 驱动轮椅

独自驱动？_____ 车轴的位置 _____

姿势和活动 _____

电动轮椅？_____ 控制、开关 _____

姿势和活动 _____

他人推动？_____ 手推把的高度 _____

下列活动是在座位系统里做吗？如果是，此人能独立完成吗？描述做这些活动时其姿势和动作的变化以及需要的活动空间。

4. 穿脱衣服 _____

5. 入浴 _____

6. 如厕 _____

7. 进食 _____

8. 交流 _____

9. 桌面活动 _____

10. 工作、职业、家务活动 _____

三、在仰卧位或侧卧位评定关节或肌肉的活动性

记下活动度百分比，以及此人在习惯姿势下实际的、舒适的活动度。下面列在身体部位（如骨盆）下方的姿势（如向后滚动）是此人的习惯姿势。

0%= 完全固定　100%= 全范围活动

此人的习惯姿势　　　　　灵活性？　　　　　　　说明

骨盆 / 腰部

向后滚动（后倾）　　_____　_____

向前滚动（前倾）　　_____　_____

向侧方倾斜（骨盆侧倾）　_____　_____

转动（旋转）

躯干

前弯（脊柱后凸）

侧弯（脊柱侧凸）

从一侧向前旋转（旋转）

后弯（伸展）

髋关节	左	右	说明
分别向上弯曲（屈曲）			
向中线移动（内收）			
向内旋转（内旋）			
双侧分开（外展）			
向外旋转（外旋）			

膝关节

弯曲（屈曲）

伸直（伸展）

踝关节/足

向上弯（背屈）

向下弯（跖屈）

向内旋转（内翻）

向外旋转（外翻）

头和颈部

肩胛带

向上耸肩（抬高）

向前拉并向内旋转（前拉内旋）

向后拉并向外旋转（后拉外旋）

上肢

弯曲僵硬（屈曲）

伸直僵硬（伸展）

四、坐位平衡和姿势控制能力

好 _____

一般 _____

差 _____

五、坐位的评定：灵活性和姿势支撑物

1. 骨盆／腰部

a. 中立位骨盆 _____

b. 主动骨盆控制能力 _____

	灵活性？	说明
c. 向后滚动（后倾）	_____	_____
d. 僵直并滑向前（伸肌占优势）	_____	_____
e. 向前滚动	_____	_____
f. 向侧方倾斜（骨盆侧倾）	_____	_____
g. 转动（旋转）	_____	_____

用手模拟：给予支撑的位置、方向和力量，最小的支撑量。

_____

_____

2. 躯干

a. 中立位躯干 _____

b. 主动躯干控制能力 _____

	灵活性？	说明
c. 前弯（脊柱后凸）	_____	_____
d. 侧弯（脊柱侧凸）	_____	_____
e. 从一侧向前旋转（旋转）	_____	_____
f. 后弯（伸展）	_____	_____

用手模拟：脊柱的姿势。给予支撑的位置、方向和力量，最小的支撑量，接触面的大小和形状。

_____

_____

3. 髋关节和腿

	左	右	说明
a. 中立位髋关节	_____	_____	_____

b. 主动髋关节控制能力 _____ _____ _____

                                     灵活性?   说明

c. 向中线移动 _____ _____ _____

d. 向内旋转（内旋） _____ _____ _____

e. 双侧分开 _____ _____ _____

f. 向外旋转（外旋） _____ _____ _____

g. 双腿向一个方向
   旋转（随风摆） _____ _____ _____

h. 下肢徐动 _____ _____ _____

用手模拟：给予支撑的位置、方向和力量，最小的支撑量。

---

4. 膝关节   左   右   说明

a. 中立位膝关节 _____ _____ _____

b. 主动膝关节控制能力 _____ _____ _____

                                     灵活性?

c. 弯曲（屈曲） _____ _____ _____

d. 伸直（伸展） _____ _____ _____

用手模拟：给予支撑的位置、方向和力量，最小的支撑量。

---

5. 踝关节 / 足   左   右   说明

a. 踝关节中立位 _____ _____ _____

b. 踝关节主动控制能力 _____ _____ _____

用手模拟：给予支撑的位置、方向和力量，最小的支撑量。

---

6. 头和颈部

a. 中立位头部 _____

b. 主动头的控制能力 _____

用手模拟：脊柱的姿势、头与重力的关系、需要支撑的位置、最小的支撑量、接触面的大小和形状。

_____
_____

7. **肩胛带**	左	右	说明
a. 中立位肩胛带	_____	_____	_____
b. 主动上肢控制能力	_____	_____	_____

灵活性?

	左	右	说明
c. 向上耸肩	_____	_____	_____
d. 向前拉并向内旋转（前拉内旋）	_____	_____	_____
e. 向后拉并向外旋转（后拉外旋）	_____	_____	_____

用手模拟：支撑的位置、方向和支撑量。
_____
_____

8. **上肢**	左	右
a. 中立位上肢	_____	_____
b. 主动上肢控制能力	_____	_____

用手模拟：支撑的位置、方向和支撑量，最小的支撑量。
_____
_____

六、坐位时重力的作用

	放松	紧拉	头控
后倾（某些角度）	_____	_____	_____
前倾	_____	_____	_____
为改善呼吸、减压所需的倾斜?	_____	_____	_____

七、压力：晃动试验 / 压力测量

把手指放到相应的骨性隆起下测定能否：

1. 摆动手指。
2. 手指受压但可以轻松地抽出。
3. 手指受压且很难抽出。

骶骨_____ 尾骨_____ 坐骨结节_____

大转子_____ 其他_____

目标

一、此人的姿势和功能目标	二、座位系统的目标
骨盆	
躯干	
髋关节和腿	
膝关节	
踝关节和足	
头和颈部	
肩胛带	
上肢	

三、活动性及其他目标

_____

_____

座位和移动部件

一、座位系统部件

下部靠背 _____

上部靠背 _____

坐垫 _____

坐垫 – 下部靠背角度 _____

下部靠背与上部靠背之间的角度 _____

小腿与座位表面之间的角度 _____

足踏板与小腿之间的角度 _____

座位系统的倾斜度 _____

骨盆的支撑 _____

 前面（方）_____

 侧面（方）_____

 下面（方）_____

躯干的支撑 _____

 前面（方）_____

 侧面（方）_____

大腿的支撑 _____

 内侧（中间）_____

 侧面（方）_____

 上面（方）_____

小腿的支撑 _____

 前面（方）_____

 后面（方）_____

踝关节 / 足的支撑 _____

 前面（方）/ 周围 _____

 后面（方）_____

 中间 / 侧面（方）_____

 后面（方）_____

头 / 颈部的支撑 _____
　　后面（方）_____
　　侧面（方）_____
　　前面（方）_____

肩胛带的支撑 _____

上肢的支撑 _____

二、配件
轮椅桌 _____
手抓棒：水平的、垂直的 _____
楔形垫（肩胛骨、上肢）_____
支撑块（肘）_____
支撑槽（上、下肢）_____
支撑带 _____
部件和角度的可调节性 _____

三、轮椅
座位前缘表面的高度 _____

座位 / 移动系统的宽度 _____
座位系统在移动系统里向前 / 向后的位置 _____

坐垫表面覆盖物 _____
可从移动系统里拿下来的座位系统 _____
轮椅的可折叠性 _____
手推把的高度 _____
倾斜度 _____

座位的测量项目

	左	右
1. 座位表面（臀部接触点）到：		
a. 髂后上棘	_____	_____
b. 双肘	_____	_____
c. 肋骨底部	_____	_____
d. 肩胛骨下角	_____	_____
e. 测量者手的最高点	_____	_____
f. 肩胛冈	_____	_____
g. 枕外隆凸	_____	_____
h. 头顶	_____	_____
2. 后背到：		
a. 肋骨前面（躯干的前后宽度）	_____	_____
b. 髂后上棘（骨盆与躯干的偏移）	_____	_____
c. 头后部（躯干与头的偏移）	_____	_____
3. 大腿长（从臀部与硬板的接触面到膝后的距离）	_____	_____
4. 坐骨结节到膝后的距离	_____	_____
5. 大腿的高度	_____	_____
6. 膝后到足跟（或承重面）的距离	_____	_____
7. 足长	_____	_____
8. 躯干的宽度	_____	_____
9. 肩宽	_____	_____
10. 臀宽（最大的宽度）	_____	_____
11. 膝外侧宽度（放松，双腿分开）	_____	_____
12. 膝内侧宽度	_____	_____
13. 踝的宽度		
a. 内侧宽度	_____	_____
b. 外侧宽度	_____	_____
14. 脚踝围	_____	_____
15. 头宽	_____	_____
16. 头围	_____	_____

附录1

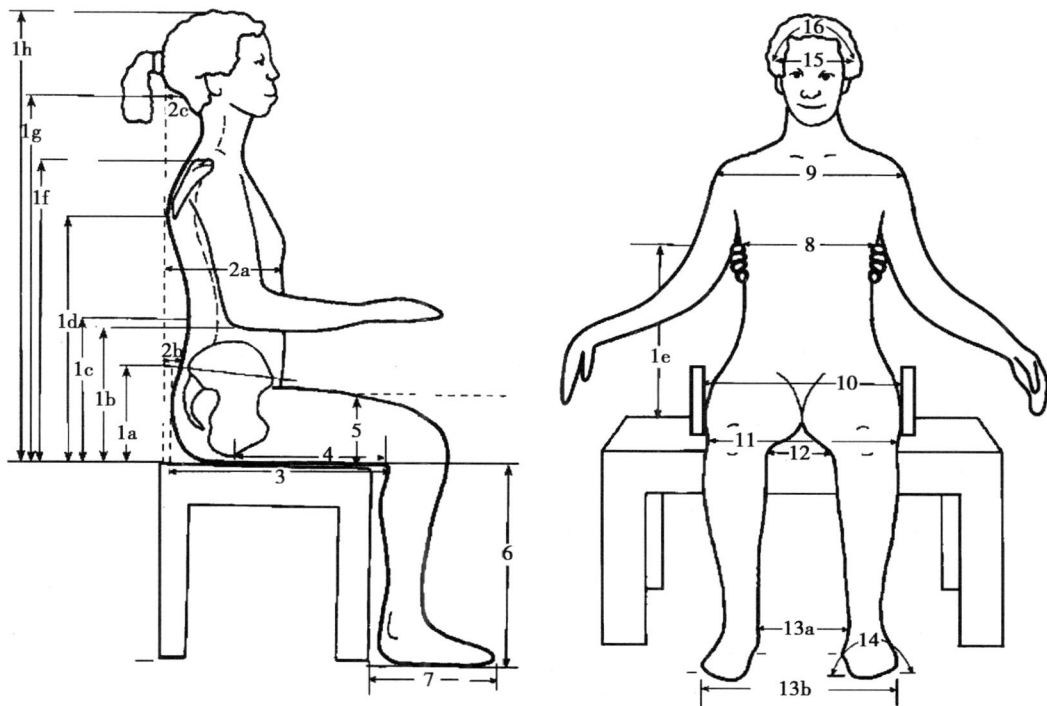

附录 2

座位评定表格（短表格）

姓名：_____   日期：_____

残疾：_____   出生日期：_____   年龄：_____

收集资料

一、进行座位评定的缘由

_____

_____

二、与此人残疾相关的健康问题

_____

_____

三、环境

记下最小的门道、坡道、阶梯、转弯空间，以及家中、学校、工作地点等桌—床—便器的高度。

尺寸 场所	最窄门道宽度	坡道长度和高度	台阶数目	最小转弯处尺寸	桌子高度		床高度	便器高度	其他
					桌面高	桌腿高			
家里									
学校									
工作环境									
娱乐场所									
其他									

四、交通问题

此人的座位/移动系统是如何运输的？运输时能否折叠或拆卸？为了安全，运输时是否需要额外的支撑？

_____

_____

图解特殊坐位与座位

_____
_____

五、对现有的移动系统的评定 _____
_____
_____
_____

六、费用问题 _____
_____
_____
_____

身体评定：姿势、活动和功能

一、坐在现在的座位/移动系统里的姿势

1. 骨盆、腰部 _____
2. 躯干 _____

	左	右
3. 髋关节和腿	_____	_____
4. 膝关节	_____	_____
5. 踝关节和足	_____	_____
6. 头和颈部	_____	_____
7. 肩胛带	_____	_____
8. 上肢	_____	_____

二、坐在现在的座位/移动系统里的功能性技巧

记下此人的完成状况和需要的辅助。

1. **行走**：可以走？_____ 需要辅助？_____
   辅助具？_____ 支具？_____ 行走距离？_____

2. **移乘**　　　　　　表面的高度　　　　　　辅助量

   上下离床 _____
   上下马桶 _____
   上下浴台 _____

上下汽车 _____
调整或移动座位/移动系统部件的能力 _____

3. 驱动轮椅
独自驱动?_____车轴的位置_____
姿势和活动_____
电动轮椅?_____控制、开关_____
姿势和活动_____
他人推动?_____手推把的高度_____

下列活动是在座位系统里做吗?如果是,此人能独立完成吗?描述做这些活动时其姿势和动作的变化以及需要的活动空间。

4. 穿脱衣服 _____

5. 入浴 _____

6. 如厕 _____

7. 进食 _____

8. 交流 _____

9. 桌面活动 _____

10. 工作、职业、家务活动 _____

三、在仰卧位或侧卧位评定关节或肌肉的活动性
记下活动度百分比及实际活动度。

0%= 完全固定　100%= 全范围活动

| | 姿势 | 实际的灵活性? |

骨盆/腰部 _____
躯干 _____
头和颈部 _____

图解特殊坐位与座位

	左	右
髋关节		
膝关节		
踝关节/足		
肩胛带		
上肢		

四、坐位平衡和姿势控制能力

好 _____

一般 _____

差 _____

五、坐位的评定：灵活性和姿势支撑物

	姿势	灵活性？	手的支撑
1. 骨盆/腰部			
2. 躯干			
3. 髋关节和腿			
4. 膝关节			
5. 踝关节/足			
6. 头和颈部			
7. 肩胛带			
8. 上肢			

六、坐位时重力的作用

_____

_____

_____

七、压力：晃动试验/压力测量

把手指放到相应的骨性隆起下测定能否：

1. 摆动手指。

2. 手指受压但可以轻松地抽出。

3. 手指受压且很难抽出。

附录2

骶骨 _____ 尾骨 _____ 坐骨结节 _____

大转子 _____ 其他 _____

目标

一、此人的姿势和功能目标	二、座位系统的目标
骨盆	
躯干	
髋关节和腿	
膝关节	
踝关节和足	
头和颈部	
肩胛带	
上肢	

三、活动性及其他目标 _____

_____

_____

座位和移动部件

一、座位系统部件

下部靠背 _____

上部靠背 _____

坐垫 _____

坐垫–下部靠背角度 _____

下部靠背与上部靠背之间的角度 _____

小腿与座位表面之间的角度 _____

足踏板与小腿之间的角度 _____

座位系统的倾斜度 _____

骨盆的支撑 _____

　前面（方）_____

图解特殊坐位与座位

　　侧面（方）_____

　躯干的支撑 _____
　　前面（方）_____
　　侧面（方）_____

　大腿的支撑 _____
　　内侧（中间）_____
　　侧面（方）_____
　　上面（方）_____

　小腿的支撑 _____
　　前面（方）_____
　　后面（方）_____

　踝关节/足的支撑 _____

　头/颈部的支撑 _____
　肩胛带的支撑 _____
　上肢的支撑 _____

　轮椅桌 _____
　楔形垫（肩胛骨、上肢）_____
　支撑槽（上、下肢）_____
　支撑带 _____
　部件和角度的可调节性 _____

二、轮椅

座高 _____
座位/移动系统的宽度 _____
座位系统在移动系统里的位置 _____
坐垫表面覆盖物 _____
可从移动系统里拿下来的座位系统 _____
轮椅的可折叠性 _____

座位的测量项目

	左	右

1. 座位表面（臀部接触点）到：
    a. 髂后上棘   _____ _____
    b. 双肘   _____ _____
    c. 肋骨底部   _____ _____
    d. 肩胛骨下角   _____ _____
    e. 测量者手的最高点 _____ _____
    f. 肩胛冈   _____ _____
    g. 枕外隆凸   _____ _____
    h. 头顶   _____ _____
2. 后背到：
    a. 肋骨前面（躯干的前后宽度）   _____ _____
    b. 髂后上棘（骨盆与躯干的偏移）   _____ _____
    c. 头后部（躯干与头的偏移）   _____ _____
3. 大腿长（从臀部与硬板的接触面到膝后的距离） _____ _____
4. 坐骨结节到膝后的距离 _____ _____
5. 大腿的高度   _____ _____
6. 膝后到足跟（或承重面）的距离 _____ _____
7. 足长   _____ _____
8. 躯干的宽度   _____ _____
9. 肩宽   _____ _____
10. 臀宽（最大的宽度）   _____ _____
11. 膝外侧宽度（放松，双腿分开） _____ _____
12. 膝内侧宽度   _____ _____
13. 踝的宽度
    a. 内侧宽度   _____ _____
    b. 外侧宽度   _____ _____
14. 脚踝围   _____ _____
15. 头宽   _____ _____
16. 头围   _____ _____

图解特殊坐位与座位

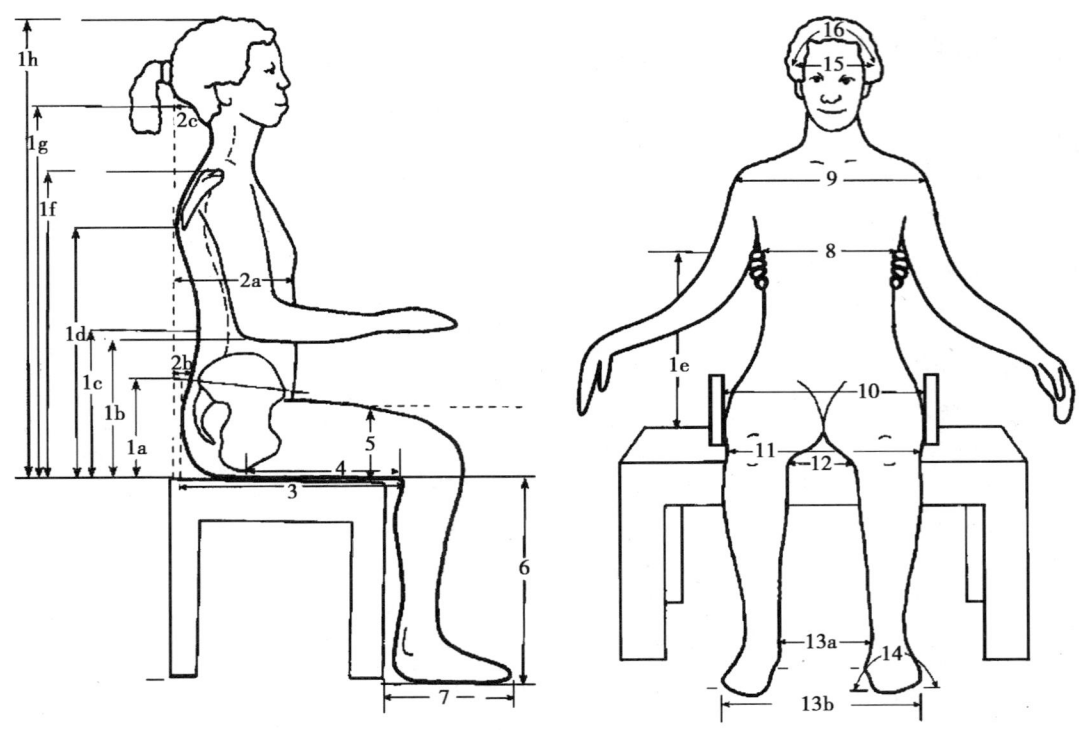

附录 3

座位部件的测量结果

这是杰米·努恩使用的一份表格,可作为设计座位/移动系统的样板表格。注意每个座位部件的前面都有一个大写英文字母,座位部件后面划线处填的编号是指此人身体测量表中的编号,例如,D. 下部靠背的高度 =1a(髂后上棘的高度)。

A. **头托的高度**:请参考 1g,座位表面到枕外隆凸的距离。头托的高度还取决于所选头托的类型(例如,枕骨下头托)。

B. **靠背的高度**:取决于躯干控制能力和平衡能力。记住,如果此人:
- 躯干控制能力差,靠背高度可达肩胛冈:1f。
- 躯干控制能力一般,靠背高度可为肩胛骨下角下 0.5 ~ 1 英寸(1.3 ~ 2.5 厘米):1d。
- 躯干控制能力好,靠背高度可到两个浮肋(第 11 肋和 12 肋)水平:1c。

C. **下部靠背的深度**:2b,骨盆与躯干的偏移量,即身体背部与髂后上棘之间的水平距离。

D. **下部靠背的高度**:1a,座位表面到髂后上棘的距离。

E. **头托的位置**:2c。这与靠背有关,有时这个数是正的(头在靠背的前面),有时这个数是负的(头在靠背的后面)。

F. **躯干侧方支撑物的高度**:1e,两侧的测量结果可能不同,尤其是用三点测量系统测量脊柱侧弯者时。

G. **坐骨前撑垫的长度**:4 — 软泡沫的厚度和膝后空隙(意思是减去软泡沫的厚度和膝后空隙)。

H. **座位的深度**:3(臀后部与膝后部之间的距离)+ C(下部靠背的深度)+ 靠背的

厚度。当然，如果没有下部靠背，就不需加 C。

I. **躯干侧方支撑物的位置**：8。适配时，最好以靠背中央的垂线为参考，来确定躯干侧方支撑物的位置，特别是当此人有脊柱侧弯时，一个侧方支撑物比另一个更靠外。

J. **骨盆侧方支撑物**：10。适配时最好以坐垫中央的垂线为参考，来确定骨盆侧方支撑物的位置，特别是当此人的骨盆由于骨盆/脊柱/髋部固定畸形而不在中立位时。其高度等于大腿的高度：5。

K. **大腿侧方支撑物**：11。适配时最好以坐垫中央的垂线为参考，来确定大腿侧方支撑物的位置，特别是当此人的双髋和双下肢呈"吹风样"或者一侧髋部外展/内收时。其高度等于大腿的高度：5。

L. **座位的宽度**：(11+K 的宽度) 决定着椅子的宽度。因此，如果此人脊柱、骨盆和髋部的畸形需要更宽的靠背或坐垫，座位的宽度应是身体最宽处的宽度。

M. **足托的长度**：7+10 厘米。需要多留出空间，以防此人的一只脚比另一只脚靠前或者需要在前方或后方使用足托的情况。

N. **膝上小桌削剪的深度**：2a+5 厘米。

O. **膝上小桌的宽度**：P+20 厘米。

P. **膝上小桌削剪的宽度**：8+6 厘米。

Q. **膝上小桌的前后宽度**：N+30 厘米。

R.–V. **大腿内侧支撑物**

 R. **后部和 V. 前部的宽度** (12)。宽度取决于用手模拟时大腿位置的测量结果和大腿内侧支撑物的类型。如果髋关节在 5°～7° 外展位是灵活、舒适的，那么大腿内侧支撑物向膝关节的方向越来越宽，依大腿的形状而定。后部的宽度取决于大腿内侧支撑物的长度。

 S. **高度**（5）等于大腿的高度。

 T. **和 U. 长度**：长度可为股骨前缘到大约股骨 1/3 长度处的距离。如果股骨髁即股骨前端的骨性凸起处的软组织很薄，做塑形时最好在这些部位留出释放空间。在这份样板表格里，大腿内侧支撑物向前超出了座位前缘。

附录3

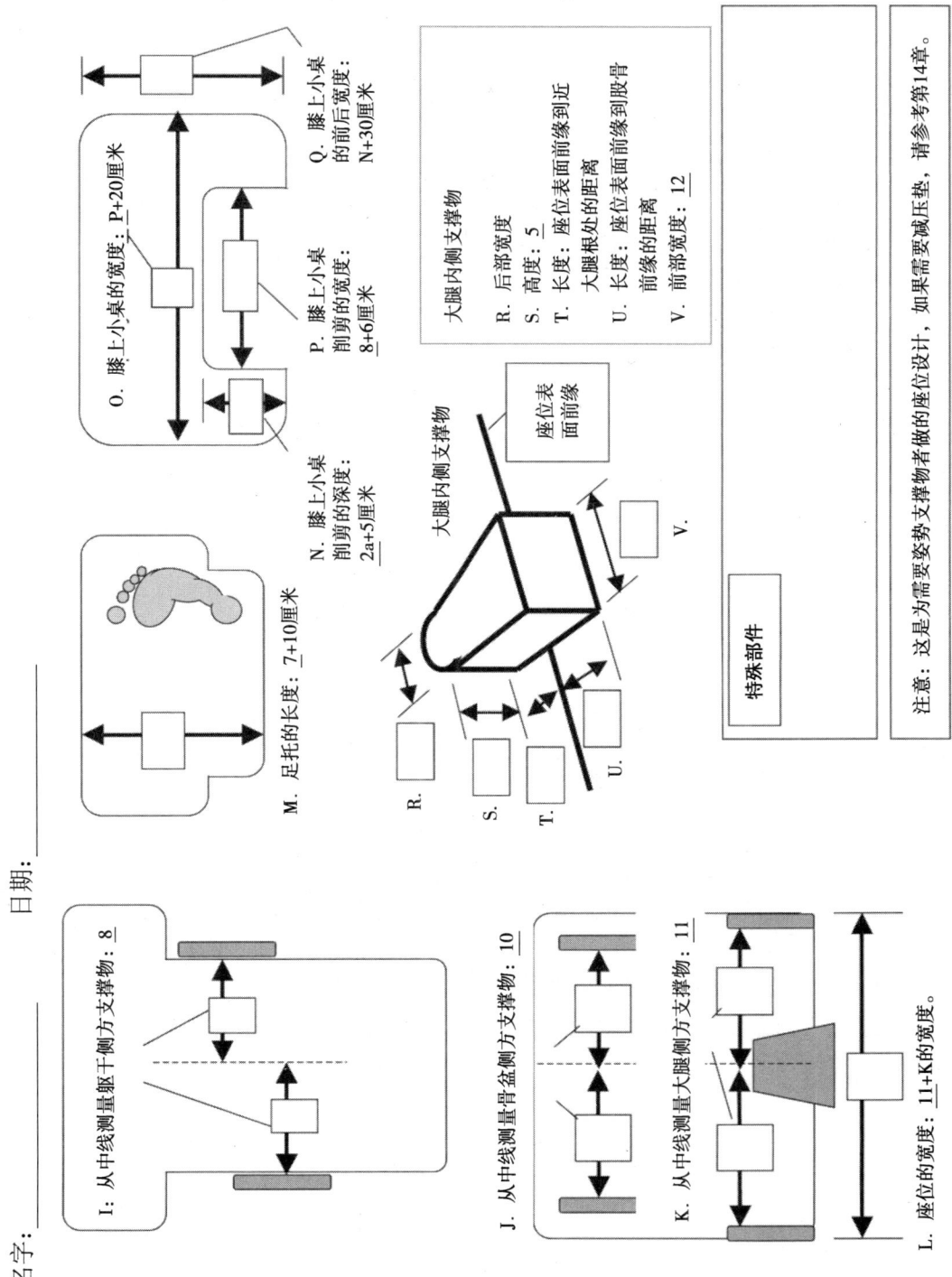

图解特殊坐位与座位

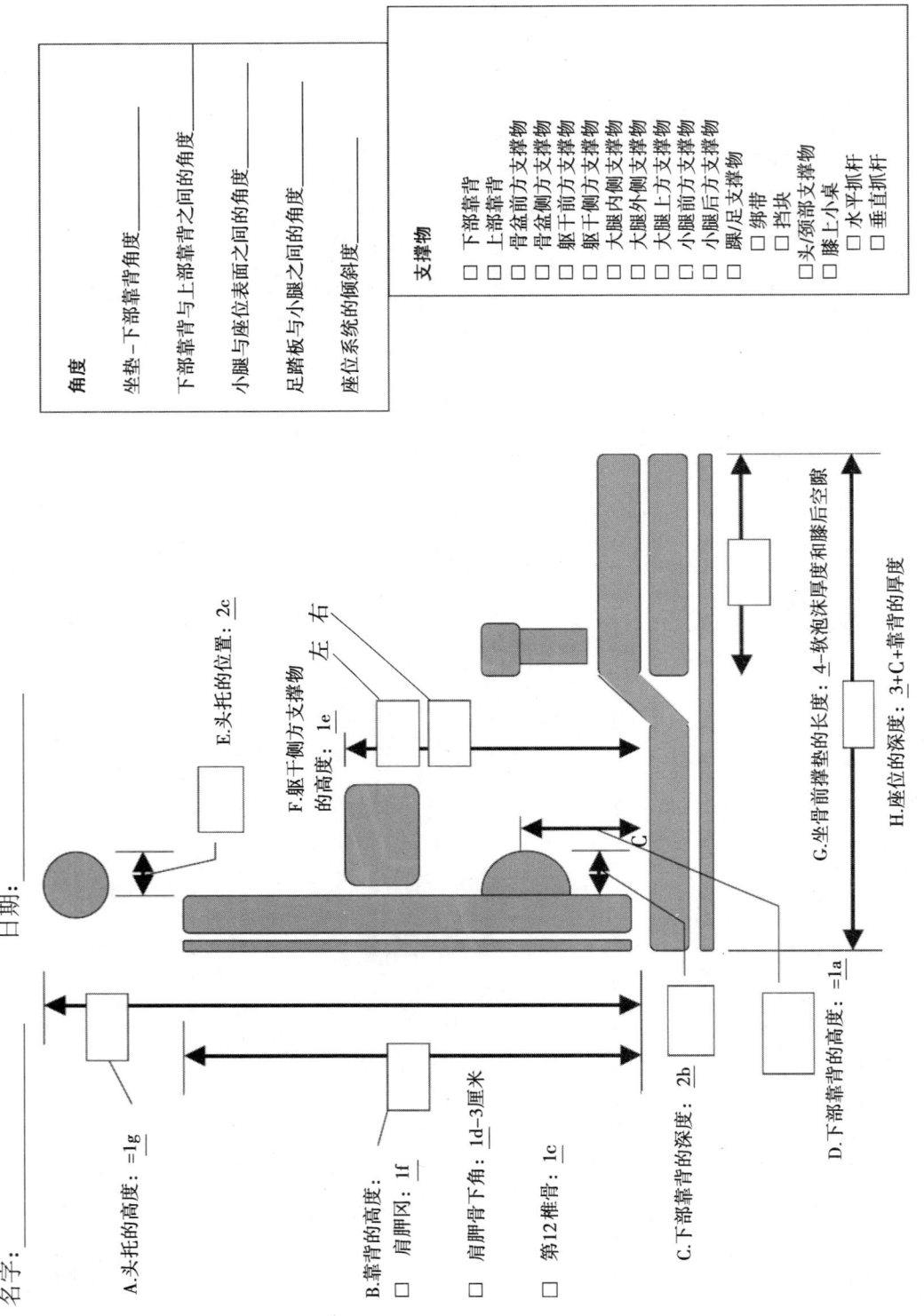

附录 4

座位评定表格（长表格）

姓名：亚伦·约翰逊 - 本　　　　　日期：1994 年 9 月 26 号

残疾：痉挛型四肢瘫、失明（由于 3 岁时患缺氧性脑病所致）

年龄：14 岁

收集资料

一、进行座位评定的缘由

1. 可以在家中和学校里独立驱动轮椅。2. 支撑姿势以提高功能：进食、用独角板进行交流、画画、使用盲文打字机、穿衣（衬衣）。3. 舒适。4. 辅助下易于移来（站立 - 旋转）

二、与此人残疾相关的健康问题

1. 诊断/残疾　痉挛型四肢瘫，右侧较重
2. 呼吸问题　严重哮喘，曾多次入院
3. 心脏和循环问题　脚凉
4. 癫痫发作情况　无
5. 二便控制能力　可自主控制膀胱和直肠
6. 营养、消化问题　现在都正常（1989 年做了胃食管反流术，治愈了胃食管反流）
7. 用药情况　皮质类固醇药物来治疗哮喘
8. 手术　双侧内收肌松解术，跟腱延长术，旋转矫正截骨术，右髋 2° 半脱位
9. 矫形外科的考虑　由于大剂量使用皮质类固醇药物，可能有骨质疏松
10. 矫形器使用状况　双侧踝/足矫形器
11. 皮肤状况　皮肤无异常或发红
12. 感觉　双足和头部对抗摸越来越敏感，其他无异常
13. 疼痛　右髋周围偶尔不舒服
14. 视力　不能看见

15. 听力 正常

16. 认知、知觉、行为状况 认知正常，有记忆、本体感觉、空间感知的知觉问题，极度惧怕摔倒

三、环境

记下最小的门道、坡道、阶梯、转弯空间、桌—床—便器的高度，等等。[单位：英寸（1英寸=2.54厘米）]

尺寸 场所	最窄门道宽度	坡道长度和高度	台阶数目	最小转弯处尺寸	桌子高度		床高度	便器高度	其他
					桌面高	桌腿高			
家里	27	无	2	24	30	28	26	15	—
学校	32	12/1	无	30	28	26		15	—
工作环境	无								→
娱乐场所	无								→
其他	无								→

四、交通问题

此人的座位/移动系统是如何运输的？运输时能否折叠或拆卸？为了安全，运输时是否需要额外的支撑？

小汽车 无

面包车 家里的面包车有升降台，但必须移除座位系统并折叠轮椅

校车 带有升降台和轮椅固定装置——不需折叠轮椅

公共交通工具 无

其他 无

五、对现有的移动系统的评定

移动系统的型号 带有吊索靠背和吊索坐垫的轻便轮椅

使用年龄和状况 已用了4年，目前状态良好

座位宽度 14英寸（35.6厘米）

靠背高度 14英寸（35.6厘米）

特殊支撑物、带子 座位安全带

与座位/移动系统一同使用的其他器具 膝上小桌：便于在学校使用电脑和盲文笔

曾经用过的器具：优点/缺点 无

六、费用问题

费用来源 <u>私人医疗保险</u>

支付原则和标准 <u>需要医疗证明</u>

所需文件和材料 <u>专业的座位评定、证明信</u>

身体评定：姿势、活动和功能

一、坐在现在的座位/移动系统里的姿势

1. 骨盆、腰部 <u>向后滚动（骨盆后倾），右侧下倾，从右侧旋前</u>
2. 躯干 <u>前弯（脊柱后凸）且向右弯（凸）</u>

	左	右
3. 髋关节和腿	正常	向内移动且内旋（内收内旋）
4. 膝关节	左脚伸出足托	屈曲呈90°
5. 踝关节和足	内旋（内翻），矫形器	内旋（内翻），矫形器
6. 头和颈部	头控能力较好，易于向左侧旋转	
7. 肩胛带	耸肩，主动控制能力较好	可保持中立位，但易于前拉并内旋
8. 上肢	控制较好	

描图或照相：全身休息时的姿势。

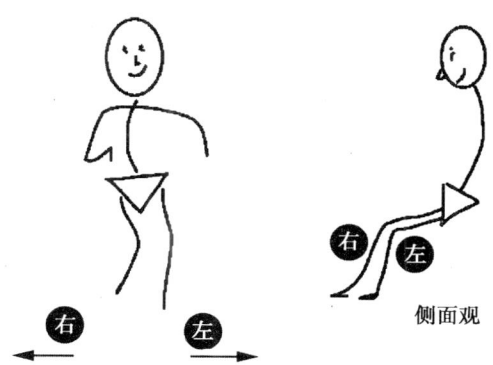

侧面观

二、坐在现在的座位/移动系统里的功能性技巧

记下此人的完成状况和需要的辅助。

1. **行走**：可以走？ <u>是</u>   需要辅助？ <u>一人最大量帮助</u>

   辅助具？ <u>无</u>   支具？ <u>双侧踝足矫形器</u>   行走距离？ <u>10英尺（3.0米）</u>

2. **移乘**   表面的高度   辅助量

   上下床 <u>26英寸（66.0厘米）</u>   <u>抱起并移乘</u>

   上下马桶 <u>15英寸（38.1厘米）</u>   <u>站立-旋转移乘时需要最大量的帮助</u>

图解特殊坐位与座位

上下浴台　凳子高度=17英寸（43.2厘米），站立-旋转移来时需要最大量的帮助

上下汽车　需要抱起并移来至面包车的前座上

调整或移动座位/移动系统部件的能力　能够开关安全带的按钮

3. 驱动轮椅

独自驱动？　是的，仅可用左手驱动，所以轮椅会转圈　车轴的位置　在双肩后方

姿势和活动　躯干向右倾斜，右腿屈曲，左膝僵硬伸直，躯干前倾

电动轮椅？　无　　　　　　　　　　控制、开关　无

姿势和活动　无

他人推动？　是的　　　　　　　　　手推把的高度　36英寸（91.4厘米）

下列活动是在座位系统里做吗？如果是，此人能独立完成吗？描述做这些活动时其姿势和动作的变化以及需要的活动空间。

4. **穿脱衣服**　坐在座位系统里帮妈妈给自己穿脱衬衣，需要躯干向前屈曲并向右旋转

5. **入浴**　不在座位系统里进行，需要移来到凳子上

6. **如厕**　不在座位系统里进行，需要移来到凳子上

7. **进食**　可以自己进食，进食时右侧上下肢屈曲，左腿伸直，左足易于从足踏板上滑下

8. **交流**　说，用带有触觉覆盖物的独角板使用电脑

9. **桌面活动**　需要使桌面靠近身体。画画，左手使用盲文打字机

10. **工作、职业、家务活动**　不做

三、在仰卧位或侧卧位评定关节或肌肉的活动性

记下活动度百分比，以及此人在习惯姿势下实际的、舒适的活动度。下面列在身体部位（如骨盆）下方的姿势（如向后滚动）是此人的习惯姿势。

0%=完全固定　100%=全范围活动

此人的习惯姿势	灵活性？	说明
骨盆/腰部		
向后滚动（后倾）	50%	
向前滚动（前倾）		
向侧方倾斜（骨盆侧倾）	100%	右侧向下

转动（旋转）			

躯干

前弯（脊柱后凸）	100%		
侧弯（脊柱侧凸）	100%		凸面向右
从一侧向前旋转（旋转）	75%		左侧向前
后弯（伸展）			

髋关节	左	右	说明
分别向上弯曲（屈曲）	0～90°	0～90°	
向中线移动（内收）	100%	100%	
向内旋转（内旋）	100%	100%	
双侧分开（外展）			
向外旋转（外旋）			

膝关节

	左	右	
弯曲（屈曲）		伸到90°	
伸直（伸展）	屈到90°		

踝关节/足

	左	右	
向上弯（背屈）			
向下弯（跖屈）	100%	100%	
向内旋转（内翻）	100%	100%	
向外旋转（外翻）			

头和颈部

肩胛带

向上耸肩（抬高）	50%		
向前拉并向内旋转（前拉内旋）		100%	
向后拉并向外旋转（后拉外旋）			

上肢

弯曲僵硬（屈曲）		100%	
伸直僵硬（伸展）		100%	

图解特殊坐位与座位

四、坐位平衡和姿势控制能力

好 _____

一般 ____✓____

差 _____

五、坐位的评定：灵活性和姿势支撑物

1. 骨盆/腰部

a. 中立位骨盆 _____

b. 主动骨盆控制能力 _____

	灵活性？	说明
c. 向后滚动（后倾）	50%	
d. 僵直并滑向前（伸肌占优势）		
e. 向前滚动		
f. 向侧方倾斜（骨盆侧倾）	100%	右侧向下
g. 转动（旋转）		

用手模拟： 给予支撑的位置、方向和力量，最小的支撑量。

骨盆后面 - 髂后上棘下方，尾骨上面。骨盆右侧，紧挨大腿侧面。在骨盆前面 - 大腿上方 - 与坐垫呈90°的方向施加最小的力

2. 躯干

a. 中立位躯干 _____

b. 主动躯干控制能力 能够向前、向后活动（弯曲），支撑骨盆时还可以向侧方活动

	灵活性？	说明
c. 前弯（脊柱后凸）	50%	在胸12水平
d. 侧弯（脊柱侧凸）	100%	
e. 从一侧向前旋转（旋转）	75%	
f. 后弯（伸展）		

用手模拟： 脊柱的姿势。给予支撑的位置、方向和力量，最小的支撑量，接触面的大小和形状。

在躯干后方 - 下位肋骨的后部支撑脊柱的后凸。他的躯干处于中立位时，头微微向前超过骨盆（髋关节）

3. 髋关节和腿

	左	右	说明
a. 中立位髋关节	是	否，不能独立	

b. 主动髋关节控制能力　　　是　　　　否

　　　　　　　　　　　　　　灵活性？　　　　　　　　　说明

c. 向中线移动　　　　　　　　　　　100%

d. 向内旋转（内旋）　　　　是　　　　100%

e. 双侧分开

f. 向外旋转（外旋）

g. 双腿向一个方向
　　旋转（随风摆）

h. 下肢徐动

用手模拟：给予支撑的位置、方向和力量，最小的支撑量。

在右膝内侧面施加最小的压力来防止右髋过度内收内旋，同时防止右侧骨盆旋前

4. 膝关节　　　　　　　　左　　　　　　右　　　　　　说明

a. 中立位膝关节　　　　　不能独立　　不能独立

b. 主动膝关节控制能力　　　否　　　　　否　　　　可以伸左膝，但屈曲左

　　　　　　　　　　　　　　　　　　　　　　　　　膝困难

　　　　　　　　　　　　　　灵活性？

c. 弯曲（屈曲）　　　　　　　　　　　100%

d. 伸直（伸展）　　　　　　　　　　　100%

用手模拟：给予支撑的位置、方向和力量，最小的支撑量。

右膝——当上肢前屈向前够东西时，右膝会进一步屈曲到座位下面

左膝——需要在踝关节处给以适量支撑，以抑制膝关节不自主伸展

5. 踝关节 / 足　　　　　　左　　　　　　右　　　　　　说明

a. 踝关节中立位　　　　　　是　　　　　是

b. 踝关节主动控制能力

用手模拟：给予支撑的位置、方向和力量，最小的支撑量。

经常穿踝足矫形器来控制双踝、足的姿势

6. 头和颈部

a. 中立位头部

b. 主动头的控制能力　控制能力较好

用手模拟：脊柱的姿势、头与重力的关系、需要支撑的位置、最小的支撑量、接触面的大小和形状。

当骨盆处于中立位、躯干笔直时，头的对线较好（没有向前，但轻度向左旋转），这样肩胛带和上部躯干向前超过骨盆（髋关节）

7. 肩胛带　　　　　　　　　左　　　　　　　右　　　　　　　说明

　a. 中立位肩胛带　　　　　＿＿＿＿＿　　＿＿＿＿＿　　＿＿＿＿＿

　b. 主动上肢控制能力　　　　好　　　　　＿＿＿＿＿　　＿＿＿＿＿

　　　　　　　　　　　　　　灵活性?

　c. 向上耸肩　　　　　　　　50%　　　　＿＿＿＿＿　　＿＿＿＿＿

　d. 向前拉并向内旋转

　　（前拉内旋）　　　　　＿＿＿＿＿　　　100%　　　　＿＿＿＿＿

　e. 向后拉并向外旋转

　　（后拉外旋）　　　　　＿＿＿＿＿　　＿＿＿＿＿　　＿＿＿＿＿

用手模拟：支撑的位置、方向和支撑量。

右肘和前臂——从下面支撑，使肘关节屈曲呈90°，并放于肩关节的正下方，躯干就不会过度向右倾斜弯曲

8. 上肢　　　　　　　　　　左　　　　　　　　　　右

　a. 中立位上肢　　　　　＿＿＿＿＿　　　　　　　可以保持

　b. 主动上肢控制能力　　　　好　　　　　　　　＿＿＿＿＿

用手模拟：支撑的位置、方向和支撑量，最小的支撑量。

参考上面（肩胛带部分）

六、坐位时重力的作用

　　　　　　　　　　　　　放松　　　　　紧拉　　　　　头控

后倾（某些角度）　　　＿＿＿＿　　　　✓　　　　　＿＿＿＿

前倾　　　　　　　　　＿＿＿＿　　　　✓　　　　　＿＿＿＿

为改善呼吸、减压所需的倾斜?　＿＿＿＿　　＿＿＿＿　　＿＿＿＿

七、压力：晃动试验 / 压力测量

把手指放到相应的骨性隆起下测定能否：

1. 摆动手指。

2. 手指受压但可以轻松地抽出。

3. 手指受压且很难抽出。

骶骨_____   尾骨_____   坐骨结节_____

大转子_____   其他_____

目标

一、此人的姿势和功能目标	二、座位系统的目标
骨盆 • 需要稳定的支持基础 • 需要为坐骨结节留出释放空间 • 需要紧贴大腿支撑骨盆的右侧 • 在髂后上棘下方、尾骨后方给以适量支撑，可使骨盆保持中立位 • 支撑大腿的上部有助于稳定骨盆和大腿	• 坐垫可提供支持基础，并为坐骨结节留出空间 • 右侧的大腿侧方支撑物应紧贴大腿侧面以防止骨盆倾斜 • 下部靠背应与尾骨的形状一致，在髂后上棘的下面支撑骨盆，防止骨盆后倾
躯干 • 应该从后方支撑（尾骨到下胸廓）与固定，保持后凸的中立姿势 • 应允许躯干伸展和侧方活动	• 上部靠背应与脊柱后凸固定的形状一致 • 下部靠背与上部靠背之间的角度应允许胸廓伸展
髋关节和腿 • 需支撑于90°屈曲位，使骨盆保持中立位 • 需把右髋支撑于中立位，以防其过度内收/外展。在右膝处给以支撑	• 坐垫—下部靠背角度为90°，以支撑骨盆于中立位 • 大腿中部（内侧）支撑物防止其过度内收，并减少右膝处的压力
膝关节 • 右膝应屈曲大于90°，以方便上肢前屈够取东西 • 在左膝关节下方加支撑，以阻止左膝伸展	• 小腿与座位表面之间的角度为90°，以方便上肢和躯干进行活动 • 左踝足矫形器应能阻止左膝伸展
踝关节和足 使用矫形器使踝关节处于90°背屈位	• 足踏板与小腿之间的角度应为90° • 靠背不能太高，以免妨碍肩胛带活动
头和颈部 头和颈部的姿势受骨盆和躯干的影响，不需直接使用支撑物	
肩胛带 左肩的活动不能受限	
上肢 应从下面支撑右前臂和右肘，以阻止右臂过度外展和躯干倾斜	上肢支撑物和膝上小桌可支撑右前臂和右肘，以免其过度外展及躯干倾斜

三、活动性及其他目标

使亚伦能够驱动轮椅沿直线前进（单臂驱动机械装置）

亚伦应尽可能多地操控座位/移动系统的移动部件，例如安全带、足踏板、闸

座位和移动部件

一、座位系统部件

下部靠背 根据骨盆和尾骨后部的形状塑形

上部靠背 坚固，并与亚伦背部的形状一致，向上到肩胛骨下方1英寸（2.5厘米）处

坐垫 抗强伸座位

坐垫 - 下部靠背角度 90°

下部靠背与上部靠背之间的角度 稍稍向后成角

小腿与座位表面之间的角度 90°，但允许膝关节进一步屈曲

足踏板与小腿之间的角度 90°

座位系统的倾斜度 相对于重力处于0°位

骨盆的支撑

    前面（方） 绑带应与坐垫呈90°

    侧面（方） 在骨盆右侧使用髋挡板

    下面（方）

躯干的支撑

    前面（方）

    侧面（方）

大腿的支撑

    内侧（中间） 装在弹拉式支架上的楔形挡板带有按钮，使亚伦可以自己操控

    侧面（方）

    上面（方）

小腿的支撑 可甩开、翻转足托，以便移来

    前面（方）

    后面（方）

踝关节 / 足的支撑

    前面（方）/ 周围 与足托呈45°的左踝关节绑带

    后面（方）

    中间 / 侧面（方）

    后面（方）

头/颈部的支撑 _____
　　后面（方）_____
　　侧面（方）_____
　　前面（方）_____

肩胛带的支撑 _____

上肢的支撑　桌子——高度、长度可调节的扶手

二、配件

轮椅桌　是
手抓棒：水平的、垂直的 _____
楔形垫（肩胛骨、上肢）_____
支撑块（肘）_____
支撑槽（上、下肢）_____
支撑带 _____
部件和角度的可调节性 _____

三、轮椅

座位前缘表面的高度　对于亚伦来说，应尽量低，以便于他从轮椅上站起来，但又要足够高，使他可以到餐桌前吃饭

座位/移动系统的宽度　尽量窄

座位系统在移动系统里向前/向后的位置　座位系统在移动系统里的位置应尽量靠后，使亚伦的肩关节与后轮轴在同一条垂线上

坐垫表面覆盖物　可以清洗，透气性好

可从移动系统里拿下来的座位系统　不需移除

轮椅的可折叠性　不需折叠

手推把的高度　36英寸（91.4厘米）

倾斜度　垂直，无倾斜

＊需要一辆单臂驱动的轮椅。

推荐阅读

Aging with a disability. Available at http://www.jik.com/awdrtcawd.html
See: www.agingwithdisability.org (Ranchos Los Amigos).

Barral JP, Mercier P. *Visceral Manipulation.* Seattle: Eastland Press; 1988.

Barton A, Barton M. *The Management of Pressure Sores.* London: Faber and Faber; 1981.

Bergen A, Presperin J, Tallman T. *Positioning for Function: Wheelchairs and Other Assistive Technologies.* Valhalla, NY: Valhalla Rehabilitation Publications, Ltd.; 1990.

Campbell S, VanderLinden D, Palisano R. *Physical Therapy for Children.* St. Louis, MO: Saunders/Elsevier; 2000.

Engstrom, B. *Ergonomics Wheelchairs and Positioning.* Hasselby, Sweden: Bromma Tryck AB; 1993.

Hotchkiss, R. *Independence through Mobility: A Guide to the Manufacture of the ATI-Hotchkiss Wheelchair.* Washington, DC: Appropriate Technology International, 1985.

Ride Safe. Rehabilitation Engineering Research Center on Wheelchair Transportation Safety from the University of Michigan Health System, University of Michigan Transportation Research Institute. 2005. Available at: www.travelsafer.org.

Trefler E, Hobson D, Taylor SJ, Monahan L, Shaw CG. *Seating and Mobility for Persons with Physical Disabilities.* Tucson, AZ: Therapy Skill Builders; 1993.

Ward D. *Prescriptive Seating for Wheeled Mobility.* Ft. Lauderdale, FL: HealthWealth International; 1994.

Werner D. *Disabled Village Children.* Palo Alto, CA: Hesperian Foundation: 1987.

Werner D. *Nothing About Us Without Us.* Palo Alto, CA; Healthwrights; 1998.

Zacharow D. *Posture: Sitting, Standing, Chair Design and Exercise.* Springfield: Charles Thomas; 1988.

Pope P. *Severe and Complex Neurological Disability: Managemnt of the Physical Condition.* St. Louis, MO: Elsevier; 2007.

2008 ISO Standards from RESNA (Inderdisciplinary Association for the Advancement of Rehabilitation and Assistive Technologies)

    RESNA Technical Standards Board
    1700 N. Moore St., Ste. 1540
    Arlington, VA 22209-1903
    Email: publications@resna.org
    Internet: www.resna.org

    World Health Organization
    Who Library Database
    Internet: http://www.who.int/publications/en/

致　谢

第 2 版是在很多人的帮助下完成的，我要感谢：

杰米·努恩（Jamie Noon），花了很多时间和我一起讨论座位的设计，并分享了他创新性的思维。

艾德里安娜·柏尔根（Adrienne Bergen），物理治疗师，ATP，精读了第 1 版，并给予座位和移动性方面的建议、评定和经验。

杰西卡·普雷斯佩林－佩德森（Jessica Presperin-Pedersen），工商管理硕士，OTR/L，ATP，鼓励我重写这本书，并为第 17 章提供了很多信息。

马克·里克特（Mark Richter），哲学博士，帮助我重写第 15 章（轮椅注意事项）。

贝琪·麦克（Besty Mckone），文学士，OTR，ATP，帮助书写第 17 章中"成骨不全症"、"肌营养不良"和"先天性多发性关节挛缩症"部分。

辛迪·史密斯（Cindy Smith），物理治疗师，ATP，参与了编辑，并为第 14 章（减压垫）和 17 章"脊髓损伤部分"提供了信息。

布伦达·坎宁（Brenda Canning），OTR/L 和黛布拉·璞其（Debra Pucci），OTR/L，帮助书写第 17 章"脊髓损伤"部分。

彼得·安格斯生（Peter Axelson），外科硕士，工程学硕士；大卫·库珀（David Cooper），Kines 科学硕士；西蒙·玛格洛斯（Simon Margolis），ATP，和凯利·沃克特（Kelly Waugh），物理治疗师，MAPT，ATP，提供了技术和概念上的帮助。

吉尔莫·普拉多（Guillermo Prado），首先设计并策划了本书的编写。

盖伊·罗斯（Gaye Roth），修改并设计了新的插图，并完成了本书后续的设计工作。

海蒂·舒尔曼（Heidi Schulman），辅助了本书的编辑。

我的丈夫格哈特（Gerhardt）和儿子艾萨克（Isaac）的爱心和耐心。

对于第 1 版我要感谢：乔伊斯·耐泽维奇（Joyce Knezevich），设计了插图；西蒙·玛格洛斯（Simon Margolis），组织了设计及书写；克莉丝汀·赖特－奥特（Cristine Wright-Ott），给予了编辑上及概念上的帮助；艾尔莎（Elsa）和比尔·佐拉斯（Bill Zollars）的支持；亚伦·约翰逊－本（Aaron Johnson-Benning），做好他自己并分享了自己的故事；莫尼卡·曼（Monica Mann），克莉丝汀·奥布润斯凯（Kristin Obrinsky），比尔·巴扎塔（Bill Bazata），邦妮·摩根（Bonnie Morgan）和安妮塔·菲德尔－彻尼拉（Anita Feder-Chernila）的支持和友谊。

参与编写者

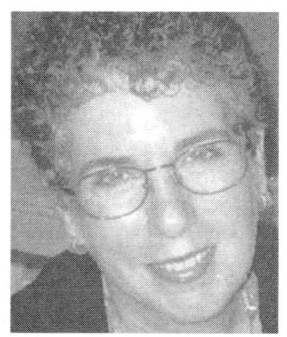

艾德里安娜·福克·柏尔根，物理治疗师，ATP，是一位儿科物理治疗师和辅助技术从业人员，在过去 40 年里一直实践、书写并教授这一领域的内容，帮助治疗师和供应商提高他们的技术水平。她是 NRRTS 的首任主席，并和 RESNA 创立了康复技术供应商的第一个认证制度。退休后，艾德里安娜搬到了佛罗里达州，并作为志愿者帮助委员会继续推进这一领域的进步。艾德里安娜也是一位妻子、母亲，还是一位奶奶。

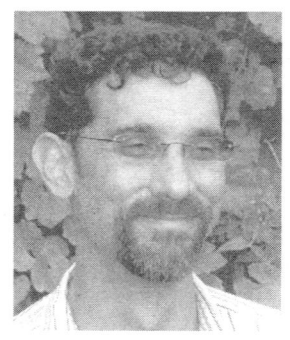

杰米·努恩，学过美术，已经在美国国内和国外做了 23 年的座位/移动系统服务和创新工作，在 20 世纪 90 年代中期，他在斯坦福州的帕卡德儿童医院的康复技术中心做座位/移动临床医生，他在俄罗斯、孟加拉国、斯里兰卡、尼加拉瓜、墨西哥、坦桑尼亚、肯尼亚、埃塞俄比亚、中国、菲律宾、越南、哥伦比亚提供座位/移动临床和技术训练。杰米与世界卫生组织合作，是发展中国家国际轮椅指南的开拓者。

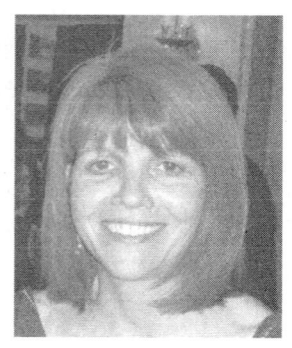

杰西卡·普雷斯佩林-佩德森，工商管理硕士，OTR/L，ATP，1979 年开始从事 OT 工作，一年后获得在轮椅和座位方面的专业技能，她的工作范围包括大型康复中心、门诊、学校、私人诊所以及发育性残疾患儿的家中。她是美国州长州立大学（Governors State University）OT 专业的创始讲师之一。杰西卡喜欢通过写书和讲课向全世界分享她的经验。

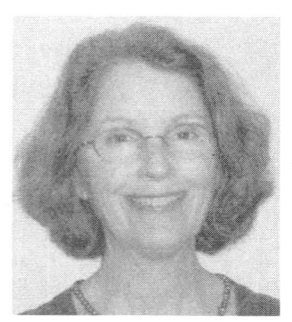

贝琪·麦克，文学士，OTR，ATP，已经在座位和移动领域工作了 20 余年，起初在斯坦福州的帕卡德儿童医院的康复技术中心做座位临床医生，最近在加州的山景城做 ATG 康复的康复技术提供者。

致　谢

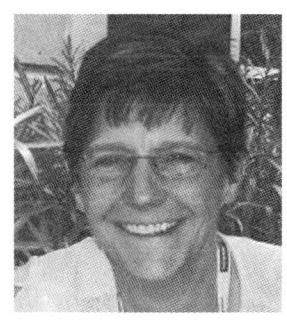 **辛迪·D. 史密斯，物理治疗师，ATP**，1978 年毕业于福蒙特大学（University of Vermont）物理治疗专业，获得理学学士学位，从 1990 年开始在克雷格医院的门诊部工作，擅长脊髓损伤的康复。现在她是门诊治疗协调员，同时还是皮肤科门诊和座位/姿势门诊的成员。她通过了 RESNA 的 ATP 认证，现在在科罗拉多大学（University of Colorado）攻读 PT 博士学位。

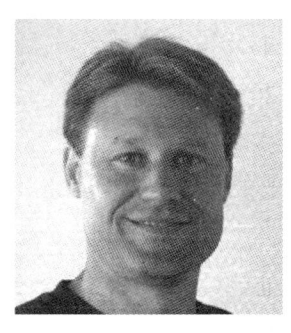 **马克·里克特，哲学博士**，是"最大移动性"（一家辅助技术 R&D 公司）的经理，也是范德比尔特大学（Vanderbilt University）生物工程部的兼职教授。他获得了斯坦福大学（Stanford University）机械工程学的博士学位，重点研究康复工程方向，自 1995 年以来一直是这一领域的活跃分子。他的研究领域包括轮椅设计、驱动技术、轮椅安装、适应性训练设备和娱乐技术。他讲授专题导向课程，让学生为门诊残疾人设计辅助具。

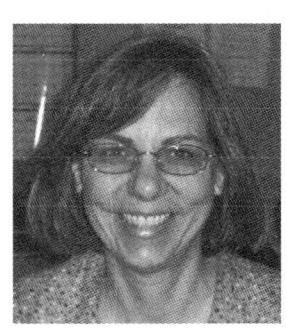 **布伦达·坎宁，OTR/L**，从 1984 年开始从事 OT 工作，起初在成人康复领域，近 8 年她在芝加哥康复学会专做重度成人残疾者的座位和移动方面的工作。她工作中最大的挑战是长期无法站立的患者（数年甚至数十年），其中多数是脊髓损伤患者。她在国际座位研讨会以及其他针对相关医疗人员的继续教育课程中讲课，编写和参与编写了多篇座位和移动方面的文章。

图书在版编目(CIP)数据

图解特殊坐位与座位/(美)佐拉斯著;张金明,张玉阁译.—修订本.—北京:华夏出版社,2014.1

书名原文:Special Seating:An Illustrated Guide

ISBN 978-7-5080-7813-7

Ⅰ.①图… Ⅱ.①佐… ②张… ③张… Ⅲ.①康复训练-设备-图解 Ⅳ.①R496-64

中国版本图书馆 CIP 数据核字(2013)第 226535 号

This book was originally published in English under the title of:Special Seating:An Illustrated Guide Revised Edition
Author:Jean Anne Zollars, MA, PT
ⓒ 2010, by Prickly Pear Publications
PO Box 35818 Albuquerque, NM 87176 USA
ISBN978-1-4507-3735-7

版权所有　翻印必究
北京市版权局著作权合同登记号:图字 01-2012-3309

图解特殊坐位与座位

作　者	[美]琼·安妮·佐拉斯
译　者	张金明　张玉阁
责任编辑	段素英
出版发行	华夏出版社
经　销	新华书店
印　刷	三河市李旗庄少明印装厂
装　订	三河市李旗庄少明印装厂
版　次	2014 年 1 月北京第 1 版　2014 年 1 月北京第 1 次印刷
开　本	787×1092　1/16 开
印　张	23.25
字　数	454 千字
定　价	66.00 元

华夏出版社　网址:www.hxph.com.cn　　地址:北京市东直门外香河园北里 4 号　邮编:100028
若发现本版图书有印装质量问题,请与我社营销中心联系调换。电话:(010)64663331(转)